Dr CH · SABOURIN

TRAITEMENT RATIONNEL DE LA PHTISIE

MASSON & Cie
ÉDITEURS

TRAITEMENT RATIONNEL

DE

LA PHTISIE

TRAITEMENT RATIONNEL

DE

LA PHTISIE

PAR

LE D^r CH. SABOURIN

DIRECTEUR DU SANATORIUM DE DURTOL

———

QUATRIÈME ÉDITION REVUE ET TRÈS AUGMENTÉE

———

MASSON ET Cie, ÉDITEURS

LIBRAIRES DE L'ACADÉMIE DE MÉDECINE

120, BOULEVARD SAINT-GERMAIN, PARIS

1913

AVERTISSEMENT DE L'AUTEUR

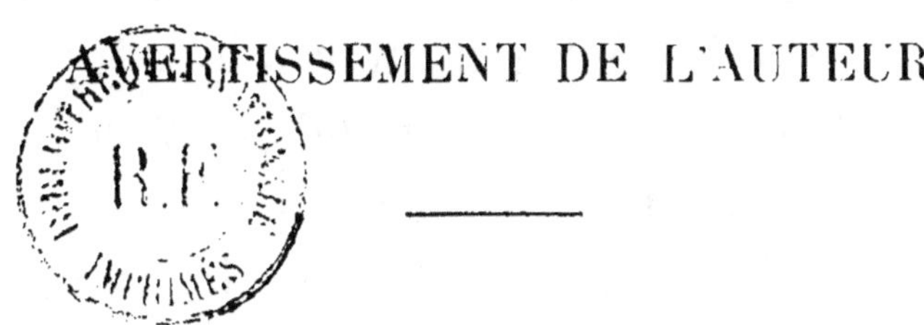

Les tuberculeux qui savent nettement la nature de leur maladie sont ceux qui se soignent le mieux, c'est un fait bien établi. Mais, si bien que soit dirigée leur éducation de malades par le médecin, s'ils se soignent en liberté, ou si bonnes que soient les leçons de choses qu'ils prennent quotidiennement s'ils font leur cure dans une maison de santé, ils aiment fort, en général, à connaître l'histoire, les causes, l'évolution, les tenants et aboutissants de la dite maladie.

C'est pour répondre à ce désir bien légitime des malades et aussi des familles que nous avons publié les trois premières éditions de ce petit livre.

Convaincu que tout modeste et tout élémentaire qu'il était, il a été utile au grand public, nous avons encore une fois, dans cette nouvelle édition très augmentée, cherché à condenser, en les mettant le plus possible à la portée de tous, les notions vraiment pratiques sur la phtisie pulmonaire et son traitement rationnel.

DU MÊME AUTEUR :

TRAVAUX RELATIFS A LA PHTISIE

1. L'acclimatement au froid du tuberculeux. *Gazette hebdomadaire*, 1892.
2. Les accidents du surmenage chez les phtisiques. *Journal des Praticiens*, 1899.
3. Traitement rationnel de la phtisie, 280 p. Librairie Masson, Paris. 1re *édition*, 1896 ; 2e *édition*. 1900 ; 3e *édition* 1909.
4. Les tuberculeux maigres. *Journal des Praticiens*. 1902.
5. Les tuberculeux gras. *Journal des Praticiens*, 1902.
6. Les adénites sus-claviculaires chez les tuberculeux. *Journal des Praticiens*. 1903.
7. Les exutoires tuberculeux du poumon, *Revue de médecine*, mars 1903.
8. Les hémoptysies d'origine alimentaire chez les tuberculeux. *Journal des Praticiens*, 1903.
9. Les pleurésies bienfaisantes chez les phtisiques. *Journal des Praticiens*, août 1904.
10. La fièvre menstruelle des phtisiques. *Revue de médecine*, mars 1905.
11. Importance de la tare cardio-vasculaire chez les phtisiques. *Journal des Praticiens*, 10 juin 1905.
12. Le pneumothorax scissural. *Archives générales de médecine*, mai 1905.
13. Les embolies bronchiques tuberculeuses. Librairie F. Alcan, 1906, 264 p.
14. Influence des hypnotiques sur la température matinale de certains phtisiques. *Journal des praticiens*, 27 novembre 1906.
15. Deux cas de pneumothorax scissural. *Archives générales de médecine*, 9 octobre 1906.
16. Le point de côté scissural. *Revue de médecine*, avril 1907.
17. Propagation transvertébrale des bruits pathologiques du poumon. *Journal des Praticiens*, 30 novembre 1907.
18. Le Pneumothorax muet. *Revue de médecine*, février 1908.
19. La congestion paradoxale des poumons chez les phtisiques. *Journal des Praticiens*, 7 mars 1908.
20. Le bruit œsophagien dans l'auscultation des phtisiques. *Journal des Praticiens*, 30 mai 1908 et 15 août 1908.
21. Les épanchements séro-fibrineux de l'interlobe chez les tuberculeux. *Revue de médecine*, janvier et février 1909.
22. Inconvénients et dangers des antipyrétiques chez les phtisiques. *Journal des Praticiens*, mai 1909.
23. Répercussion des rhino-pharyngites sur la tuberculose des poumons. *Journal des Praticiens*, août 1909.
24. Doit-on faire travailler les tuberculeux? (La Tuberculose dans la pratique médico-chirurgicale, 10 janvier 1910).
25. Le bruit de pot fêlé pulmonaire. *Journ. des Pratic.* 22 janvier 1910.
26. Quelques cas de retentissement amphoro-métallique des bruits du cœur. *Journal des Praticiens*, 23 avril 1910.
27. La douleur locale à la pression du doigt chez les tuberculeux. *Journal des Praticiens*, juillet 1910.
28. Les tuberculeux angioneurotiques. *Journ. des Pratic.* 1er octobre 1910.
29. Les hémoptysies à moules bronchiques. *Rev. de Méd.* novembre 1910.
30. La phtisie pulmonaire à forme menstruelle. *Journal des Praticiens*. janvier 1911.
31. Les rhumes chez les tuberculeux, *Revue de Médecine*, juin 1911.
32. Réactions pleurétiques des pneumonies tuberculeuses et pseudo-épanchements de la grande plèvre. *Jour. des Praticiens*, 8 et 15 juillet 1911.
33. Interlobites sèches et pleurites en bouton de chemise chez les phtisiques. *Rev. Médico-chirurg. des voies respiratoires*, janv. 1912.
34. Les vergetures dorso-lombaires chez les tuberculeux. *Journal des Praticiens*, mars 1912.
35. Pseudo-épanchements de l'interlobe et interlobites mixtes chez les tuberculeux, *Rev. Médico-chirurg. des voies respiratoires*, 1912.
36. Propagation des bruit du cœur à la région claviculaire droite chez les phtisiques, *Journal des Praticiens*, 1912.
37. Les hémoptysies phtisi-cardiaques. *Rundchau für Medizin*, 1912.

38. La rétention passagère d'urine après les traumatismes. *Archives générales de médecine*, 1878.
39. L'orchite typhoïdique. *Société clinique de Paris*, 1878.
40. Paralysie glosso-labio-laryngée, en collaboration avec le Dr Pitres. *Archives de Physiologie*, 1879.
41. Dilatation énorme des voies biliaires, en collaboration avec Maurice Raynaud. *Archives de Physiologie*, 1879.
42. Contribution à l'étude de l'hépatite parenchymateuse nodulaire. *Archives de Physiologie*, 1880.
43. Contribution à l'étude des lésions du parenchyme hépatique dans les cirrhoses. Essai sur l'adénome du foie. *Thèse de Doctorat*, 1881.
44. Sur une variété de cirrhose hypertrophique. Cirrhose hypertrophique graisseuse. *Archives de Physiologie*, 1881.
45. Les Adénomes du rein. *Archives de physiologie*, 1881.
46. L'Adénome kystique du rein, en collaboration avec le D^r Œttinger. *Revue de médecine*, 1885.
47. Considérations sur l'anatomie topographique de la glande biliaire de l'homme. *Société de Biologie*, 1881 et *Revue de médecine*, 1882.
48. Rôle que joue le système veineux sus-hépatique dans la cirrhose du foie. *Revue de médecine*, 1882.
49. Sur l'oblitération des veines sus-hépatiques dans la cirrhose du foie. *Revue de médecine*, 1882.
50. Contribution à l'étude de la dégénérescence kystique du foie et des reins. *Archives de Physiologie*, 1882.
51. Des rapports qu'affectent les canaux veineux sus-hépatiques avec le tissu fibreux dans les cirrhoses annulaires et insulaires. *Revue de médecine*, 1883.
52. Fièvre typhoïde. Ictère grave. Mort. Atrophie jaune aiguë du foie. *Revue de Médecine*, 1883.
53. La glande biliaire et l'évolution nodulaire graisseuse du foie. *Revue de médecine*, 1883.
54. La cirrhose du système sus-hépatique d'origine cardiaque. *Revue de médecine*, 1883.
55. La tuberculose des voies biliaires intra-hépatiques. *Archives de Physiologie*, 1883.
56. Les lobules biliaires terminaux et marginaux. *Progrès médical*, 1883.
57. Les vaisseaux communicants porto-sus-hépatiques, *Progrès médi.* 1883.
58. Abcès biliaires dans la cirrhose sans cholélithiase. *Progrès médical*, 1884.
59. Contribution à l'anatomie pathologique des cirrhoses graisseuses. *Revue de médecine*, 1884.
60. La glande biliaire et l'hyperplasie nodulaire du foie. *Rev. de médec.* 1884.
61. A propos de deux kystes intra-hépatiques d'origine biliaire. *Progrès médical*, 1884.
62. Deux cas d'atrophie du lobe gauche du foie d'origine biliaire, en collaboration avec le Dr Brissaud. *Archives de physiologie*, 1884.
63. Un cas d'atrophie rouge du foie avec évolution nodulaire graisseuse partielle chez un tuberculeux. *Archives de physiologie*, 1884.
64. Contribution à l'étude des veines sus-hépatiques dans le foie; les racines glissoniennes des veines sus-hépatiques. *Progrès médic.* 1884.
65. Les veines sus-hépato-glissoniennes; leur rôle dans la topographie des lésions systématiques du foie. *Revue de médecine*, 1884.
66. Sur un cas de cirrhose hépatique d'origine cardiaque, en collaboration avec le Dr Debeurmann. *Revue de médecine*, 1886.
67. Recherches sur l'anatomie normale et pathologique de la glande biliaire de l'homme, 428 p., 1888. (Prix Montyon, Acad. des Sciences).
68. Les vaisseaux communicants porto-sus-hépatiques. *Revue de médecine*, 1899.
69. Structure comparée du foie de l'homme et du foie du cochon. *Revue de médecine*, 1901.

PREMIÈRE PARTIE

CURABILITÉ DE LA PHTISIE

CHAPITRE PREMIER

TUBERCULOSE ET PHTISIE

Au point de vue scientifique, l'acception du mot *phtisie pulmonaire* est susceptible d'être étendue, puisqu'on peut décrire des phtisies pulmonaires de nature diverse dont le cadre est en train de s'élargir de jour en jour à mesure qu'on distingue au moins anatomiquement des lésions pulmonaires ulcéreuses non causées par le tubercule vrai. Mais, au point de vue pratique, il n'en est pas moins établi que la phtisie pulmonaire, c'est la tuberculose vraie du poumon, causée par le microbe connu sous le nom de bacille de Koch, depuis que ce savant l'a découvert en 1883.

Pour le médecin, ces deux termes *tuberculose pulmonaire* et *phtisie pulmonaire* ont valeur indistincte, la tuberculose étant la cause de la phtisie. Pour les gens du monde, il existe encore à l'heure actuelle une nuance entre ces deux expressions. Le *phtisique* ou le *poitrinaire* est le malade dont la tuberculose éclate aux yeux des plus profanes, tandis que le *tuberculeux* est le malade qui n'est encore phtisique que pour le médecin. Et comme le monde est accoutumé de croire à l'existence de la phtisie seulement lorsque la maladie est visible pour tous, il en résulte qu'il ne croit pas toujours à la gravité du cas quand un médecin affirme la maladie de poitrine chez un malade qui n'est encore phtisique que pour lui, médecin, c'est-à-dire qui n'est encore qu'un simple tuberculeux.

Comme c'est de toutes ces nuances que résulte la difficulté de faire soigner de bonne heure les phtisiques, il est donc de toute importance de bien préciser et de répandre cette saine notion que tuberculose et phtisie sont une seule et même maladie et que celle-ci n'est qu'un degré plus avancé de celle-là.

Aujourd'hui, le médecin parle surtout de tuberculose; aussi n'est-il pas toujours compris d'emblée par son malade et par l'entourage de celui-ci. Et alors, le mot tuberculose n'éveillant souvent qu'une idée scientifique dans l'esprit des profanes, il peut en résulter une quiétude, une sécurité fâcheuses pour le malade qui s'imagine volontiers que ce sont là deux choses différentes, la tuberculose maladie insignifiante, la phtisie fatalement mortelle, ce qui peut amener des résultats désastreux.

La phtisie pulmonaire n'a plus aujourd'hui le caractère mystérieux de consomption sans cause immédiate évidente qu'elle avait autrefois. C'est une affection nettement classée dans ses origines, sa nature et ses effets. C'est une maladie parasitaire et son parasite est un microbe, le bacille de Koch, comme nous l'avons dit plus haut.

Ce bacille, implanté dans le poumon, y pullule, y produit des lésions dites tuberculeuses, à l'évolution desquelles contribuent bientôt une foule d'autres parasites, ceux de la suppuration en particulier. Pendant un temps variable, la lésion reste locale, le malade conservant un bon état général, paraissant avoir un simple rhume, un rhume négligé, suivant l'expression consacrée. C'est encore un tuberculeux. Puis les lésions s'étendent, se ramollissent, le poumon se creuse, l'état général devient mauvais, l'expectoration est très abondante, la fièvre s'établit régulière et le patient devient un phtisique pour tout le monde.

Tantôt c'est une maladie aiguë que la tuberculose, débutant avec fièvre, prenant l'individu à l'instar d'une fièvre typhoïde, d'une fluxion de poitrine ; tantôt et le plus souvent c'est une maladie chronique se manifestant sous les dehors d'un simple rhume. Dans le premier cas, il n'y a point crainte de la voir négliger, car on appelle généralement le médecin près d'un malade fébrile.

Le tout est qu'un diagnostic exact soit établi dès ce moment. Les fausses fièvres typhoïdes ou *typho-bacilloses* du professeur Landouzy sont de plus en plus fréquentes à mesure qu'on les connaît mieux et l'avenir des malades dépend bien souvent de ce diagnostic. Que de fois nous retrouvons l'existence antérieure de ces typho-bacilloses dans l'histoire des malades qui viennent se soigner pour la phtisie vulgaire !

Mais la tuberculose chronique a le triste privilège de se montrer la plupart du temps sous les apparences d'un rhume le plus vulgaire aux yeux des gens du monde. C'est la maladie insidieuse par excellence, car en général, nouveau privilège non moins funeste, elle ne fait point souffrir.

De là cette idée courante que le malade est devenu poitrinaire par suite d'un rhume négligé. Ce n'est pas un rhume qu'on a négligé, c'est le début de la tuberculose chronique.

A signaler encore à cette place cette vieille croyance que cracher dans le feu vous rend poitrinaire. Cette interprétation retardante de l'évolution de la maladie est bien curieuse. Le malheureux patient, qui commençait sa tuberculose à la fin de l'été ou à l'automne, se tenait pendant l'hiver au coin du feu et ne trouvait rien de plus simple que de cracher dans les cendres. Et quand, au printemps, ce tuberculeux était devenu un poitrinaire, on interprétait sa maladie de poitrine de la façon qui précède.

Ce rhume, qu'on appelle bientôt un rhume négligé, c'est donc le début de la tuberculose. Alors la triste odyssée commence.

Le malade tousse plus ou moins, crache peu ou prou, mais ne se tourmente nullement, son entourage non plus. Il a un rhume, voilà tout, et ça se passera. Ce tuberculeux au début n'est guère inquiétant, en effet ; il va, vient, travaille, mange, boit et dort comme tout le monde. Mais peu à peu la fatigue arrive, avec un peu de maigreur ; l'appétit s'en va et, voyant que cela ne se passe pas, on va chez le médecin.

Aujourd'hui, les choses se sont quelque peu modifiées, depuis que l'on sait que souvent la tuberculose guérit. Mais, il y a quelques années, le drame se continuait presque invariablement, et se continue, hélas ! trop souvent encore, de la façon suivante. Le tuberculeux arrivait chez le médecin accompagné d'un de ses proches. L'homme de l'art diagnostiquait ou non la maladie, suivant le degré des lésions. Mais il gardait soigneusement son diagnostic pour lui, ou ses doutes s'il en avait. Pourquoi cela ? Simplement parce qu'il était imbu de ce terrible préjugé que la tuberculose était incurable et qu'il était moralement forcé de cacher à son client la nature de sa maladie. Quelquefois il en causait avec la famille, mais, par suite du même principe, il était bien entendu que le secret serait gardé vis-à-vis du malade. Puis il faisait son ordonnance et renvoyait la victime avec cette consolation, que ce n'était qu'un rhume, un peu de bronchite, et que cela se passerait. Les semaines se passaient, les mois aussi, suivant les formes de la maladie, suivant la résistance organique des patients, suivant les conditions hygiéniques plus ou moins favorables dans lesquelles ils se trouvaient. Et le tuberculeux devenait enfin poitrinaire, un phtisique évident pour son entourage. Alors on prenait une grande décision, la famille faisait un grand sacrifice, le malheureux patient mangeait ses dernières économies pour aller mourir quelques semaines plus tard dans un climat plus doux, illusion ultime des poitrinaires.

Grande décision, mais bien inutile, car il n'y avait plus rien à faire. On ne rend pas à un phtisique les poumons qu'il a crachés; on ne peut pas changer pour des neufs ses poumons partout infiltrés de tubercules.

Aujourd'hui, disions-nous plus haut, les choses ont quelque peu changé. La majorité des médecins, convaincus qu'on guérit la phtisie, luttent contre le préjugé des familles et obtiennent que leur client soit mis au courant de sa maladie. C'est en effet le seul moyen à peu près de le forcer à se soigner sérieusement et quand il est temps de le faire. Mais que de fois les parents s'y opposent absolument ! Que de fois nous avons reçu des malades avec une lettre de la famille nous suppliant de cacher la nature de la maladie ! Le terrible préjugé est évidemment difficile à déraciner. Quelquefois, il faut le dire aussi, le médecin fait la même demande, ce qui ne s'explique guère à l'heure actuelle. C'est un devoir absolu de prévenir son client qu'il est tuberculeux, pour peu qu'il ait des chances de guérison. Car, laissé dans l'ignorance, il mourra huit fois sur dix, tandis qu'averti de la gravité de son état, et averti à temps, il guérira huit fois sur dix, s'il a une résistance organique suffisante, et si son état de fortune lui permet de tout quitter pour se soigner. Et les familles dans l'aisance seraient bien coupables qui, par une sentimentalité d'antan, feraient perdre à leur malade la seule chance qu'il a de se guérir. Car plus tard il faudra bien lui avouer qu'il est poitrinaire, et d'ailleurs il l'apprendra de lui-même, quand il sera trop tard. Et tout le temps que ce malheureux aura traîné sa misère, et partout ou il l'aura traînée, il aura répandu autour de lui les germes de la phtisie. Non seulement son ignorance, son inconscience de la maladie qu'il porte l'auront tué la plupart du temps, mais encore ce n'est pas tout. Il aura, avant de mourir, distribué bénévolement sa peste à ses parents, pour ne parler que de ceux-là.

CHAPITRE II

COMMENT ON DEVIENT PHTISIQUE

Il semble bien démontré aujourd'hui que la tuberculose se sème comme les plantes, par une graine. Et cette graine c'est le bacille de Koch. Les évaluations faites au microscope pour se faire une idée de la puissance avec laquelle ces bacilles pullulent dans le poumon malade dépassent presque la vraisemblance. C'est par quantités incommensurables que ces microorganismes sont contenus dans le moindre crachat d'un tuberculeux. Et malheureusement ces bacilles, sans cesse expectorés par milliards, offrent à la destruction une résistance désespérante. Il faut, pour les anéantir immédiatement, des agents chimiques très énergiques, de l'action desquels nos tissus ne s'accommoderaient guère ; il faut pour les tuer une immersion de plusieurs minutes dans l'eau bouillante.

D'après cela, on voit le danger inhérent aux crachats tuberculeux, car, une fois desséchés et réduits en poussière, les bacilles qu'ils contiennent se disséminent partout, dans l'atmosphère, sur tous les objets du voisinage, où l'on peut dire qu'ils vivent indéfiniment.

Comme le nombre des phtisiques est immense, et que jamais, dans la vie ordinaire, aucune précaution n'est prise pour la destruction des crachats, il en résulte que, dans les villes surtout, nous vivons tous dans une atmosphère plus ou moins chargée de bacilles de Koch.

Heureusement encore est-il à peu près admis que pour la phtisie ordinaire l'expectoration est pour ainsi dire le seul procédé d'élimination des bacilles. L'air expiré, en dehors des secousses de toux, n'en contient point.

Pour la sueur, la question est peut-être encore discutable. Récemment, des observations de caractère un peu expérimental ont démontré que les bacilles de Koch étaient susceptibles de s'éliminer par les sueurs des phtisiques. Mais il n'est pas établi que le fait soit ordinaire, et, jusqu'à nouvel ordre, il est bon de ne pas se faire une terreur trop grande des malades de la poitrine qui transpirent. Tout en les soignant avec les précautions élémentaires, il faut surtout s'ingénier à les empêcher de suer.

Les matières intestinales contiennent souvent, il est vrai, des bacilles que le malade a déglutis; mais c'est là un faible danger relativement, car, d'une part, les matières fécales sont moins bénévolement répandues au dehors, et, d'autre part, il paraît établi que les fosses d'aisances sont assez puissantes dans leurs fermentations pour amener la destruction des bacilles.

Mais le danger des expectorations est déjà plus que suffisant pour donner la chair de poule.

Dans ces conditions, puisque le bacille de Koch est partout autour de nous, comment se fait-il donc que tout le monde ne devienne pas tuberculeux? C'est que, comme presque tous les parasites, le bacille de Koch a besoin, pour s'implanter et végéter sur un organisme humain, que cet organisme soit, comme on dit en pathologie générale, en état de réceptivité morbide. Pour faire de la tuberculose, il faut, il est vrai, le microbe, mais il faut encore plus la préparation de l'individu. Il faut à cette graine un terrain préparé d'avance.

Les gens robustes passent indemnes à travers ce milieu contagieux dont nous avons parlé ; ils absorbent les agents de cette contagion, mais ils sont, suivant l'expression commune, taillés pour répondre aux attaques bacillaires. C'est qu'en effet nos tissus, quand nous sommes en belle santé, en parfait équilibre organique, portent en eux des moyens de défense naturelle contre les invasions microbiennes nocives. Il paraît démontré que certaines de nos cellules constituantes, cellules ambulantes, migratrices, forment comme une armée de gardiens vigilants qui, sur un ordre transmis par le système nerveux, se transportent en masses suffisantes vers le point de l'organisme assailli par les microbes pathogènes et en peu de temps absorbent ces assaillants dont il n'est plus bientôt question. C'est ce qu'on appelle les phagocytes, dont la lutte victorieuse contre les parasites constitue le processus de la phagocytose.

Pour que cette lutte pour l'existence soit efficace, il faut que l'organisme humain soit capable d'entretenir cette armée de défenseurs vigoureux ; il faut qu'il soit en équilibre parfait de nutrition, il faut que son budget d'assimilation et de désassimilation soit solidement établi.

Mais que, pour une cause ou pour une autre, notre organisme faiblisse, que notre équilibre soit rompu, que nous tombions, en un mot, en déchéance organique, aussitôt nos moyens naturels de défense nous font défaut, et nous devenons une proie facile pour les ennemis extérieurs.

Le même individu qui, antérieurement robuste, vivait impunément dans un foyer de contagion, a toutes les chances de devenir tuberculeux s'il déchoit un beau jour pour un motif quelconque.

La preuve en est qu'une foule de gens en pleine santé véhiculent dans leurs fosses nasales, dans leur gorge, des masses de microbes très pathogènes, celui de la tuberculose comme celui de la pneumonie, et que, parmi ces individus, il n'y a que quelques élus pour servir de culture à ces parasites. Les bacilles sont toujours là qui guettent leur porte d'entrée et le moment propice pour s'implanter efficacement.

Les causes de ces déchéances générales ou

locales qui font de l'homme une proie facile pour le bacille de Koch sont nombreuses. La tuberculose est l'agent le plus puissant de la sélection pathologique. C'est un carrefour fatal où les voies ne manquent pas pour arriver.

Il y a d'abord l'état d'infériorité native qui fait les chétifs d'origine, les malingres, les atrophiés, tous individus voués pour ainsi dire à la tuberculose. Il en est parmi eux évidemment qui, élevés dans des conditions d'hygiène bien entendue, peuvent résister. Mais combien disparaissent dès le premier âge ou dans l'adolescence!

C'est à l'époque de la croissance surtout que les jeunes gens sont atteints par la maladie, soit qu'ils aient été jusque-là des candidats à la phtisie par leur infériorité organique d'origine, soit qu'ils aient paru jusque-là jouir d'une santé satisfaisante. Tout concourt à ce moment pour les rendre attaquables. Ils grandissent, et gare à ceux qui ne sont pas soutenus par une alimentation énergique, capable de satisfaire à leur développement physique en longueur et en ampleur! C'est l'âge où nombre d'enfants sont surmenés physiquement et moralement par les études, souvent dans des conditions inférieures d'hygiène et d'alimentation; ils sont pris de migraines, d'un peu de fièvre le soir, d'une foule de misères qu'on met sur le compte de la fièvre de croissance; c'est la croissance, en effet, mais neuf fois sur dix c'est la tuberculose qui est déjà entrée en scène.

C'est l'âge où les jeunes gens mènent de front le surmenage des études et l'exagération des exercices sportifs, pour lesquels on se fait gloriole de rester maigre comme certains professionnels. Et la mode et la vogue réglant tout, on trouve cela très bien jusqu'à l'éclosion de certains incidents avertisseurs. Heureuses les familles qui ont un médecin de famille, connaissant les antécédents, les tempéraments et qui, bien avisé, surveille la croissance des enfants et est là pour avertir père et mère dont ce n'est pas le métier de savoir que la tuberculose guette chaque jour leur progéniture.

Chez les adolescents aussi, les affections chroniques des voies respiratoires supérieures, obstruction nasale, angines et amygdalites à répétition, par la gêne qu'elles donnent à la respiration, sont des facteurs puissants de la phtisie. Ces enfants adénoïdiens, comme on les appelle, ont sans cesse le nez bouché, et par suite la bouche ouverte jour et nuit. Comme le nez est fait pour respirer et la bouche pour manger ; comme cette dernière et la gorge qui lui fait suite sont privées de leur défenseur naturel qui est constitué par les fosses nasales, une inflammation chronique s'empare de ces organes, la flore microbienne s'y développe à l'aise, et à tout instant le poumon peut être frappé par répercussion ; ajoutez à cela la difficulté mécanique apportée au jeu du thorax par l'obstruction nasale, et il est compréhensible que ces enfants-là soient des prédisposés aux affections de poitrine.

Sans compter que nombre de ces affections chroniques des fosses nasales et de la gorge sont déjà de nature tuberculeuse, comme de multiples recherches l'ont démontré.

Chez les jeunes filles, c'est encore autre chose.

Il y a d'abord l'époque de la formation, si souvent mouvementée et critique, pour laquelle à peu près on avait inventé la maladie dite *chlorose*. Il est probable que l'anémie chlorotique avec ses pâles couleurs peut tenir à des causes diverses. Mais il semble bien établi aujourd'hui qu'en général la chlorose de la puberté n'est que la marque extérieure d'une tuberculose méconnue. Très souvent bénigne d'ailleurs, l'attaque bacillaire guérit fort bien, parce que la jeune fille, devenant un personnage intéressant et inquiétant à cette époque, est surveillée par le médecin, est soumise à une sollicitude constante, etc.

Mais combien de ces jeunes personnes qui deviennent phtisiques à partir de ce moment critique! Eh combien aussi qui, prenant le dessus de cette crise, guérissent momentanément, en apparence, pour rechuter un peu plus tard, surtout à l'occasion d'un mariage.

En pratique, il faut considérer, par excès de prudence si l'on veut, que toute jeune fille chlorotique à sa puberté naissante est pour le moins une candidate à la phtisie. En la surveillant de près, on s'apercevra qu'elle a souvent de la toux sèche;

qu'elle rend parfois un petit filet de sang à l'époque supposée de ses règles ; qu'en même temps elle a l'après-midi quelques dixièmes de trop au thermomètre mis dans l'aisselle ou la bouche ; qu'elle sent une de ses épaules ou les deux ; qu'on peut réveiller avec le doigt une certaine douleur fixe sur un point des sommets de son poumon ; qu'un ou deux petits ganglions sont apparus dans ses espaces sus-claviculaires. Il n'en faut pas tant pour être amené à un examen minutieux et répété de ses poumons. Et, si l'on cherche bien, on trouvera bien souvent le corps du délit, au point précis où la pression du doigt réveille la douleur.

A cette époque encore on sera consulté pour la fameuse névralgie intercostale des jeunes filles, de réputation si bénigne malheureusement. Cette névralgie, qui généralement s'étend de la quatrième côte au rachis jusqu'à la sixième côte dans la ligne axillaire ou jusqu'à l'extrémité sternale de la quatrième en avant, n'est le plus souvent que l'extériorisation d'une petite localisation tuberculeuse sur la racine de l'interlobe.

En somme, toute chlorose ou anémie de la puberté doit être nettement suspectée. Si la jeune fille guérit de sa crise, tant mieux. Mais ultérieurement, jusqu'à son mariage, et surtout à l'époque de son mariage, le problème de la phtisie doit toujours être inscrit au tableau en ce qui la concerne.

C'est encore à cette époque de la vie des jeunes personnes que se place la question si grave de la coquetterie féminine. Affaire d'émulation extérieure ou d'éducation maternelle, il est convenu que la grâce et l'élégance résident dans la minceur de la taille bridée dans un corset d'acier. Si par malheur l'organisme se plaint de ce martyre, et que le carcan ferme moins facilement un jour qu'un autre, c'est qu'évidemment on engraisse trop, et vite on restreint l'alimentation.

Et le plus pitoyable, c'est que la maman ou la tante de la jeune personne, qui ont eu la chance d'être bâties de façon à rester maigres sans tomber malades jusqu'à vingt-huit ans, sont les premières à ne pas admettre que leurs enfants ne soient pas toutes comme elles pour le moins.

Une fois la jeune fille imprégnée de cette idée de la sveltesse indispensable, c'est fini, et heureux celui qui l'en fera démordre. La grande croissance survient, la puberté avec, on pousse en longueur et en faiblesse, mais on n'en mange pas plus pour cela, et la phtisie arrive tranquillement à son heure, sûre de sa proie.

Et une fois attaquée, la jeune fille n'en démordra pas encore. Le médecin y dépensera beaucoup de discours, même les plus térébrants ; la maman, enfin convaincue, l'aidera bientôt dans cette tâche, mais trop souvent sans résultat.

Il y a de par le monde des quantités de familles aisées où il est de tradition de ne pas manger. Cela dure un temps, mais toutes les générations ne se ressemblent pas. Un beau jour, il vient des enfants plus délicats qu'il faudrait soigner énergiquement pour les faire vivre. Comme on ne mange pas dans la maison, ces enfants sont terrassés par leur croissance. Et l'on s'étonne vertement que la phtisie ait eu l'aplomb de pénétrer dans un milieu où l'on vit toujours jusqu'à quatre-vingts ans.

Heureuses les familles, répétons-le à satiété, qui savent avoir, comme jadis, le médecin de la famille pour connaître la santé de tous, dépister les tares et les fuites, et y mettre bon ordre quand il en est temps encore !

Pour l'individu qui en principe devait vivre, il y a toutes les causes d'affaiblissement général, toutes les maladies aiguës ou chroniques, depuis longtemps reconnues comme maladies plus ou moins prédisposantes de la tuberculose. Tous les excès, toutes les usures physiques ou morales, tous les surmenages, tout ce qui est capable de rompre l'équilibre organique d'une façon soutenue, tout cela nous met en état d'infériorité et diminue nos moyens de défense naturelle contre la tuberculose. Les habitations mal aérées, l'encombrement, l'alimentation insuffisante, les veilles, les grossesses répétées, etc., sont des facteurs puissants de la phtisie.

Pour la tuberculose comme pour la fièvre typhoïde, les grandes usures nerveuses sont des causes de premier ordre. Il n'est pas rare de voir des hommes robustes, sans aucune tare, sans surmenage corporel, être attaqués par la phtisie à la suite de grands chagrins, et cela avec toutes les apparences extérieures de la belle santé. Surmenages physique, intellectuel, moral, c'est équivalent.

Et l'excès et le surmenage étant affaire toute relative suivant l'individu, il ne faudrait pas contredire ces affirmations en arguant que tel ou tel n'est jamais devenu tuberculeux, qui cependant toute sa vie s'est surmené, a fait des excès, et, comme on dit dans le monde, a fait une noce perpétuelle. Il en est évidemment quelques-uns de ce genre, mais que d'autres dans le même cas qui sont emportés par des épidémies quelconques! Et c'est tout un. Car la tuberculose n'est pas la seule maladie de sélection. Combien aussi de ces hommes robustes adonnés à l'alcool et à ses dérivés, qui commencent leur déchéance organique par une lésion d'origine alcoolique, sur laquelle vient se greffer la tuberculose pour leur donner le coup de grâce!

Que de malheureux venus à l'hôpital pour une affection chronique non tuberculeuse, qui y séjournent, et à l'autopsie desquels on trouve une tuberculose toute neuve des sommets pulmonaires! Tuberculose prise à l'hôpital dans une salle plus ou moins infectée de bacilles.

La tuberculose est la grande porte de sortie pour l'alcoolique.

La plupart des maladies aiguës, par la déchéance qu'elles produisent, nous prédisposent aussi à la tuberculose, mais les plus puissantes dans cette prédisposition sont les affections qui frappent l'appareil pulmonaire au milieu de tout leur cortège de symptômes. De là, la réputation non surfaite des inflammations de la plèvre et des poumons, de la rougeole, de la fièvre typhoïde, de la grippe surtout. Depuis que l'influenza, ancienne maladie épidémique à apparitions éloignées, s'est implantée presque à l'état permanent, on trouve cette affection au début d'une foule de tuberculoses.

Mais combien de fois aussi, à notre époque, où pendant la moitié de l'année la grippe passe pour être la grande maladie courante, combien de fois appelle-t-on attaques de grippe des attaques de belle et bonne tuberculose! Dans le monde, on est toujours heureux d'avoir une étiquette toute trouvée pour mettre sur une petite maladie, sur un rhume, sur une congestion pulmonaire ou pleurale, voire sur une pneumonie ou une pleurésie. Et parmi les tuberculeux méconnus, ambulants, combien facilement on découvre la grippe à deux, trois reprises par hiver, alors qu'il s'agit trop souvent d'attaques aiguës de la phtisie, comme la suite des événements le démontre, ou comme simplement le médecin consulté vient le dire franchement!

De même pour la pleurésie, soit sèche, soit avec

épanchement. On entend bien souvent les malades raconter que la cause de leur maladie est une pleurésie, ou bien qu'ils ont été traités antérieurement pour de la pleurésie sèche de l'un des sommets. Mais ici il faut distinguer.

Il existe des inflammations de la plèvre de causes variées, même si l'on n'admet plus les pleurésies simples *a frigore* d'autrefois. Et il est probable que toute lésion de la plèvre, quelle que soit sa cause, peut être une raison prédisposante à la tuberculose. Mais il paraît démontré à l'heure actuelle que presque toutes les pleurésies sèches ou avec épanchement, lorsqu'il n'y a pas une origine palpable dans le voisinage, sont de nature tuberculeuse. C'est donc à peu près sûrement une façon d'être frappé par le bacille de Koch, que de faire une inflammation pleurale sans cause évidente. Ces pleurésies sans étiquette sont la plupart du temps, comme on l'a si bien dit, fonction de tuberculose. Et les probabilités sont encore plus grandes si elles siègent au sommet des poumons ; c'est presque une certitude.

Aussi, quand les malades accusent une pleurésie quelque temps avant l'éclosion de la tuberculose franche, cela veut dire simplement qu'ils n'en sont pas à leur première attaque de bacillose. La vérité, qu'on ne saurait trop répéter, c'est que la plupart du temps ces petites attaques prémonitoires, ces avertissements de la phtisie, guérissent parfaitement tout seuls ou avec le traitement suivi. Il n'y a pas eu d'étiquette mise sur la maladie, et le patient, dès qu'il s'est senti mieux, a repris la vie ordinaire sans se douter qu'il venait de faire connaissance avec la tuberculose.

Tout ce que nous venons de dire de la pleurésie, surtout de celle des sommets, est à répéter pour les petits incidents si fréquents qu'on appelle des congestions pulmonaires des sommets, également. Ce sont encore là des attaques bacillaires, des avertissements de la phtisie. Si, par bonheur, ces petites bronchites des régions supérieures s'accompagnent de crachement de sang, l'avertissement n'est pas perdu. Heureux ceux qui débutent dans la tuberculose par une hémoptysie, même assez violente ! C'est le coup de cloche bienfaisant qui doit ouvrir les yeux à l'entourage. Car neuf fois sur dix, chez les sujets jeunes, crachement de sang veut dire tuberculose. Dans le cas contraire, ces congestions guérissent sans étiquette, et trop souvent, après un temps variable, la tuberculose franche s'installe avec plus ou moins de fracas.

La phtisie pulmonaire, nous ne parlons que de celle-là, s'implante vraisemblablement par l'introduction du bacille à travers les voies respiratoires. Il est bien probable que maintes fois des bacilles circulent dans les poumons d'un individu sain, sans trouver à s'implanter efficacement. Mais, si le terrain est préparé, cette graine prend racine.

Il est inutile, croyons-nous, de se demander s'il faut une lésion vraie, une solution de continuité dans le tissu pulmonaire pour servir de porte d'entrée au microbe. Car, neuf fois sur dix, la tuberculose débute par les sommets, et neuf fois sur dix également les lésions de bronchite ordinaire, qu'on pourrait invoquer comme cause accidentelle de localisation bacillaire, siègent dans les régions inférieures et moyennes. C'est pourquoi il est convenu que les sommets des poumons, à respiration moins active, à circulation peut-être moins énergique, constituent un lieu de moindre résistance. Les théories n'ont pas manqué pour expliquer cette prédisposition à l'ensemencement tuberculeux des sommets pulmonaires, et il faut peut-être en rester sur cette notion que, d'une part, ces régions sont gênées dans leur expansion par le peu de mobilité des deux côtes supérieures, et que, d'autre part, la circulation artérielle y est peut-être moins puissante, tandis qu'au contraire le sang veineux n'y séjourne guère, d'où un état d'anémie relative et constante des tissus.

Depuis qu'on admet généralement la contagion de la phtisie, la question s'est toujours posée de savoir si cette contagion se faisait par les voies respiratoires ou par le tube digestif, ou si elle pouvait se faire par les deux voies différentes.

Certaines tuberculoses *paraissant* débuter par le tube digestif ou ses annexes, on a toujours songé que les aliments pouvaient servir de véhicule au bacille de Koch. De là, les campagnes hygiéniques menées avec raison contre le lait des vaches phtisiques et contre les viandes provenant d'animaux malades, sans excepter les autres sources de contagion d'origine alimentaire, aliments eux-mêmes ou instruments servant à manger.

Mais, la majorité des tuberculoses *paraissant* débuter par les poumons, on pensait plus simplement que les poussières inspirées étaient l'agent principal de la contagion.

Ces dernières années, des expériences mémorables ont tenté de renverser les propositions précédentes. Il en résultait, en effet, que la contagion par les voies digestives était la plus fréquente, sinon l'unique cause de l'implantation du bacille tuberculeux. Après de nombreuses discussions et contre-expériences non moins mémorables, l'état de la question semble être resté dans le *statu quo*, chacun gardant son opinion, fondée sur la clinique, ou sur l'expérimentation.

Somme toute, il est prudent encore, jusqu'à plus ample informé, d'accepter que, dans les conditions de prédisposition dont nous avons parlé, la contagion peut s'effectuer soit par le tube digestif, soit par les voies respiratoires. Mais, si nous ne nous trompons, les cliniciens sont plutôt portés à admettre la contagion respiratoire, et à regarder comme l'exception la contagion par le tube digestif.

Ces questions de contagion dans un milieu tuberculeux, ou dans la vie ordinaire, ont une grande importance. Car, si l'on pousse à l'excès les données de l'expérimentation sur les animaux, on arrive fatalement à proposer des mesures d'hygiène par trop draconiennes, et à jeter le désarroi dans l'esprit des familles qui, par une exagération nouvelle et outrancière, finissent par regarder comme un pestiféré celui des leurs qui a la malechance de devenir tuberculeux. En réalité, il faut soigner avec dévouement et sans crainte le phtisique, pourvu qu'on prenne autour de lui des précautions très simples.

Quoi qu'il en soit, et le fait est de la plus haute importance, presque toujours la tuberculose frappe le sommet des poumons.

Quant à savoir si les bacilles y arrivent seulement par les canaux bronchiques, ou si, venant des amygdales ou de l'intestin, ils peuvent y être portés par le sang lui-même, en suivant les vaisseaux sanguins, c'est là une question qui sort de la pratique courante.

Et ici se place naturellement la notion très classique autrefois des phtisies par refroidissement et par traumatisme direct sur la poitrine.

Il est encore journalier d'entendre dire aux malades que leur affection de poitrine a débuté sitôt après un refroidissement, un chaud et froid.

Avant que l'on connût la nature parasitaire de la phtisie, la succession des faits paraissait logique. A la suite d'un chaud et froid, on était pris d'une congestion pulmonaire, d'une broncho-pneumonie, d'une pleurésie qui viraient plus ou moins rapidement à la phtisie ; on n'en demandait pas davantage comme pathogénie. Mais, à l'heure actuelle, on l'explique de tout autre façon. Sans nier absolument que, sous l'influence d'un froid, le bacille tuberculeux déjà véhiculé dans le nez ou la gorge puisse se fixer subitement dans le poumon, comme le fait le microbe de la fluxion de poitrine franche, on est plutôt convaincu de ceci. L'individu qui fait, à la suite d'un refroidissement, une congestion pulmonaire d'un sommet, ou une pleurésie, ou une broncho-pneumonie bientôt déclarée de nature tuberculeuse, était déjà porteur dans son sommet pulmonaire du bacille de Koch ; il avait déjà la localisation primitive de la tuberculose au poumon, ignorée, voilà tout. Et le refroidissement, comme la grande fatigue, comme le surmenage, comme un coup de chaleur n'a fait que donner un coup de fouet à l'activité latente de cette tuberculose.

Même histoire très vraisemblablement pour les phtisies traumatiques. Un individu en plus ou moins bonne santé apparente subit un choc violent sur un point du thorax ; il en souffre quelque temps, et peu à peu, soit de façon lente, progressive, soit brusquement, on voit apparaître au point correspondant du poumon les signes de la tuberculose.

Ici encore, on ne nie pas absolument que le traumastisme de la paroi thoracique, de la plèvre et du poumon sous-jacent, ait pu favoriser la

greffe du bacille tuberculeux venu des fosses
nasales ou du pharynx, mais on admet bien plutôt
que cette phtisie traumatique est une localisation
secondaire d'une tuberculose déjà existante dans
les sommets et méconnue jusqu'au moment de
l'accident.

Tout ce qui précède a trait naturellement **aux**
cas où la phtisie *a frigore* ou par traumatisme se
développe chez des individus plus ou moins en
bonne santé apparente. Car, pour les phtisies traumatiques en particulier, il y a à envisager leur
développement chez les sujets déjà porteurs de
tuberculose des os, ou d'autres organes que le
poumon, ce qui soulève de nouveau la question du
transport des bacilles par les voies de la circulation sanguine.

Il ne faudrait pas croire qu'avant la découverte
de Koch on fût dans l'ignorance de ce qui précède.
On savait fort bien que la phtisie était une maladie
de déchéance, de consomption, et que nombre de
causes, misère physiologique et diverses affections, y conduisaient. Depuis cette découverte,
rien n'est changé, mais nous savons au moins
l'ennemi dont il faut nous garer, et qu'il faut combattre, lorsqu'il nous a attaqués.

Jusqu'à présent, nous n'avons pas dit un seul
mot de l'hérédité de la phtisie. Et cependant, jusqu'à ce que Villemin eût démontré que la tuberculose était contagieuse, les causes de cette maladie se résumaient à peu près en cette affirmation

que la phtisie était héréditaire. C'était le mot fatal. Partout on trouvait une hérédité quelconque, et sans aucune difficulté pour une affection aussi commune, cela se comprend. On est heureusement venu à des notions plus saines.

Il paraît établi à la vérité que le bacille peut être apporté en nature par le nouveau-né, mais ce sont là des raretés dont il ne faut guère tenir compte. Ce qu'on hérite en général de ses parents phtisiques, c'est une constitution débile, un terrain organique propice à la culture des bacilles. Et cela rentre dans l'étiologie générale exposée plus haut. Et la tuberculose des parents agit alors comme toutes les autres cachexies dont ils pouvaient être atteints lorsqu'ils ont engendré. A mesure que les médecins se sont livrés à des enquêtes sérieuses sur les petites épidémies locales de tuberculose, il a été démontré que le plus grand nombre des séries de phtisies dites héréditaires étaient dues purement et simplement à la contagion. Nous reviendrons un peu sur ce sujet dans un chapitre ultérieur.

Toutefois depuis quelque temps, nombre d'auteurs partisans de l'hérédité bacillaire vraie, expliquent ceci. Une masse d'individus destinés à la phtisie, apportent en naissant non seulement un terrain héréditaire propice à la culture du bacille de Koch, mais encore la graine bacillaire elle-même dans un organe quelconque. Cette graine peut ne jamais évoluer. Mais c'est elle qui, à partir d'un âge quelconque, donnera lieu à toutes les manifestations bacillaires, si variées de nature et de localisation, que présentent les jeunes sujets pendant des années, pour aboutir un beau jour à la phtisie pulmonaire.

De telle sorte que les phtisies de l'enfance et de l'adolescence seraient dues à l'évolution plus ou moins tardive d'une bacillose latente depuis la naissance. Théorie de l'hérédité qui ne ruine en rien la théorie de la contagion.

Ce qu'il faut bien retenir de ce qui précède, c'est que nous devenons tuberculeux parce que nous nous trouvons, à un moment donné, enfant, adulte ou vieillard, dans un état de déchéance organique qui fait de notre économie un terrain propre à la culture du bacille qui est partout autour de nous, sinon en nous comme d'aucuns le prétendent. Et cet état de déchéance, nous l'apportons en venant au monde, ou nous le devons à quelque maladie affaiblissante, ou bien à la misère physiologique.

CHAPITRE III

ÉVOLUTION DE LA PHTISIE PULMONAIRE

En somme, la tuberculose paraît s'implanter presque toujours dans les sommets des poumons, et en pratique on peut dire toujours.

La graine bacillaire, qu'elle arrive au poumon par les voies respiratoires ou par le réseau de la circulation, se fixe vers les plus fines ramification bronchiques, le plus souvent au niveau des lobules pulmonaires sous-jacents à la plèvre d'enveloppe. Elle développe là, par une évolution inflammatoire locale, qu'on a pu appeler procédé de défense des tissus pour isoler cette graine et l'annihiler, des nodules d'apparence fibreuse qui sont les granulations tuberculeuses. Il s'en fait plus ou moins, la surface attaquée est plus ou moins étendue, les granulations sont plus ou moins isolées ou confluentes. Et déjà la plèvre s'enflamme à leur contact, s'épaissit, et contribue à former les plaques pleuro-pulmonaires des sommets : sous la plèvre, la graine a pu attaquer les lobules pulmonaires plus en profondeur, de sorte que ces plaques peuvent avoir une plus grande épaisseur.

Telle est la tuberculose primitive des sommets dès son début.

Règle générale, les deux poumons sont attaqués par le même procédé et de façon simultanée, à des degrés variables ; mais le plus souvent un côté est pris plus violemment que l'autre, et, si la maladie n'est pas enrayée dès cette époque, on voit un des sommets continuer son évolution morbide, pendant que l'autre s'arrête comme si la tuberculose nodulaire y sommeillait.

Dès ce moment, les petits ganglions lymphatiques de l'espace sus-claviculaire, à la base du cou, réagissent par voisinage, grossissent, durcissent, deviennent perceptibles au toucher comme des grains de plomb ou des pois roulant sous la peau ; déjà aussi les muscles qui recouvrent les sommets du poumon s'atrophient et donnent à la région un aspect amaigri perceptible à l'œil et à la main.

Il est rare que cette période d'ensemencement des sommets développe des symptômes très alarmants. Un peu d'amaigrissement, d'affaiblissement général, un peu d'excitation fébrile le soir, tous phénomènes qu'on met le plus souvent sur le compte d'une fatigue, d'un surmenage, d'une croissance pénible, etc.

Car cette graine des sommets n'éveille guère la toux, ou si peu, qu'on la néglige ; elle n'est guère douloureuse et, si le médecin ne la cherche pas par un examen opiniâtre et de parti pris, elle passe inaperçue.

Cela peut durer ainsi longtemps, des mois; cela peut même guérir tout seul sans qu'on l'ait découvert.

Mais cela peut évoluer de diverses façons.

Souvent le mal s'étend peu à peu, de proche en proche, envahissant en surface et en profondeur le lobe supérieur du poumon; les nodules tuberculeux confluent, s'agglomèrent en noyaux plus volumineux qui se ramollissent à leur centre, forment des petites cavernes microscopiques qui versent leur sécrétion muco-purulente dans les bronches voisines.

Alors le malade tousse, crache plus ou moins, à moins qu'il ne déglutisse ses crachats, ce qui est trop fréquent; la fièvre s'allume déjà le soir, les nuits sont mauvaises, coupées de sueurs; l'amaigrissement progresse, l'appétit se perd.

Il est clair qu'à ce moment le tuberculeux pulmonaire se dénonce à tous faut être aveugle pour ne pas le voir, même sans ausculter. Car les jeunes gens n'ont guère d'autre raisons que la tuberculose pour tousser, cracher, maigrir, faire de la fièvre et des sueurs, en dehors d'un rhume franc de huit jours de durée.

Dans cet état, la suppuration même bénigne étant établie, le malade peut être atteint de toutes les complications les plus graves de la phtisie, comme nous allons le voir.

Mais même plus tôt, dès la période sèche du simple ensemencement des sommets, peut survenir un crachement de sang. Après une fatigue, après une marche ou une simple station prolongée au soleil, après un effort des bras, une partie de tennis ou de foot-ball, après même un repas trop copieux, le sujet est pris de toux sèche, ou bien, sans tousser, un chatouillement le prend à la gorge, et il rend du sang rutilant, quelquefois peu, quelquefois beaucoup, mais c'est tout un. La cloche d'alarme a sonné, et l'effroi s'empare de tout le monde.

Incident généralement sans gravité d'ailleurs et qui passe comme il est venu.

Heureux, avons-nous dit, ceux à qui la tuberculose se dénonce d'emblée par une hémoptysie ! Ils sont avertis et n'ont qu'à s'incliner devant l'avertissement.

Un autre mode de crachement de sang un peu plus sérieux, aux deux époques ci-dessus décrites, c'est l'attaque de congestion hémorragique. A la suite d'une des causes provocatrices énumérées plus haut, le sujet est pris de fièvre subite, de congestion pulmonaire, et le lendemain ou les jours suivants fait une ou plusieurs hémoptysies. Cela se passe encore bien, mais, une fois la fièvre tombée, un des sommets reste encombré plus ou moins longtemps, et cette fois encore la tuberculose s'est dénoncée de façon brutale.

L'autre accident le plus fréquent à ces deux périodes, c'est la pleurésie. Elle guérit généralement bien d'ailleurs, et alors deux éventualités se présentent. Ou bien les lésions du sommet passent inaperçues et le malade est traité pour avoir eu une pleurésie suite de refroidissement; ou bien, pendant la convalescence, la lésion du sommet se dénonce davantage et l'on dit, trop souvent! que la pleurésie a amené à sa suite la tuberculose.

Or, tout cela n'est que la manifestation secondaire d'une tuberculose déjà existante.

Jusqu'à ce moment, avec ou sans les complications hémorragiques et pleurétiques, la phtisie pulmonaire n'est vraiment qu'à sa phase primitive de lésions nodulaires disséminées ou agglomérées des sommets. C'est la période encore relativement bénigne de la maladie. Et pourvu que le sujet présente une constitution suffisante pour soutenir la lutte, il guérira dans l'immense majorité des cas, s'il est soigné, c'est-à-dire si l'on fait une coupure dans son existence, si on le met à la cure méthodique plus ou moins rigide suivant les cas.

Mais si le sujet ne tient pas compte des avertissements, s'il ne s'arrête pas, s'il continue le surmenage de la vie courante, il a trop de chances de subir l'accident grave de la tuberculose, l'attaque dite pneumonique, qui dans toutes ses formes, bénigne ou grave, semble être produite par une embolie bronchique tuberculeuse ; c'est-à-dire qu'un beau jour, après un surmenage quelconque, un coup de chaleur, voire un refroidissement, le malade, sous l'influence de ce choc qui le met en imminence morbide, prend la graine bacillaire dans un nodule ramolli de son sommet, et, la refoulant dans les bronches, va la greffer dans une région plus ou moins éloignée de son poumon.

L'attaque est grave en général, le malade se met au lit avec un point de côté violent et, avec ou sans crachement de sang, fait une maladie qui ressemble à une pneumonie. C'est une pneumonie, mais une pneumonie tuberculeuse. Et ce qui fait sa gravité, c'est que cette pneumonie, lésion secondaire par rapport à la tuberculose des sommets, se termine le plus souvent par un ramollissement caverneux. On peut en guérir, souvent heureusement, mais cette attaque est toujours très grave, parce que, d'une part, le malade peut rester incurable et, d'autre part, ne guérira, s'il doit guérir, qu'après un séjour au lit prolongé et une cure ultérieure qui peut demander des années.

L'attaque pneumonique secondaire est vraiment la grande cloche d'alarme et trop souvent l'annonce de l'incurabilité.

Or, parole de consolation, il paraît démontré que l'attaque pneumonique ne se produit guère que chez les tuberculeux qui restent en état de surmenage, et que les tuberculeux qui font de la cure de repos sont, à peu près, à coup sûr, à l'abri de cette complication redoutable.

Dans la pratique, il est journalier de constater qu'un grand nombre de phtisiques se présentent au médecin à leur troisième ou quatrième attaque bacillaire, alors qu'eux-mêmes et leurs parents sont convaincus que la maladie est tout à fait à son début. Pseudo-chlorose de la puberté, anémie de la croissance, pleurésies sèches ou avec épanchement, petits infarctus tuberculeux des lobes supérieurs ou de la plèvre interlobaire se sont succédé sous une étiquette quelconque, et ce n'est que la grande pneumonie qui leur a ouvert les yeux!

La conclusion de tout cela, c'est qu'il faut soigner la tuberculose pulmonaire aussitôt qu'on la découvre, et qu'il ne faut pas jouer avec ses premiers avertissements.

CHAPITRE IV

LA MORTALITÉ PAR LA PHTISIE

Depuis qu'il y a des phtisiques sur la terre, si l'on considère que jusqu'à présent chaque malade crache sans précautions où il se trouve, et répand bénévolement la contagion autour de lui ; si l'on considère que très nombreuses sont les causes qui mettent l'homme en état d'infériorité organique, c'est-à-dire hors d'état de résister à la première attaque du bacille, on comprendra que la mortalité causée par cette maladie doit être énorme. La tuberculose pulmonaire est en effet la plus grande plaie de l'humanité.

Pour ne parler que de ce qui se passe en France, on calcule facilement que la phtisie y fait, bon an mal an, 150000 cadavres. Ce chiffre est certainement au-dessous de la vérité, mais il n'en donne pas moins le frisson. Y a-t-il un fléau comparable à celui-là ? Le choléra, la peste, les guerres les plus meurtrières ne sont rien à côté, car toutes ces grandes hécatombes ne sont qu'intermittentes, quand la tuberculose est permanente.

Et de quoi se compose ce tribut formidable ? De tout ce qu'il y a de jeune et de vigoureux dans la nation, car c'est à la fin de l'adolescence, époque où l'homme sort du giron familial, et au commencement de l'âge adulte, que la tuberculose frappe en majorité ceux qui auraient dû vivre. C'est-à-dire que nous sommes atteints à l'âge où le pays fonde sur nous ses espérances.

Toutes ces considérations sont bien faites pour faire frémir ; mais ce qui peut effrayer encore plus, c'est de songer qu'en présence de cette peste qui décime la population, il n'a jamais été ou à peu près tenté d'opposer une digue à son envahissement. Car on peut dire que rien absolument n'a été fait, rien en dehors des efforts de la science médicale pour guérir ceux qui sont déjà frappés. Et si, dans quelques cercles trop restreints, des mesures efficaces ont été prises pour empêcher le phtisique de nuire à son voisin, c'est encore aux médecins seuls qu'on le doit.

Qu'on réfléchisse maintenant au 150 000 tuberculeux sans cesse renouvelés qui répandent chez nous la contagion du 1er janvier au 31 décembre, et l'on verra s'il y a lieu de tenir grand compte de la question de l'hérédité tuberculeuse vraie.

Eh bien, aujourd'hui qu'il est amplement démontré que la tuberculose pulmonaire guérit quand on la soigne à temps, veut-on une parole de consolation en face de ce désastre continu ? La voici.

Il meurt en France 150 000 poitrinaires par an au minimum. D'aucuns disent 170 000, d'aucuns 200 000! Admettons que, sur ce nombre de 150 000, 20 p. 100 soient d'emblée incurables, les uns parce que leur phtisie est dite aiguë et jusqu'à présent hors de notre action thérapeutique ou à peu près, les autres parce qu'ils manquent de la résistance organique suffisante pour soutenir la lutte, il restera néanmoins 120 000 tuberculeux susceptibles de guérison.

Or nous mettons en fait que, si la société était organisée pour soigner à temps et comme il faut ces 120 000 malheureux, elle en guérirait 100 000. Tous les ans, 100 000 individus seraient arrachés à la mort! Et comme, en même temps qu'on les guérirait, on les empêcherait de contagionner leurs semblables, le chiffre de la morbidité diminuerait sensiblement. Ce serait l'acheminement non pas vers l'extinction de la tuberculose, hélas! mais bien vers la réduction de la phtisie à l'état de maladie endémique ordinaire. Et l'on finirait par voir que, parmi les maladies dites chroniques, la tuberculose est l'une des plus curables.

Évidemment le traitement à installer en vue de la guérison du phtisique n'est qu'un pis-aller. Et le rêve serait d'empêcher la phtisie de se développer, ou mieux de poursuivre l'extinction de cette maladie, sinon au moins son atténuation, tout comme on l'a fait déjà pour tant d'autres maladies épidémiques.

Nous venons de parler d'un des éléments de ce traitement préventif, c'est-à-dire la destruction des produits bacillifères constitués surtout par les crachats. C'est un petit moyen évidemment que de diminuer l'immensité de la contagion.

Le grand moyen, radical celui-là, mais un peu utopique, serait de mettre l'homme dans des conditions d'hygiène qui lui permettraient de lutter d'emblée contre les attaques de la maladie. Grande question sociale dont on peut entrevoir la solution pour l'avenir, mais dont l'évolution ne saurait être que bien longue. Il faudrait, en effet, pour que l'homme fût invulnérable, qu'il vînt au monde indemne de toute tare héréditaire qui en fait un candidat à la tuberculose; il faudrait qu'il fût élevé dans des conditions capables de lui conserver sa résistance organique originelle; il faudrait qu'aucune des maladies encore inévitables ne vînt tout à coup le mettre en infériorité vitale; il faudrait surtout qu'à l'adolescence et à l'âge adulte il sût et voulût vivre d'une vie hygiénique exempte de tous les excès; il faudrait enfin que la misère, sans distinction de cause, fût bannie de ce monde.

En attendant que tous ces rêves soient exaucés en plus ou en moins, le mieux est encore de soigner tous les tuberculeux qui ont le malheur d'être tuberculeux.

CHAPITRE V

CURABILITÉ DE LA PHTISIE

D'une façon générale, la phtisie était considérée comme une maladie incurable, ce qui n'empêchait pas certains phtisiques de guérir, et fort bien guérir, envers et contre tous. De tout temps et partout, on a connu tel ou tel individu qui, déclaré poitrinaire à une certaine époque, n'en vivait pas moins en fort bonne santé vingt, trente et cinquante ans plus tard. On disait de ces individus, qu'autrefois, ils avaient craché leurs poumons; que, finalement, ils n'avaient plus qu'un poumon. C'étaient des guérisons miraculeuses. Les malins prétendaient, il est vrai, que ce n'était pas possible, et que rien ne prouvait que les médecins ne s'étaient pas trompés !

Or ces guérisons miraculeuses tenaient tout simplement à ceci, que ces individus avaient une constitution robuste et que, mieux conseillés en général, ils avaient quitté la vie active pour la vie à la campagne au repos et au grand air. La bonne hygiène, leur bonne constitution originelle, et parfois les soins médicaux leur avaient permis de lutter avec succès contre les bacilles.

De tous ces survivants de la bataille, les uns étaient et sont encore, car l'histoire d'hier est celle d'aujourd'hui, complètement guéris, n'ayant plus que le souvenir de leur ancienne maladie; les autres conservent de la gêne respiratoire, d'autres toussent toute leur vie, soit qu'ils portent une caverne bien enkystée, soit qu'ils vivent en bonne intelligence avec des lésions bacillaires torpides, soit qu'ils conservent de leur tuberculose antérieure des adhérences pleurales étendues, de l'emphysème pulmonaire, etc.

Guéris complètement, ou simplement invalides de la tuberculose, ils passent pour vivre avec un poumon.

Voilà ce que l'observation populaire a bien et dûment établi. En somme, la phtisie guérit donc de temps en temps.

A ceux qui prétendent que, la plupart du temps, il s'agissait d'erreurs de diagnostic, les autopsies dans les hospices de vieillards ont répondu depuis longtemps. Rien n'est plus commun que de trouver, chez des sujets morts de tout ce dont meurent les vieilles gens, les vestiges d'une ancienne tuberculose dans les poumons. Tantôt ce sont des cicatrices criblées de petits tubercules enkystés; tantôt ce sont de gros tubercules caséeux enfouis dans une épaisse coque fibreuse; tantôt des ca-

vernes autrefois tuberculeuses et devenues purement fibro-muqueuses.

Il faut en conclure que non seulement la phtisie peut guérir, mais encore qu'elle est capable
de guérir toute seule. Car nombre de ces vieillards, trouvés tuberculeux guéris à leur autopsie,
n'avaient jamais su qu'ils avaient été phtisiques
à une certaine époque; et leur condition sociale
ne laisse guère à supposer qu'ils aient jamais
suivi un traitement bien particulier pour cette
maladie.

C'est qu'en effet la tuberculose est une affection
qui, dans ses formes aiguës, s'arrête quelquefois,
ce qui permet alors au malade de devenir un
tuberculeux chronique.

C'est une affection qui, dans ses formes chroniques, guérit souvent toute seule. Que de gens
de constitution suffisamment robuste ont subi
une attaque de tuberculose qui n'a jamais été
diagnostiquée, jamais traitée avec son étiquette !
Qu'on interroge les jeunes gens qui viennent se
soumettre à la cure d'air pour une lésion déjà bien
sérieuse, et bien des fois on recueillera l'histoire
suivante : « Il y a deux, trois, quatre ans..., j'ai
d'abord été malade. Je toussais, je maigrissais, je
ne mangeais plus ; le médecin m'a dit d'aller guérir
mon rhume à la campagne. J'y suis resté trois
mois à ne rien faire, et j'en suis revenu guéri. J'ai
repris mes occupations, et l'an dernier je me suis
mis à tousser de nouveau. »

Et c'est là de la tuberculose qui a guéri toute seule, par le seul fait que ces malades sont allés se mettre « aux champs » pendant quelques mois. Seulement, ils n'ont acquis qu'une guérison apparente, parce qu'ils se sont soignés trop peu de temps. Si le médecin leur avait dit que leur rhume était bel et bien une attaque de tuberculose et que, pour s'en guérir totalement, il leur fallait dix-huit mois ou deux ans de repos à la campagne, ils n'auraient jamais eu de rechute, vraisemblablement.

La tuberculose enfin dans ses formes chroniques devrait guérir le plus souvent si elle était diagnostiquée tout de suite, et si le patient était soigné comme il doit l'être.

C'est là ce qu'ont démontré les médecins qui dirigent les stations où l'on soigne vraiment les tuberculeux comme il faut les soigner.

Comme, en somme, nombre de phtisiques sont en situation leur permettant de faire des sacrifices pour se guérir, la première chose à faire est de dépister la maladie sitôt que possible. Nous allons causer quelque peu de la nécessité et de la possibilité de ce diagnostic précoce.

CHAPITRE VI

NÉCESSITÉ DU DIAGNOSTIC PRÉCOCE
DE LA PHTISIE

On soigne les phtisiques à toutes les périodes
de leur maladie, bien entendu ; mais, d'après ce
qui précède, il saute aux yeux que l'on aura d'autant plus de chances d'obtenir un bon résultat
que l'on mettra en traitement les malades à une
période moins avancée de l'affection. Aussi est-il
de toute nécessité de savoir dépister dès son début la tuberculose pulmonaire.

Il faut donc un diagnostic précoce du médecin,
pour que ce dernier puisse imposer d'autorité, si
l'on veut bien l'écouter, un traitement non moins
précoce.

Inutile de parler des cas où les lésions pulmonaires sont assez développées, où l'état général
du sujet est assez altéré pour que la nature probable de l'affection s'impose, même à l'entourage
du patient, lequel, au surplus, se reconnaît lui-
même malade.

Mais, dans les phases moins avancées, c'est une tout autre affaire.

Parlons d'abord des cas où il s'agit d'un sujet accidentellement fébrile, qui se met au lit pour une attaque pulmonaire que, suivant les circonstances, on décore du nom de rhume, de bronchite, de congestion, de broncho-pneumonie, de pleuro-pneumonie, etc., et qu'en plus on mettra sur le compte d'un chaud et froid ou d'une grippe.

Il faut d'abord poser en principe que tout rhume unilatéral, toute bronchite d'un seul côté doivent être suspectés ; et si ces affections sont limitées aux sommets, la suspicion s'accroît du simple au double. De même, toute bronchite bilatérale des sommets mérite attention particulière.

Que ce soit bronchite, congestion, broncho-pneumonie, il y a urgence de rechercher les bacilles dans les crachats. Si ces derniers sont très abondants, un examen négatif n'a aucune valeur, et il faut attendre que l'expectoration soit très réduite, concrète, pour les y chercher à nouveau. Dès que le malade paraît tiré des grands accidents, que la fièvre est tombée, que la convalescence s'établit, si l'on n'a point trouvé les bacilles, il faut ne pas se déclarer encore satisfait, mais bien pratiquer un examen approfondi des sommets pulmonaires.

S'ils sont sains, c'est parfait, et l'on sera autorisé à mettre l'une des étiquettes précédentes sur l'affection. Mais, si le moindre doute subsiste sur leur intégrité ; s'il y persiste le moindre reliquat de bruit adventice ; si la pression du doigt y réveille un point douloureux fixe : si, en explorant les espaces sus-claviculaires, on y découvre, roulant sous le doigt comme des grains de plomb, quelques petits ganglions lymphatiques hypertrophiés, il faut, en dépit de toutes les apparences, maintenir absolument ses réserves, et soigner le patient comme s'il était bel et bien un tuberculeux avéré.

S'il s'agit d'un malade ambulant, vivant à peu près comme tout le monde, et c'est le cas le plus fréquent, ce malade se plaint et demande l'avis du médecin parce qu'il présente naturellement les signes rationnels de la tuberculose. Il est clair que s'il tousse franchement, s'il expectore, s'il a au sommet du poumon des bruits anormaux, le diagnostic s'impose, surtout avec un examen microscopique des crachats. Mais, sous prétexte qu'on n'y trouve pas de bacilles, il ne faut pas rejeter l'idée de la tuberculose, car, neuf fois sur dix pour le moins, les lésions des sommets sont de nature bacillaire. Les autres causes possibles en sont trop rares, bien qu'au surplus il faille toujours y songer.

Si le sujet n'expectore point, on se trouve trop souvent en présence d'un malade qui avale ses mucosités au lieu de les rejeter au dehors ; et trop souvent aussi malade et parents vous diront que, puisqu'il n'y a pas d'expectoration, c'est qu'il ne s'agit pas de la maladie, trop heureux de se donner encore cette illusion.

Mais s'il y a dans les sommets le moindre bruit humide, il est inadmissible que toute expectoration soit absente, et, si le médecin insiste sur ce point, on lui montrera le lendemain ou le surlendemain un crachat quelconque qui aura été rendu dans la matinée. Il aura suffi de cette insistance pour transformer en tuberculose ouverte une tuberculose fermée. Et alors la preuve sera faite, et peut-être patient et parents seront convaincus.

Mais tout cela n'est qu'un jeu pour le médecin.

La difficulté commence lorsqu'on est en présence d'un sujet comme le précédent, le plus souvent un enfant, un adolescent, pour qui l'on s'inquiète de certains phénomènes anormaux n'ayant pas grande valeur, chacun en particulier, mais dont l'ensemble constitue les signes rationnels du début de la phtisie ; on ausculte, on ne trouve rien, ou si peu de chose que c'est douteux, que l'on ne saurait tabler sur si peu pour affirmer la bacillose.

Il faut alors poser en principe que, malgré tout, il suffit qu'on ait pensé à la phtisie pour qu'elle doive exister, et il faut chercher davantage.

On classera bien tout d'abord les quelques nuances observées dans l'examen des sommets, en avant et en arrière, d'un côté à l'autre, puis on cherchera les points douloureux à la pression du doigt sur et sous les clavicules, dans les fosses sus-épineuses ; on cherchera le petit grain de plomb roulant sous le doigt dans la profondeur des espaces sus-claviculaires, et, si l'on trouve, on se croira en toute conscience autorisé à dénoncer la phtisie au début.

Un dernier renseignement viendra bien souvent lever les derniers doutes. On laissera le sujet marcher, agir comme si de rien n'était ; vers 3 ou 4 heures du soir, on lui prendra sa température buccale, et, si le thermomètre marque 37°,3 ou 37°,5 deux ou trois jours de suite dans les mêmes conditions, alors on pourra confirmer son diagnostic de la veille. Car il suffit qu'un tuberculeux, même au début, soit un peu surmené pour que sa température s'élève, au moins pendant une heure ou deux.

Et si, dans l'entourage du malade, on trouve ce diagnostic bien prématuré, bien subtil ; si l'on ne veut pas tenir compte de cet avertissement, que le médecin soit tranquille, car il y a neuf chances sur dix pour que, quelques mois plus tard, une attaque de tuberculose franche vienne établir la justesse de son pronostic.

Les conséquences d'un diagnostic précoce sont de premier ordre.

Il est clair que si les tuberculoses pulmonaires étaient dépistées à la période plutôt délicate dont nous venons de parler, et si malade et surtout familles s'inclinaient devant le jugement du médecin, les choses seraient bien simplifiées. En quelques mois de repos, de vie animale au grand air, on remettrait sur pied les huit dixièmes des tuberculeux au début, étant admis que les deux autres dixièmes, évaluation très exagérée d'ailleurs, disparaîtraient quand même dans un délai quelconque parce qu'ils ne présentent pas une constitution suffisante pour la lutte, et de par leur origine sont des proies fatales de la grande faucheuse.

Et, une fois remis sur pied, ces tuberculeux, en belle guérison au moins apparente, n'auront plus qu'à se souvenir qu'ils ont été touchés une fois, et, bien avertis, suivront une hygiène qui devra les mettre à l'abri de toute rechute.

Nous n'avons donné comme éléments de diagnostic précoce que les moyens d'investigation à la portée de tous les médecins. Mais il existe en outre des moyens d'investigation très en honneur depuis quelques années et qui certainement rendent de grands services dans beaucoup de cas :

La radioscopie, qui ne saurait d'ailleurs déceler dans les sommets des lésions assez ténues pour que l'oreille ne les découvre point;

Puis la tuberculinisation avec ses méthodes variées : injections sous-cutanées, cuti-réaction, ophtalmo-réaction.

Malheureusement tous les médecins n'ont pas à leur disposition un laboratoire de radioscopie, et, si l'on peut disposer assez facilement de la tuberculinisation, il n'est pas démontré d'une part que ce moyen d'investigation soit infaillible, et d'autre part qu'il soit toujours inoffensif.

Nous pensons en somme que le médecin peut

toujours faire le diagnostic précoce de la tuberculose en s'appuyant simplement sur ces trois
procédés d'investigation, à la portée de tous, qui
sont :

1º L'ensemble des signes rationnels ;

2º L'ensemble des signes locaux ;

3º L'examen microscopique des crachats.

DEUXIÈME PARTIE

LE TRAITEMENT RATIONNEL DE LA PHTISIE

CHAPITRE PREMIER

LES BASES DU TRAITEMENT RATIONNEL DE LA PHTISIE

Tous les traitements institués de temps immémorial dans le but de guérir la phtisie se rangent sous deux chefs : le traitement médicamenteux et le traitement hygiénique.

On peut dire qu'on a donné de tout temps aux phtisiques les médicaments les plus variés et les plus invraisemblables, que la médication fût dirigée scientifiquement ou par le plus pur empirisme populaire, sans compter l'élément superstitieux qui s'y mêlait souvent. On peut dire aussi que tout ce qui peut être décoré du nom de remède y a passé, que ce fût drogue à prendre ou à se mettre sur la peau. Ce qui prouve malheureusement, avec la dernière évidence, que jamais on n'a eu en main un remède sûr.

De tout temps aussi, les médecins les plus avisés joignaient à cela des principes d'hygiène excellents. Et de temps en temps un phtisique guérissait.

Lorsque le bacille de Koch, regardé comme l'agent actif de la tuberculose, fut découvert il y a trente ans, les expériences démontrèrent qu'une foule de procédés chimiques et physiques tuaient *in vitro* ledit bacille ou atténuaient fortement sa puissance de reproduction. Et ce fut alors comme un débordement de médications qui toutes avaient la prétention d'aller dans les tissus de l'homme tuer le bacillle de Koch ou atténuer son action malfaisante. Mais tout cela fut bien vite abandonné pour cette raison fort simple que les agents capables de tuer le microbe au laboratoire à une dose, ou mieux à un titre de solution donné, auraient d'abord détruit les tissus de l'homme si on les eût administrés au même degré de concentration.

De tout cela, qu'est-il resté? Une drogue regardée jusqu'à un certain point comme antibacillaire, la créosote et ses dérivés. On les administre par l'estomac, par le poumon, par le rectum, en frictions sur et en injections sous la peau. C'est encore là comme disent nos maîtres en clinique, ce qu'on a trouvé de mieux et de moins mauvais.

Il faut constater que les opinions sont fort partagées sur l'action de la créosote et de ses dérivés. Les uns persistent à lui attribuer une action spécifique contre le bacille ; les autres la regardant comme un simple agent de médication générale et locale, contribuant d'une part à relever l'économie à l'instar des médicaments dits dynamiques ou excitants des fonctions digestives, et d'autre part à modifier les sécrétions des bronches.

Il faut constater aussi que, si la créosote avait une action vraiment antibacillaire, c'est dans les formes de tuberculose à bacillose active aiguë ou subaiguë, plus ou moins fébriles, que, théoriquement, elle devrait faire merveille. Et c'est justement dans ces formes qu'on recommande en général de ne pas l'employer.

A côté de ce médicament à réputation spécifique, se placent les agents dits toniques modificateurs de l'état général. C'est encore l'arsenic et l'huile de foie de morue qui tiennent la tête de la série.

Ces dernières années, la chimie a produit des composés arsenicaux, la série des cacodylates, beaucoup moins toxiques, beaucoup plus maniables que les sels d'arsenic d'autrefois. Sous les noms les plus variés, on les emploie à l'intérieur ou en injections sous la peau. Comme les arsenicaux d'autrefois, ils agissent, plus rapidement peut-être, comme agents de relèvement organique passager, mais ils n'ont point donné la preuve de leur action antituberculeuse.

Pour les phosphates, même évolution. Comme il n'était pas démontré que l'organisme de l'homme absorbait les simples composés phosphatiques minéraux employés jadis, de nouveaux produits organiques ont paru, glycéro-phosphates variés, qui jouissent plus ou moins de la faculté de relever passagèrement un organisme abattu, comme les nouveaux arsenicaux. Enfin, pour les rendre plus assimilables encore, on a essayé de donner les phosphates à l'état vivant, pour ainsi dire, en prescrivant certaines parties constituantes des grains de céréales, incontestablement plus riches en phosphore.

Tout cela rentre, jusqu'à nouvel ordre, dans la classe des médications toniques, si l'on veut, mais nullement antituberculeuses. Et la plupart du temps cela semble agir comme d'excellents féculents qui changent les malades du macaroni, des pommes de terre et du pain.

Nous reviendrons plus loin sur l'huile de foie de morue.

Un autre médicament qui a toujours eu sa valeur est aussi revenu sous des formes diverses à une nouvelle célébrité. C'est le tanin. Il est hors de doute que nombre de phtisiques à tendance fibreuse, destinés, avec une hygiène convenable, à vivre soixante ans phtisiques, semblent fort bien se trouver de l'ingestion plus ou moins continue du tanin. Mais la question est de tolérer cette drogue à haute dose, et trop souvent les tuberculeux qui la supportent à peu près paraissent n'en retirer aucun bénéfice sérieux.

Nous croyons bien inutile de citer la quantité incommensurable de drogues ou de médications qui voient le jour tous les jours de l'année et qui ont le don de guérir les tuberculeux pendant six mois ou un an ; après quoi elles vont retrouver les vieilles loques d'antan. Jamais certes on n'avait autant dit que depuis vingt ans : « Dépêchez-vous de prendre cette drogue pendant qu'elle guérit. »

Voilà où nous en sommes à peu près du traitement médicamenteux de la phtisie.

Mais les travaux de laboratoire qui ont suivi la découverte du bacille de Koch ont tenté de faire pour la tuberculose ce que la science pasteurienne a si bien fait pour une série d'autres maladies de l'homme et des animaux. Ce qu'on poursuit surtout de tous côtés, c'est la recherche des vaccins préventifs et curatifs des maladies infectieuses. Et la découverte du sérum antidiphtérique doit nous donner confiance dans l'avenir. Peut-être sommes-nous à la veille de la découverte du sérum antibacillaire ou de quelque chose d'analogue. Cette découverte, l'humanité doit l'appeler de tous ses vœux.

Étant donné que les agents médicamenteux capables de tuer les bacilles de Koch ne peuvent être employés à des états de concentration suffisante pour obtenir ce résultat sans nuire à nos tissus, il y a lieu de mettre son espoir dans la médication des sérums et des vaccins. Car il ne s'agit plus de tuer les bacilles par un agent chimique, mais bien de les rendre inoffensifs et inaptes à la repullulation, en injectant dans le sang de l'homme des liquides organiques qui font de ce sang un milieu impropre à la culture de ces microorganismes.

Il ne faudrait pas, quand on parle de ces grandes découvertes à venir, hausser les épaules et demeurer trop sceptique, en arguant des tentatives précédentes pour arriver à la vaccination antibacillaire.

Il est vrai que les inoculations de Koch, il y a plus de vingt ans, ont été bien souvent néfastes. Mais son liquide était un réactif de la tuberculose et non pas probablement un agent curatif. Il en est resté cependant une application utile, pour le diagnostic de la tuberculose chez certains animaux domestiques, et plus récemment chez l'homme, comme nous l'avons vu plus haut.

De tous côtés on est à la poursuite de la fameuse panacée, et nous avons la ferme conviction que l'on arrivera. Mais, d'ici là, nous en sommes réduits à employer contre la phtisie ce qu'il a de moins mauvais comme agents médicamenteux.

Ce n'est pas d'aujourd'hui que les médecins joignent à ces médications variées des conseils d'hygiène plus ou moins bien comprise. Dans Hippocrate, on les trouve tout au long.

Cela se bornait en général à prescrire aux gens fortunés d'aller habiter un climat doux et égal, loin des villes, aux champs ou au fond des bois, le plus souvent dans le Midi. La notion de rhume, de bronchite chronique dominant les idées régnantes, on recommandait les pays chauds, tout comme on prescrivait à un enrhumé vulgaire de se tenir chaud à la chambre. Le phtisique s'en allait l'hiver au pays du soleil, sortait sous le ciel bleu, et, l'astre bienfaisant disparu, rentrait se calfeutrer chez lui. Heureux ceux qui, le repos aidant, n'ayant point de fièvre, se nourrissaient abondamment. Il en guérissait quelques-uns. Mais la plupart perdaient en été ce qu'ils pouvaient avoir gagné l'hiver, et s'éteignaient après quelques voyages annuels dans ces régions du Midi. Sans compter le grand nombre de ceux qui, entraînés par les plaisirs qu'offrent ces grandes cités méridionales, mouraient plus vite qu'ils ne l'eussent fait ailleurs.

Nous avons l'air de parler d'autrefois, mais aujourd'hui encore il en est trop souvent ainsi. Quand on est un malade riche, on va passer ses hivers dans le Midi ; l'été on revient dans ses terres, on chasse, on court à cheval et en voiture, etc. Quand on a ainsi passé un nombre d'années variable, on meurt là ou là-bas. Et personne ne s'en étonne, car c'est tellement dans les croyances ! « Un tel est mort, dit-on; c'est vrai, il y avait plusieurs années qu'il allait tous les hivers dans le Midi ! »

Mais, depuis quelques années, il est assez fréquent qu'après quelques-uns de ces voyages au pays du soleil, voyant que l'on ne va pas mieux, on se décide à aller dans un de ces établissements spéciaux où l'on soigne méthodiquement la phtisie. Mais trop souvent il est trop tard.

Il ne faudrait pas conclure de cela que tous les malades qui vont hiverner dans le Midi meurent fatalement. C'est, heureusement, une règle qui a de nombreuses exceptions.

Mais il ne suffit pas d'aller voir le ciel bleu quand il fait de la brume ailleurs; il ne suffit pas de se chauffer au grand soleil du Midi quand on gèle dans le Nord, pour tuer ses bacilles. Pour se guérir de la tuberculose, il faut faire quelque chose, il y a une lutte à soutenir.

Sur quoi repose donc le traitement de la phtisie pulmonaire? Le voici.

Tout d'abord la théorie des causes de la maladie nous apprend que l'on devient tuberculeux parce que l'on tombe en déchéance organique, parce que l'on devient un terrain favorable à la culture du bacille de Koch, en perdant ses moyens naturels de défense contre l'attaque de cet ennemi qui nous guette sans cesse.

Partant de là, théoriquement aussi, tant que nous n'aurons pas de médication spécifique, il faut, puisque nous devenons tuberculeux par affaiblissement, par usure, il faut, comme on dit vulgairement, faire machine en arrière, tant qu'il est en notre pouvoir; il faut relever notre organisme déchu. Tout ce dont nous disposons comme agents hygiéniques, comme agents thérapeutiques ayant fait leurs preuves pour régénérer l'organisme humain, doit être employé dans ce but. Et, s'il en est encore temps, si la tuberculose pulmonaire est à l'état de lésion localisée; si, en outre, l'organisme touché conserve assez de ressort pour répondre à l'action de ces agents curateurs, le succès viendra couronner les efforts.

Tout cela, c'est de la théorie. Mais que nous apprend l'expérience?

Les guérisons réputées miraculeuses de certains phtisiques, que tout le monde connaît, par quel moyen ont-elles été obtenues?

Ici c'est un jeune homme ayant une situation à la ville; il s'est épuisé soit par le travail, soit par les excès de toute nature: il est devenu phtisique. Il a trouvé un médecin qui a fait de lui un campagnard, au moins pour quelque temps.

Là, c'est un commerçant qui, atteint de tuberculose, a quitté du jour au lendemain la ville et ses affaires et est allé manger ses quelques rentes dans un trou de campagne quelconque.

Et ces exilés volontaires y ont mis le temps, mais ils se sont guéris.

Au fond, qu'ont-ils fait? Ils ont quitté l'hygiène déplorable des villes, leur atmosphère empestée, les plaisirs et les fatigues, le souci des affaires. Ils ont échangé tout cela contre du repos, de l'air constamment pur, leur assimilation s'est refaite, ils ont engraissé, ils sont devenus plus forts que les bacilles qui les rongeaient; ils ont rétabli leur équilibre organique et, par suite, leurs moyens de défense naturelle. Ils ont lutté et sont restés vainqueurs. Ils ont pris ou non des médicaments. Jadis, c'était l'huile de foie de morue qui était en honneur. Heureux ceux qui pouvaient la supporter à haute dose ! C'était le meilleur auxiliaire de l'hygiène nouvelle qu'ils suivaient. Car c'est l'hygiène qui les a guéris, et c'est leur exemple qu'il faut suivre.

Mais alors, dira-t-on, si, par des méthodes aussi simples, nombre de tuberculeux se guérissent, il paraît non moins simple d'employer lesdites méthodes dans tous les cas?

En principe, évidemment ; mais, en pratique, c'est autre chose.

Le monde est ainsi fait que la tuberculose, cette maladie de misère, n'est guère curable que chez les heureux de la terre, les riches. Car, pour rompre d'un seul coup avec toute son existence antérieure, il faut avoir les moyens de le faire. Et si la charité privée ou officielle soutient et prolonge l'existence du phtisique pauvre, il est bien rare qu'elle arrive à le guérir.

Et puis il ne faut pas croire que tous les phtisiques se présentent dans les mêmes conditions vis-à-vis du traitement qui tout d'abord leur semble applicable. On peut les ranger en diverses catégories.

Il y a des tuberculeux qui guérissent tout seuls, sans soins particuliers ou à peu près, sans même avoir soupçonné qu'ils l'ont été. Ces malades-là représentent le mauvais terrain sur lequel est tombée une graine qui a mal germé. Croit-on, par exemple, comme nous l'avons dit plus haut, que la plupart des misérables vieux à l'autopsie desquels on trouve des tuberculoses locales enkystées se sont jamais connus phtisiques et se sont jamais beaucoup soignés pour cela? Le bacille n'a pas pris sur leur organisme. Voilà tout.

Qu'on ne croie pas surtout que les succès obtenus si nombreux par le traitement hygiénique de la phtisie tiennent à ce que, parmi les malades traités, il y a beaucoup de sujets de la catégorie précédente. Ce serait une grosse erreur.

Il y a des tuberculeux qui ne guériront jamais, même reconnus, avertis et mis au traitement dès le début de leur affection. C'est qu'ils n'ont pas, comme on dit vulgairement, l'étoffe pour résister. Leur tuberculose est une résultante, une fin à laquelle contribuent tant de causes si puissantes qu'il est impossible à leur organisme de remonter le courant fatal. On prolongera leur existence, on reculera l'heure de la chute, mais c'est tout.

Il y a des tuberculeux qui, reconnus, avertis et mis en traitement en temps voulu, guériront presque toujours. Ce devrait être là l'immense majorité. C'est encore tout le contraire.

Il y a des tuberculeux qui souvent ont fait partie de la catégorie qui précède, mais qui en sont sortis. Chez ceux-là, faute de direction, de soins, de moyens, de bonne volonté trop souvent, les lésions sont tellement avancées, l'état général est devenu tellement mauvais, qu'il n'y a plus possibilité de revenir en arrière et de soutenir la lutte.

Il y a enfin des tuberculeux qui, avec des lésions sérieuses, ont conservé un état général relativement bon, parfois excellent. Ils ne guériront pas souvent : mais, soumis au traitement rationnel, ils peuvent arriver à prolonger indéfiniment leur vie, à obtenir une guérison relative compatible avec l'existence, soit qu'ils conservent indéfiniment leurs bacilles tenus en respect, soit que, débarrassés enfin de leurs parasites, ils gardent néanmoins des lésions pulmonaires devenues vulgaires, mais parfaitement incurables. Ces derniers contribueront à former la catégorie des infirmes, des invalides de la tuberculose.

Étant admis naturellement que toutes les chances de guérison sont pour les malades de la troisième catégorie, chaque fois que le médecin trouve un tuberculeux au début dont la constitution originelle peut donner bon espoir, chez lequel tout n'est pas perdu comme état général, ou bien un tuberculeux à lésion localisée plus ou moins étendue, tuberculeux qu'il peut considérer comme simplement améliorable en considération du peu de déchéance de son état général, que doit-il faire ?

Il doit préparer son malade au traitement rationnel de la phtisie.

Tout d'abord il doit l'avertir, lui et son entourage, que la maladie est la tuberculose ; que, pour le moment, c'est peu de chose, mais que plus tard, bientôt, ce sera la phtisie, et que, s'il se soigne tout de suite, il a toutes chances de guérir, tandis que s'il se fie à sa plus ou moins belle santé apparente, il mourra presque sûrement. Pour amener la conviction chez son client, le médecin doit employer tous les moyens de persuasion connus, il doit être éloquent. Il doit, s'il y a résistance, appeler un confrère, plusieurs confrères à son aide. Il doit démontrer sa maladie au patient; il doit, s'il y a expectoration, lui montrer le corps du délit, c'est-à-dire ses bacilles.

Il doit lutter contre le préjugé terrible des familles qui veut qu'on tienne le tuberculeux dans une sainte ignorance de son mal.

Il doit imposer le traitement immédiat, car les semaines de retard dans les décisions à prendre se comptent ensuite par des mois de traitement.

Il doit enfin, tout en avertissant le malade, relever son moral, en lui démontrant que là est le vrai moyen d'arriver à la guérison, guérison qu'il obtiendra sûrement, s'il le veut.

Cette conduite énergique, le médecin doit la tenir invariablement pour les raisons suivantes.

D'abord, il sauve son malade, s'il y a lieu de le sauver. Considération à elle seule suffisante.

Ensuite il se met à l'abri des reproches terribles qu'on pourrait lui faire ultérieurement, et à juste raison. C'est une question de responsabilité médicale à laquelle il n'a pas le droit de se soustraire.

Que de fois, à l'arrivée d'un malade plus ou moins compromis qui vient se mettre à la cure rationnelle, nous recueillons l'histoire navrante qui suit, et toujours la même. C'est une mère, c'est un père qui parle : « Monsieur, il y a six mois, il y a un an... que mon fils est tombé malade. Il toussait un peu, ne crachait presque jamais, mais il dépérissait à vue d'œil. Notre médecin ordinaire n'avait pas l'air de s'en préoccuper : « Mais enfin, docteur, lui disions-nous, ce n'est pas naturel, cet enfant couve quelque chose de grave. Et notre médecin nous répondait que c'était un rhume, un peu de bronchite, que ça se passerait, qu'il fallait le faire reposer de ses études, le distraire, lui donner de l'exercice, etc. Enfin des amis nous ont envoyés consulter le Dr X.., qui nous a dit que notre fils était tuberculeux, et que sa seule chance de guérir était de venir au sanatorium. Ah ! si notre médecin nous l'avait dit tout de suite, notre pauvre enfant n'en serait pas où il en est ! Etc. »

D'autres ont vu deux, trois médecins de leur quartier ou de leur ville, et ce n'est que le Dr Z... qui leur a dit de quoi il s'agissait.

Et ces braves gens ont raison de porter accusation contre le Dr X... ou Y..., car si, au lieu de les bercer de douces illusions, il leur avait posé nettement la question de vie ou de mort, leur fils n'en serait probablement pas où il en est.

Trop souvent ce n'est pas le médecin qui a ce reproche à subir ; c'est la famille qui doit se le faire à elle-même, mais trop tard. Ils avaient des oreilles, et ils n'ont pas voulu entendre.

C'est donc un devoir absolu qu'a le médecin de diagnostiquer la tuberculose et de la déclarer à son client quand celui-ci est curable ou susceptible d'une amélioration qui équivaut à une guérison relative. Et ce devoir est d'autant plus grand que le diagnostic de la tuberculose est quatre-vingt-dix-neuf fois sur cent des plus faciles aujourd'hui, grâce à l'examen microscopique des crachats. De sorte que, même dans le doute et en l'absence de bacilles dans l'expectoration, il doit, si la tuberculose est la seule affection pouvant expliquer l'état du malade, lui exposer ses craintes et lui imposer le traitement au moins d'une façon provisoire.

Il est bien évident, comme corollaire de tout ce qui précède, qu'en présence d'un tuberculeux ne présentant aucune chance de guérison ou d'amélioration sérieuse, d'un phtisique condamné à mort à échéance plus ou moins prochaine, le médecin a le devoir de cacher au patient, s'il l'ignore encore, sa triste situation. La phtisie étant la maladie des illusions jusqu'au bout, nous devons, avec un soin jaloux, entretenir cette quiétude d'esprit que certains malades ont le bonheur de conserver jusqu'à la fin.

Il ne faut pas oublier aussi que le médecin se trouvera quelquefois en face de certains tuberculeux parfaitement curables qui, ayant les moyens de se soigner, refusent absolument de se soumettre au traitement rationnel. Il y a là un état d'esprit, heureusement rare, contre lequel il n'y a rien à faire. C'est la théorie de la vie courte et bonne ; c'est le suicide raisonné.

Dans ces cas-là, le médecin fait son devoir en s'efforçant de ramener la brebis égarée. Qu'il fasse comme Pilate.

Bien plus triste est le crève-cœur du médecin lorsqu'il est en présence d'un tuberculeux curable, mais qui n'a pas les moyens de se soigner. Il y a là une question de tact. Il faut s'enquérir de l'état social du malade avant de lui déclarer sa maladie. La situation est déplorable, mais qu'y faire ?

Il est vrai que depuis quelques années on a créé, même en France, un certain nombre de sanatoriums dits populaires, établissements demi-payants en général, où l'on peut quelquefois faire admettre un phtisique miséreux. Mais c'est là une faible atténuation, en présence du nombre considérable de tuberculeux curables qui mériteraient d'être soignés.

Voyons maintenant, après tous ces préliminaires, en quoi consiste le traitement rationnel de la phtisie.

TRAITEMENT RATIONNEL DE LA PHTISIE PULMONAIRE

Les éléments principaux de ce traitement purement hygiénique sont au nombre de trois :

1° Vivre dans un air constamment pur, jour et nuit ;

2° Supprimer toute fatigue intellectuelle et corporelle ;

3° Prendre une alimentation saine et abondante.

C'est fort simple, dira-t-on, et, pourvu qu'ils aient le moyen de le faire, tous les tuberculeux devraient se guérir ou vivre indéfiniment.

Pas si simple que cela, comme nous le verrons plus tard. Mais nous allons prendre en détail chacun des termes de cette triade thérapeutique.

I. — La cure d'air.

En quoi consiste cette aération continue diurne et nocturne, cette cure d'air, comme on l'appelle dans les établissements spéciaux ?

Il est démontré que l'exhalation pulmonaire

est un des procédés employés par l'économie pour rejeter au dehors une quantité énorme de principes toxiques pour l'homme lui-même.

L'individu qui vit une journée dans un local plus ou moins clos corrompt rapidement l'air qui y est contenu, et bientôt il respire ce qu'il a déjà expiré, s'empoisonnant peu à peu avec ses propres produits d'excrétion pulmonaire.

Entrez le matin dans la chambre à coucher la plus vaste et la plus luxueuse, la mieux entretenue, où deux époux ont passé la nuit portes et fenêtres fermées. Ce seront, si l'on veut, les personnes les plus soigneuses de leur corps. Vous serez tout de suite incommodé par l'odeur spéciale dite « de renfermé », odeur un peu putride pour une narine exercée. C'est que l'air est empoisonné, et, ce poison, les époux le respirent dix heures sur vingt-quatre en moyenne.

On objecte qu'ils n'en meurent pas, soit. Mais ce n'en est pas moins nuisible à leur santé, car tout se paie à la longue, et en tout cas des malades ne sauraient y vivre. Pour remonter l'organisme des tuberculeux, il faut autre chose que cet air pourri et ruminé sans cesse.

Avec moins d'intensité dans le jour, parce que les portes s'ouvrent de temps en temps, une pièce où l'on séjourne n'est pas moins infectée, malgré le tirage des cheminées sur lequel on se repose volontiers pour mettre des bourrelets aux ouvertures tout l'hiver.

Le meilleur moyen d'aérer un logement, disait Bouchardat, c'est d'ouvrir les fenêtres. Il est évident que l'hygiène de la construction s'est beaucoup modifiée et que, dans les établissements hospitaliers, on a aujourd'hui des pièces dont l'aération est presque satisfaisante, même avec les fenêtres fermées.

Mais pour jouir d'un air constamment pur et frais, il faudrait vivre dehors. Or notre état de civilisation s'y oppose. Il faut donc employer ce qu'il y a de mieux pour approcher de ce rêve. Il faut vivre dehors tout le jour, et ouvrir sa fenêtre la nuit.

Aussi la cure d'air consiste à demeurer toute la journée dans des locaux largement ouverts, au moins sur une face, et à passer la nuit dans une chambre qui jamais ne soit complètement fermée.

L'installation pour le jour est des plus variables. Une tente, un kiosque, une cabane quelconque, abrités du vent et ouverts en général du côté du soleil, tout est excellent. Par le beau temps, en l'absence de vent, on peut rester complètement dehors sur une chaise de repos quelconque, à l'abri du soleil, soit à l'ombre d'un arbre, soit sous un vaste parasol. S'il pleut ou s'il vente, il faut évidemment avoir un des abris plus fixes mentionnés plus haut.

Comme cette cure doit durer plus ou moins d'heures par jour, suivant les cas, le malade doit être couché sur une chaise longue commode. Il doit être vêtu suivant la saison, et plus ou moins enveloppé de couvertures, comme s'il était couché tout habillé. Il doit avoir des chaussures chaudes le mettant à l'abri du froid aux pieds.

La cure d'air doit se faire à l'ombre. Cette notion est fort importante. Le malade peut être à la rigueur dans une région ensoleillée, mais il doit être garanti absolument, au moins quant à la tête et au tronc, des rayons du soleil. Et encore, si le soleil est un peu chaud en hiver, à plus forte raison toute la belle saison, doit-on fuir la région ensoleillée. L'expérience a démontré que l'action directe des rayons solaires, même en hiver, est nuisible aux malades qui sont immobilisés. Elle peut être également dangereuse lorsqu'ils sont à la promenade. La plupart des tuberculeux sont plus ou moins fébriles ou subfébriles le soir et, pour la moindre cause, leur température s'élève. Dans ces conditions, il est très fréquent de leur trouver de la fièvre lorsqu'ils sont exposés, surtout l'après-midi, aux rayons du soleil. On peut dire qu'un bon procédé pour donner de la fièvre à un tuberculeux qui n'en a pas, et pour l'augmenter chez celui qui en a déjà, consiste à les exposer aux rayons solaires un certain temps.

Dans une foule de stations du Midi, où les malades se conduisent en liberté, suivant leur inspiration et leur caprice, étant naturellement à la recherche du soleil, il est trop fréquent de voir apparaître des accidents congestifs du côté du poumon.

Nous avons pour habitude de dire qu'à la cure d'air le malade doit voir la lumière du soleil, mais ne doit pas être vu par lui.

La cure se fera donc à l'ombre et, quand le tuberculeux se promènera au soleil, il se garantira la tête et les épaules avec un parasol.

Cette cure d'air doit se faire par tous les temps, qu'il pleuve, qu'il neige ou vente, du moment que l'installation du malade lui permet de se garer de la pluie, de la neige et du vent.

Il est clair que, pour la journée passée tout entière au dehors, le malade doit avoir des vêtements variés, adaptés au climat en général et à la saison en particulier.

Nous conseillons la flanelle en permanence sur la peau, été comme hiver. L'hiver, la chemise complète ; l'été, le simple gilet. Les vêtements doivent être amples pour permettre sans gêne la position couchée.

Nous faisons en hiver porter à tous nos malades les sabots dits galoches, avec des chaussons de drap fourrés dits de Strasbourg, boutonnant très haut au-dessus du cou-de-pied. C'est une chaussure à laquelle tout le monde se fait admirablement, très pratique pour la cure, et qui met à l'abri des rhumes si fréquents pendant la mauvaise saison.

En revanche, nous interdisons formellement l'usage des foulards et autres cache-nez qui n'ont d'autre résultat que d'entretenir autour du cou une zone de moiteur absolument nuisible.

Le vêtement que nous recommandons le plus pour l'hiver et la demi-saison est la pèlerine en drap avec ample capuchon.

Voilà pour la journée. Voici pour la nuit, maintenant.

La chambre qu'à quittée le malade au matin doit être ouverte tout le jour. Quand il y rentre pour se coucher, il ferme, ou on ferme quelques instants avant, le temps de se dévêtir.

Le lit doit être situé le plus loin possible de la fenêtre à ouvrir, et il est préférable que le pied du lit soit tourné vers elle.

En se couchant, le malade ouvre sa fenêtre lui-même, ou la fait ouvrir dès qu'il est couché.

Nous recommandons en effet d'ouvrir la fenêtre et non pas d'employer pour aérer la chambre le système des impostes, des vasistas, des volets ajourés, des stores, des verres perforés, etc., de même que nous n'admettons pas qu'on ouvre sa fenêtre en tirant les rideaux par-dessus. Ce sont là demi-mesures ou des quarts de mesure à caractère enfantin et tout à fait insuffisants. La fenêtre doit être ouverte dans toute sa hauteur : c'est le moyen le plus efficace d'obtenir un échange parfait entre l'air du dehors et celui du dedans.

Il y a plus de trente ans, pour nous-même, que nous avons adopté cette pratique; depuis vingt-deux ans nous y soumettons des malades de toutes catégories, fébriles ou non fébriles, et jamais nous n'y avons vu le moindre inconvénient. Il n'y a pas de raison pour agir autrement.

L'accoutumance du malade se fait très vite à cette façon de coucher un peu dehors. En été comme en hiver, même quand il gèle, c'est l'affaire de quelques jours. La première nuit, la fenêtre est ouverte de 5 centimètres, la deuxième de 10, la troisième de 20, et bientôt la mesure ordinaire est de 45 à 50 centimètres. Les malades bien acclimatés à cette pratique laissent en hiver un côté de fenêtre tout grand ouvert, et en été ils ouvrent généralement les deux côtés. Quand la chambre est profonde, cela ne souffre aucun inconvénient.

Étant admis que le lit est dans un angle de la chambre, il faut ouvrir le côté de fenêtre correspondant au lit; de cette façon, l'air du dehors fait comme un détour pour effectuer son mélange avec celui de l'intérieur.

Il est un moyen bien simple d'installer un système d'ouverture de manière que le vent, s'il y en a, ne fasse pas battre désagréablement la fenêtre ouverte. C'est d'avoir trois ou quatre crochets en fil de fer rigide pour maintenir l'écart entre les deux moitiés de la fenêtre. Suivant l'accoutumance et suivant le temps qu'il fait, on met tel ou tel crochet. C'est qu'en effet, plus il fait froid dehors, moins il est nécessaire d'ouvrir largement pour avoir un renouvellement d'air suffisant.

Depuis vingt ans nous avons installé aux fenêtres une crémaillère très simple et très pratique. C'est une baguette de fer plate et légère de 60 centimètres de longueur et percée de 6 trous équidistants, jouant sur un piton à anneau par une de ses extrémités. Ce piton à vis sert à la fixer à l'extérieur du vantail de la fenêtre qu'on veut ouvrir; sur l'autre vantail, à même hauteur, se place un piton courbé latéralement dont la tête peut s'introduire dans les trous de la lame de fer plat.

Cette crémaillère permet de graduer à volonté l'ouverture de la fenêtre, et fixe en même temps le vantail à ouvrir.

En été, il est parfaitement inutile de prendre d'autres précautions.

En hiver, il est préférable d'entourer le pied du lit tourné vers la fenêtre avec un paravent assez vaste. Ceux que nous employons sont à quatre feuilles et ont 1^{m},90 de hauteur.

Il va sans dire que, de même que pour la journée, cette cure de nuit doit se faire par tous les temps.

Le malade doit se couvrir suivant la température extérieure. Il doit avoir une chemise de nuit en flanelle, pour éviter de se refroidir s'il sortait ses bras du lit pendant le sommeil. Point n'est utile de se couvrir la tête ou de s'envelopper le cou. Agir ainsi serait aller contre le principe de la cure. Par les grands froids, beaucoup de malades couchent avec une vareuse quelconque, les

femmes avec une camisole plus ou moins chaude.
Il n'y a pas d'inconvénient à ces pratiques. En
hiver, et souvent aux premières nuits fraîches de
l'automne, les personnes sensibles de l'intestin
coucheront avec une ceinture de flanelle.

Avec une boule d'eau chaude aux pieds, et un
édredon sur la moitié inférieure du corps, le malade peut ainsi affronter en toute sécurité la cure
de nuit, qu'il pleuve, qu'il neige, qu'il fasse du vent
ou de la brume.

La chambre peut être chauffée à volonté toute
la nuit, soit par cheminée, soit par calorifère.
Mais il faut s'arranger pour que le *tirage* de l'air
entre la fenêtre et la cheminée ne se fasse pas en
rencontrant le lit du malade.

Que d'objections n'a-t-on pas faites et ne fait-on
pas encore à cette pratique de la fenêtre largement ouverte ? Les gens du monde vous crient
tout de suite : « Mais, docteur, et les maux d'yeux
et les refroidissements ? » Les maux d'yeux causés
par l'air de la nuit, cela se voit ; on peut le voir
chez certains sujets qui passent une nuit à la
belle étoile, couchés sur le dos, par un temps très
clair, et cela aussi bien en été qu'en hiver. Mais,
dans une chambre, cela n'existe pas, car il n'y
a pas de rayonnement direct de l'individu vers la
voûte céleste.

Le paravent doit empêcher le malade de voir le
ciel.

« Mais, dit-on encore, si le malade sue la nuit,

il va se refroidir et prendra une fluxion de poitrine ! »

Mais les malades qui couchent la fenêtre ouverte ne suent pas ; ou, s'ils suent, c'est qu'ils sont trop couverts, et en quelques jours leur éducation est faite à ce sujet. Et si, au pis aller, un malade a quelque moiteur, sa chemise de flanelle est là pour le mettre à l'abri d'un refroidissement. Mais on peut poser en principe que le tuberculeux curable qui, avant le traitement, avait des sueurs la nuit, n'en a plus dès qu'il est soumis à cette hygiène nocturne.

Aussi les malades de sanatorium n'ont-ils presque jamais besoin des médicaments réputés pour arrêter les sueurs de la phtisie. Depuis vingt ans, nous n'avons pas eu souvent l'occasion d'en prescrire, et encore était-ce non pas pour la sueur tuberculeuse vraie, celle du réveil vers 3 ou 4 heures du matin, mais pour la sueur de 11 heures à minuit, qu'on voit surtout chez les dyspeptiques et les grands névropathes.

Il nous est arrivé une fois d'être fort intrigué pendant une quinzaine de jours par un jeune homme, parfaitement curable, seulement un peu fébrile le soir, qui suait abondamment chaque nuit, malgré que le rapport entre ses couvertures et l'ouverture de la fenêtre parût bien établi. A force de chercher la faute, nous découvrîmes qu'il buvait énormément, en quantité sinon en qualité, à chaque repas, et surtout le soir. Il suffit de réduire cette masse liquide, et en quarante-huit heures les sueurs nocturnes avaient disparu. Tout récemment, nous avons observé un second cas identique.

On ne sait pas assez que coucher la fenêtre ouverte est le moyen par excellence de passer une bonne nuit, tant pour les gens bien portants que pour les malades de la poitrine.

Règle générale, cette simple méthode suffit pour supprimer d'emblée les malaises si fréquents du sommeil en chambre close, l'agitation, les rêves et les cauchemars, cette moiteur désagréable qui tient aussi à l'habitude qu'on a de se trop couvrir la nuit, moiteur qui se transforme en sueurs véritables chez le tuberculeux. Des malades qui ont des quintes de toux continuelles les voient diminuer immédiatement. Ceux qui ne dormaient plus récupèrent plus ou moins leur sommeil. La céphalée, si commune le matin, disparaît également. Le malade se réveille dans une atmosphère de fraîcheur, il n'a jamais la bouche et les narines sèches, il se sent frais et dispos.

Voilà ce qui constitue la cure d'air continue.

Cette hygiène si spéciale et si contraire aux idées courantes ne s'applique pas seulement aux tuberculeux relativement bien portants, mais bien à tous les phtisiques. C'est le moyen de choix pour concourir à la guérison de celui qui est curable et pour améliorer les autres ; c'est encore le procédé de choix pour adoucir les misères du malheureux phtisique avancé, condamné à mort dans un délai quelconque. Et le pauvre cachectique qui n'a plus la force de sortir de sa chambre, ou même de son lit, trouvera à cette pratique un bien-être énorme dont il remerciera le médecin qui aura le courage de la lui imposer.

Au lieu de mijoter dans son lit, écrasé par les couvertures, baigné de sueur, dans une chambre close et au besoin surchauffée, empestée par son exhalation pulmonaire, sentant la fièvre et les crachats, répandant autour de lui cette odeur fade bien connue dite des phtisiques, il respirera de l'air pur, il ne sentira plus sa fièvre pour ainsi dire, il suera moins et ses quintes de toux diminueront.

Puisqu'il ne peut guérir, il faut au moins lui donner ce dernier bien-être relatif.

C'est qu'en effet, quoi qu'on en puisse dire, il n'y a aucun inconvénient à donner de l'air pur et frais aux malades fébriles. Il n'y a que des avantages.

La fièvre au lit dans une chambre chaude et close s'accompagne d'une foule de malaises qui la rendent insupportable. A la cure d'air, le malade fébrile supporte la même élévation de température presque sans s'en douter. C'est souvent son thermomètre qui lui dit qu'il a de la fièvre. Sans compter que maintes fois on voit se supprimer les symptômes accessoires de l'état fébrile, tels que la perte de l'appétit et même les vomissements graves des phtisiques.

Nous avons rapporté dans un travail antérieur l'histoire bien instructive d'un de nos malades, chez lequel la cure d'air pure et simple avait brusquement supprimé en vingt-quatre heures des vomissements quasi incoercibles qui mettaient sa vie en danger.

Dans les sanatoriums, on ne compte plus les observations de ce genre. On y est accoutumé de voir se supprimer comme par enchantement tous les symptômes gênants et inquiétants de l'état fébrile.

Ces faits démontrent simplement l'innocuité et les avantages de cette pratique qui est la nôtre. En plein hiver, nous avons toujours à la cure d'air de véranda une série de malades fébriles le soir seulement, même subfébriles en plus le matin, et la plupart du temps ils inscrivent leur température sans en être autrement incommodés.

On rencontre des malades et parfois des médecins qui prétendent que la cure d'air pendant le jour est très suffisante, et qu'il est inutile d'imposer la cure de nuit, qu'on voit, en général, d'un mauvais œil au premier abord. Il suffit de répondre à ces discours que le traitement de la phtisie est trop long pour qu'on ait le loisir de perdre son temps, car ne pas faire de l'aération continue pendant la nuit, c'est perdre à peu près douze heures sur vingt-quatre.

La cure d'air bien comprise est une contre-indication d'une foule de plaisirs que prennent les personnes en bonne santé.

Le tuberculeux qui se soigne sérieusement doit dire adieu, passagèrement au moins, au théâtre, au concert, aux salles de jeux, aux longs dîners en ville, etc., en un mot à tout ce qui représente agglomération d'individus dans un espace clos, sans compter les autres raisons qui plaident en faveur de son renoncement à ces divertissements.

Ainsi bien entendue, la cure d'air n'est pas seulement une méthode réparatrice, un des agents les plus puissants de la guérison de la phtisie, c'est encore une méthode d'endurcissement de l'organisme.

Il y a bel âge que l'on préconise dès l'enfance cet endurcissement par l'air pour les sujets plus ou moins débiles. Combien de fois le médecin consulté sur la santé d'un enfant né et élevé à la ville, chétif, entaché souvent de scrofule ou de quelque autre tare héréditaire, n'a-t-il pas envie de répondre aux parents simplement ceci : « Faites-en un paysan jusqu'à quinze ans. » Que de jeunes sujets *élevés dans du coton*, proies inévitables de la tuberculose pulmonaire ou de ses congénères, feraient plus tard des hommes si l'on avait le courage de s'en séparer et de les envoyer aux champs ! Pourquoi ? Simplement parce que la vie au grand air, dans des locaux qui ferment plus ou moins mal nuit et jour, endurcirait ces petits malheureux, les mettrait peu à peu à l'abri des accidents causés par les intempéries de l'atmosphère, en même temps qu'elle régénérerait leurs tissus.

C'est pourquoi la cure d'air méthodique, telle qu'on la pratique dans les sanatoriums, est le meilleur moyen d'empêcher les candidats à la tuberculose d'arriver jusque-là. C'est le traitement préventif par excellence.

Pour ceux que le bacille a déjà touchés, la nécessité de cet endurcissement par l'air est la même. Au lieu de craindre pour eux cet air extérieur, au lieu de le bannir de leur appartement. sous prétexte qu'ils sont enrhumés, il faut les inonder de cet air vivifiant, il faut qu'ils s'en imprègnent, il faut qu'ils s'habituent peu à peu à son contact permanent, à son traumatisme si l'on veut, de façon que, même par les mauvais temps. ils n'aient plus rien à redouter de lui.

On s'imagine trop volontiers que l'on s'enrhume par le poumon, par l'air qu'on respire. On s'enrhume, au contraire, par la peau et surtout par les extrémités.

Du moins, c'est le fait le plus apparent pour nous. On s'enrhume lorsque, étant en sueur, en simple moiteur, soit par la fièvre, ce qui est rare, soit par l'exercice, ce qui est la règle, on subit l'influence du froid, principalement si l'air est agité ; on s'enrhume parce qu'on garde des vêtements mouillés, des chaussures humides, etc. Et tout naturellement, dans de semblables conditions, ceux-là prendront mal plus promptement qui sont le moins habitués à supporter le contact de l'air.

Aussi le tuberculeux, qui a besoin de ne pas prendre de rhumes, source trop fréquente de complications dans son poumon, doit-il s'endurcir en s'accoutumant à n'être plus impressionné par l'air vif.

Il est de ces vérités vieilles comme le monde et qu'on semble oublier à plaisir. Il y a des gens frileux, sensibles à l'air, d'autres qui ne le sont pas. Transportez un individu de la première catégorie à la montagne où l'air est vif, où le climat est beau, en général, mais où il fait toujours plus froid que dans la plaine. A la fin de son premier hiver, cet individu ne sera déjà plus un frileux.

Il est bien clair que l'homme à l'état de nature était capable de vivre dehors comme les animaux et de supporter avec des abris primitifs toutes les intempéries. C'est la civilisation qui l'a rendu frileux.

Le tuberculeux a besoin de se rapprocher un peu de cet état de nature. Il lui faut la vie dehors, de l'air et toujours de l'air.

Ce besoin d'air pur est tellement naturel pour notre organisme, ce besoin dont la civilisation nous a fait perdre la notion, que les malades habitués à la cure d'aération continue arrivent à ne plus endurer d'être renfermés quelque part. Partout où ils entrent, ils ont l'envie subite d'ouvrir les fenêtres. Leur odorat est habitué à ne plus être impressionné par aucune odeur de renfermé.

Aussi les guéris de la cure, rentrant dans leur famille, sont-ils souvent quelque peu gênants pour les autres, par suite de la manie qu'ils ont d'ouvrir constamment les fenêtres. Douce manie qui se perd trop vite malheureusement.

2. — La cure de repos.

A. — D'après ce qui précède pour la cure d'air, il ne faut pas croire que cette cure comporte l'immobilité à peu près complète du matin au soir. C'est, au contraire, essentiellement variable suivant les malades.

La cure de repos a pour bases les principes suivants. Le tuberculeux, pour remonter son organisme et le rendre capable de lutter contre sa maladie, doit non seulement ménager ses forces, mais user moins qu'il n'acquiert. Son budget organique doit toujours être en excédent de recettes.

Il faut admettre qu'il doit se nourrir plus que lorsqu'il était en bonne santé, et qu'il doit aussi dépenser moins. Car il ne s'agit pas seulement pour lui de vivre, il doit en outre soutenir une lutte. S'il reste au-dessous de ce surcroît de vigueur organique, si, à plus forte raison, il reste en dessous de l'équilibre normal, il y a beaucoup de chances pour qu'il ne guérisse pas.

Par conséquent, étant admis que, dans les conditions de la cure d'air, il est capable d'absorber une nourriture suffisante, et capable de bien assimiler, il devra peu dépenser pour rester en excès de nutrition.

De là, la cure de repos. De là, la nécessité de ne pas user son corps, pas plus par la fatigue musculaire que par la fatigue intellectuelle et morale.

A ce second point de vue, la loi qui régit la cure de repos doit être absolue. Le tuberculeux curable doit être sevré de tous les soucis, de toutes les préoccupations, de tous les travaux intellectuels pénibles et soutenus.

Il faut dire adieu momentanément aux affaires, il faut interrompre net ses études. Il est parfois fort difficile de faire comprendre aux malades et aux familles cette dure nécessité. On ne leur fait pas accepter facilement que, pour se guérir, il faut peut-être briser une carrière commencée. Mais la question de vie ou de mort se pose brutalement. Le commerçant doit savoir que, s'il continue à diriger ses affaires, il mourra, et que c'est reculer pour mieux sauter. Car, étant malade et de plus en plus malade, il les dirigera fort mal, ses affaires, et, quand il sera mort, il ne les dirigera plus du tout.

L'étudiant doit savoir qu'à dix-huit ou vingt ans on a le temps de perdre dix-huit mois ou deux ans pour se soigner ; que peut-être sa carrière est brisée, mais que, s'il ne fait pas ce sacrifice, il mourra, et qu'elle sera bien plus brisée encore, tandis que, guéri après un an, deux ans, il en sera quitte pour faire autre chose.

Malheureusement, le médecin échoue souvent dans cette démonstration. Le malade ne sait pas, la famille ne veut pas croire, on tergiverse, on patiente, et le temps passe. Quand la maladie s'est aggravée, on prend peur et l'on se décide à la grande mesure quand il n'est plus temps. Le malade abandonne ses affaires quand il ne peut plus faire autrement. Que de fois nous avons été consulté pour des hommes jeunes encore, à la tête d'un commerce, tuberculeux qui se seraient guéris parfaitement en dix-huit mois ou deux ans, et qui sont morts six mois ou un an plus tard pour n'avoir pas compris !

Heureusement, il en est qui comprennent et qui se soumettent à l'autorité médicale.

Une fois à la cure, le tuberculeux doit s'abstenir de fatigues intellectuelles. Lectures intermittentes, pas trop sérieuses, correspondance familiale la plus écourtée possible, petits travaux manuels, plus de distraction que d'autre chose (ici la femme est bien plus favorisée que l'homme), jeux tranquilles et non prolongés, voilà ce qui est compatible avec la cure de repos. Mais il faut exclure tout ce qui est tension soutenue pour le cerveau. C'est ainsi que non seulement les conversations prolongées, les discussions doivent être bannies, mais que même les visites longues, les conversations autour du malade lui sont nuisibles.

Cela l'occupe d'abord, le contraint ensuite, et finalement l'agace, l'excite et augmente sa fièvre du soir s'il en a déjà. C'est l'application de ce fait bien connu dans les hôpitaux que, les jours de visites extérieures, tous les malades fébricitants ont le soir une plus forte ascension thermique, aussi bien ceux qui n'ont pas été visités que ceux qui ont reçu visite.

Il faut donc le calme autour des malades. Il faut aussi, chose dure à dire peut-être pour les parents, il faut que l'entourage sache mettre un frein à ses tendresses exagérées, qui font que souvent, en voulant trop bien servir son patient, on dépasse le but. Il faut laisser un peu les tuberculeux tranquilles. Les assiduités des personnes les plus chères les énervent trop souvent.

Plus tard, quand le tuberculeux commencera à revivre, il pourra se permettre une détente dans toutes ces restrictions, mais d'après les ordres et sous la direction du médecin.

Pour ce qui concerne les fatigues corporelles, il existe un préjugé déplorable, d'après lequel on conseille aux malades de prendre de l'exercice, de marcher, sous prétexte que cela donne de l'appétit.

En général, il en est ainsi pour les personnes en pleine santé; il est même habituel que le tuberculeux apyrétique, robuste, se trouve bien d'un exercice modéré et soigneusement réglé par le médecin.

Mais quand il s'agit du tuberculeux fébrile tous les soirs, cette pratique a le plus souvent un résultat déplorable, et il n'en saurait être autrement au point de vue théorique. En effet, ce malheureux n'a déjà plus d'appétit, il a même souvent un dégoût prononcé pour l'alimentation régulière. Il se promène une partie de la journée, malgré son essoufflement, en dépit de ses jambes qui n'en veulent plus, marchant néanmoins avec courage pour satisfaire au désir de son entourage et souvent avec la conviction que cela lui fera du bien ; il use ses muscles, son système nerveux, empoisonne ses tissus et son sang avec les produits toxiques des combustions organiques qui accompagnent cette usure. Et c'est une cause d'infection de plus pour lui qui est déjà infecté quotidiennement par les poisons de sa fièvre, par les produits de résorption de ses foyers pulmonaires. Au lieu d'avoir à effectuer le travail d'une seule élimination, son organisme doit fournir à deux maintenant. Aussi, empoisonné de plus en plus, il perd de plus en plus l'appétit, et dépérit à vue d'œil. La fièvre augmente le soir, la température n'est plus normale le matin. En revanche, le malheureux phtisique vient dire au médecin qu'il est bien heureux maintenant, parce qu'il ne sue plus la nuit. La vérité est qu'il ne sue plus parce que sa fièvre ne tombe plus pendant la nuit, et qu'elle est devenue continue.

L'exercice permis au tuberculeux doit être sagement réglementé par le médecin suivant les cas. Il est une foule d'éléments d'appréciation inhérents au malade qui doivent guider l'ordonnance. Mais il n'en est pas de plus précis que le mode de réaction fébrile des patients. Et le vrai moyen d'agir à coup sûr est de se fier au thermomètre.

Tout tuberculeux en traitement doit avoir son thermomètre à maxima de bonne qualité. Il doit savoir prendre sa température, que ce soit dans l'aisselle ou sous la langue, peu importe, pourvu que ce soit toujours le même procédé qu'il emploie.

Pour plus de commodité, les malades prennent en général leur température buccale. Il faut cependant savoir que, par les journées un peu froides, la bouche peut se refroidir assez pour que le thermomètre y donne une température trop basse de plusieurs dixièmes de degré. Il y a là une cause d'erreur d'où résultent des surprises avec lesquelles il faut se familiariser. Le creux de l'aisselle, beaucoup mieux garanti par des tissus épais, donne des températures beaucoup plus précises.

Les malades doivent toujours prendre la température dans la même aisselle, car très souvent elle n'est pas égale des deux côtés.

Chez l'homme au repos, à l'état normal, sans s'entourer de précautions spéciales consistant à envelopper d'ouate la base de l'aisselle une fois le thermomètre en place, cet instrument accuse en général 36° à 36°,5, parfois moins, parfois un peu plus. On peut, en pratique, considérer comme apyrétique au matin le tuberculeux chez qui le thermomètre dans l'aisselle ne dépasse pas 36°,5. La plupart des malades considérés comme apyrétiques atteignent 36°,7, 36°,8 le soir.

Comme nous l'avons dit, pour une foule de raisons de pratique courante, nous observons exclusivement la température buccale de nos malades.

La température rectale est très sûre et très pratique pour les malades alités. Il faut bien savoir qu'elle dépasse en général de 3 à 5 dixièmes de degré celle de la bouche *chez les tuberculeux fébriles*, tandis que bien souvent elle en diffère à peine chez des apyrétiques ou presque apyrétiques.

En général un tuberculeux apyrétique qui prend sa température buccale au repos donne le matin 36°,6 à 36°,8 et le soir 36°,9 au maximum.

Partant de cette donnée, tout tuberculeux qui régulièrement, le soir, aura 37° sera considéré comme subfébrile. Celui qui aura régulièrement au-dessus de 37° sera tenu comme fébrile vespéral.

Tout tuberculeux qui, fébrile le soir, aura 37° le matin, sera regardé comme fébrile permanent.

En général, l'accès de fièvre du tuberculeux apyrétique le matin devient évident vers 1 heure ou 2 heures de l'après-midi. Le moment du maximum est très variable, mais existe le plus souvent entre 5 heures et 7 heures du soir.

Dans tout ce qui précède, il ne faut voir qu'une sorte de formule générale, car nombreuses sont les exceptions. C'est au médecin traitant à savoir que certains tuberculeux ne font pas leur chute thermométrique à l'heure ordinaire ; que d'autres atteignent leur maximum vers 2 ou 3 heures du soir, etc.

Il faut savoir que le travail de la digestion stomacale s'accompagne fréquemment chez les tuberculeux d'une élévation de la température du corps. Aussi ne faut-il pas tenir compte en général de l'observation thermométrique faite avant 5 heures du soir et après le souper.

D'une façon habituelle, le tuberculeux doit prendre sa température deux fois par jour, le matin entre 7 et 8 heures, le soir entre 5 et 6 heures.

En partant de ces principes généraux sur la fièvre des tuberculeux, leur exercice physique peut se régler de la façon suivante :

1º Les malades totalement apyrétiques peuvent marcher à toute heure de la journée, la quantité et la qualité de la marche étant ordonnées par le médecin, sous réserve du contrôle fourni par le thermomètre et par la bascule.

Car si, même avec des promenades bien réglées, le thermomètre accuse le soir une ascension ; ou, même sans cela, si la prochaine pesée du malade indique une diminution de poids qui n'a pas d'autre cause plausible, il faut conclure que l'exercice est exagéré et il faut immédiatement le restreindre.

2° Le malade fébrile ou subfébrile le soir seulement doit marcher surtout le matin avant le grand déjeuner. Ici encore, cet exercice sera réglé en quantité et qualité par le médecin et ses résultats seront contrôlés par le thermomètre et par la bascule. Si, avec sa promenade matinale, le tuberculeux n'a pas plus de fièvre le soir ; si, l'alimentation étant bonne, le poids du corps augmente, on lui permettra une autre promenade soit de suite après le déjeuner, soit entre 4 et 5 heures.

Il est parfaitement inutile d'immobiliser au lit le malade qui fait sa chute thermométrique à 37° et au-dessous le matin, quelle que soit sa température du soir, 39°, 39°,5 par exemple. Il sera beaucoup mieux sur sa chaise longue à la véranda, et sa fièvre baissera beaucoup plus vite qu'à la chambre.

Si par hasard, un soir vers 6 heures, il se sent plus fatigué, il en sera quitte pour se coucher avant souper.

Il faut donc bien poser ce principe qu'en fait de fièvre tuberculeuse, ce n'est point le degré vespéral qui commande l'immobilité au lit, mais bien le degré de température matinale.

Cette façon de procéder n'est pas celle de quelques médecins dirigeant un sanatorium, nous le savons du reste. Mais, depuis vingt ans que nous agissons ainsi, nous n'avons eu qu'à nous en louer et nous n'avons jamais cessé de la recommander.

Nous avons montré ailleurs que nombre de malades avaient au réveil une température *fausse* ou plutôt *trompeuse*, car, un quart d'heure ou une demi-heure plus tard, leur thermomètre tombait tout simplement à leur normale habituelle.

Cette bizarrerie accidentelle, que nous attribuons à la qualité du sommeil, est à ne pas oublier lorsqu'il s'agit de faire quitter le lit à un malade qui vient de garder la chambre pendant quelques jours pour un incident fébrile quelconque.

L'incident causal semble bel et bien terminé, tout paraît remis en ordre, et cependant, depuis deux ou trois jours, le thermomètre reste à 37°,5 le matin.

Dans ces cas-là, le malade se sentant bien, il suffit de l'envoyer à la véranda avec toutes les précautions d'usage, et dès le lendemain il y a grandes chances pour que le thermomètre reprenne son degré normal le matin.

Ces phénomènes thermométriques trompeurs semblent tenir tantôt du sommeil lui-même qui modifie profondément la circulation et la calorification périphérique, tantôt de la position horizontale. Car assez souvent un malade qui donne 37°,5 ou 38° à son réveil, conserve à peu près ce même chiffre thermométrique s'il reste au lit; mais il n'est pas levé depuis un quart d'heure qu'il n'a plus que 36°,8 ou 37°.

Ce sont là des notions intéressantes qu'il est bon de ne pas oublier.

3° Le malade à fièvre continue doit être à peu près condamné au repos. Quand il a au-dessous de 37°,5 le matin, le médecin est moralement obligé de lui accorder une courte promenade avant le déjeuner, mais tout exercice prolongé lui augmente sa fièvre du soir et tend à rendre cette fièvre continue.

Il faut bien noter que nous entendons par le mot *promenade* une marche véritable, soutenue, et non pas le petit déplacement répété inhérent à une foule de besoins qui se présentent du matin au soir.

Dans tout ce qui précède, il est principalement question de la marche. C'est qu'en effet, chez les tuberculeux, l'exercice doit se faire surtout par les jambes.

Il faut supprimer tous les efforts plus ou moins violents, tous les mouvements trop brusques des bras. Les membres supérieurs sont trop près des poumons, ils ont trop d'action sur la cage thoracique et son revêtement pleural. Aussi doit-on s'abstenir de la gymnastique, des armes, etc.

Que de fois n'a-t-on pas vu survenir une hémoptysie chez des tuberculeux qui s'étaient livrés à ces exercices ou à d'autres du même genre! L'un a lancé des boules de neige dans la journée; l'autre a joué au billard *en officier*, suivant l'expression consacrée; un autre a conduit une voiture et, dans un effort pour retenir l'attelage, a craché du sang; un autre a dansé toute une soirée, etc.

Il y a lieu évidemment de tenir compte des coïncidences. Mais le rapport de cause à effet est d'observation si commune que le médecin doit proscrire tous les exercices violents. Si le malade ne tient nul compte de cette défense, au moins n'aura-t-il de reproches à faire qu'à lui-même.

B. — Ces derniers temps, on a fort discuté pour savoir s'il y avait avantage à faire travailler les tuberculeux, spécialement ceux qui sont enrégimentés à la cure de sanatorium. Hippocrate dit oui, et Galien dit non, comme jadis, et dans cette incertitude il est bon que le grand public soit éclairé.

La question n'est pas neuve. Sans vouloir en faire l'histoire, on peut dire en deux mots que, depuis que Brehmer à Gœrbersdorf et Dettweiler à Falkenstein avaient, par suite de leur expérience, institué méthodiquement l'un la cure d'exercice savamment réglée, l'autre la cure de repos plutôt intensive, ce problème a été soulevé bien souvent. Et chaque fois qu'un thérapeute a voulu le résoudre par l'affirmation catégorique dans un sens ou dans l'autre, une faute médicale a été commise, au plus grand dommage des pauvres tuberculeux.

C'est à peu près l'histoire de l'alimentation et de la suralimentation. Pendant une quinzaine d'années on a, par principe, après de fort belles expérimentations sur les chiens, suralimenté tous les phtisiques qui se réclamaient du médecin, et il a fallu pas mal d'années pour s'apercevoir qu'on empêchait ainsi de guérir une quantité de malades qui se seraient fort bien tirés d'affaire si on les eût laissés manger comme tout le monde, sinon moins. A l'heure actuelle, heureusement, les médecins sont édifiés sur les désastres occasionnés par la suralimentation des tuberculeux, si le public, par contre, en dehors de tout conseil médical, se laisse encore aller à cette pratique, par entraînement, par vitesse acquise et contagion mentale.

Mais ce qui revient une fois de plus sur le tapis, c'est le travail des phtisiques.

Comme nous venons de le dire, si l'on tranche par oui ou par non cette question, on fera une sottise médicale nouvelle. Quant à nous, nous pensons que le meilleur moyen de juger sainement si l'on est en droit de faire travailler ces malades est de s'en rapporter simplement aux choses de la vie courante, à l'observation des faits accessibles à tout le monde, et l'on en tirera des enseignements fort utiles.

Que voit-on donc constamment dans le monde des tuberculeux ?

Tous les médecins connaissent des séries d'individus, célibataires ou mariés, qui, phtisiques méconnus depuis des années, toujours apyrétiques ou seulement fébriles de façon passagère pendant les longs *rhumes* de l'hiver et les *grippes* du printemps, sont en activité continuelle, dirigent leurs affaires, mangent bien, boivent bien, font même la vie un peu joyeuse, et passent pour des poussifs, des catarrheux, des emphysémateux, des arthritiques pulmonaires, ce qui leur permet de cracher du sang sans s'en inquiéter et sans effarer leur entourage. Sans compter que, pères de famille, crachant partout sans précaution, ils créent sans s'en douter des épidémies de maison et voient disparaître autour d'eux femme et enfants, pendant qu'ils restent vaillants sur la brèche. C'est ainsi qu'on voit des hommes qui en sont à leur troisième et même quatrième femme, et des femmes qui ont tuberculisé deux ou trois maris successifs.

Les médecins connaissent encore ces individus qui, tuberculeux avérés depuis dix ou quinze ans, restent toujours tuberculeux, travaillant solidement, mangeant bien, et prenant, sur les conseils de leur médecin, certaines précautions hygiéniques.

Ils connaissent enfin des tuberculeux qui, presque en train de mourir, parce qu'ils n'avaient pas à manger, se sont guéris le jour où on leur a donné du travail qui leur a permis de se bien nourrir, et sont revenus, tout en travaillant toujours, à une fort belle santé.

C'est parfait. Mais ces exceptions, si nombreuses qu'elles soient, montrent simplement que, soit par la modalité spécifique très bénigne de leur bacillose, soit par la résistance spontanée de leur organisme, certains individus sont en état de porter une lésion tuberculeuse pendant des années, comme un parasite local, sans être autrement affectés, sans même en être infectés, à condition qu'ils se nourrissent pour vivre. Ils ressemblent à ces vieux arbres portant des lichens quelconques qui végètent sur leur écorce sans influencer autrement leur vitalité.

Et parmi ces individus, il y a des caverneux à suppuration assez abondante !

Mais, à côté de ceux-là, combien en voit-on, 90 p. 100 certainement, qui, dès le début de leur phtisie, inconscients ou conscients de leur maladie, sont pris d'accidents de surmenage physique qui les précipitent à la déchéance finale si l'on n'y met rapidement bon ordre !

Qu'est-ce que l'hémoptysie du début, ce crachement de sang d'alarme, sinon la congestion hémorragique pérituberculeuse résultant de la fatigue dans l'acception la plus large du mot ?

Qu'est-ce que la fièvre permanente ou seulement vespérale des *petits phtisiques* à la faveur de laquelle les lésions s'entretiennent, s'accroissent et marchent de l'avant, sinon la fièvre de surmenage venant se surajouter au peu d'état fébrile que la tuberculose jeune peut provoquer par elle-même ?

Qu'est-ce que cette grande fièvre des tuberculeux vivant de la vie active, qui de 39° le soir tombe à 37°,5 après trois ou quatre jours de repos, sinon la grande fièvre de surmenage ?

Qu'est-ce que l'embolie bronchique tuberculeuse qui vient doter d'un infarctus bacillaire d'abord, puis d'une pneumonie nécrosante et enfin d'une caverne la moitié au moins des phtisiques à lésions très simples jusque-là, sinon un effet du surmenage, puisqu'il semble bien établi que ces embolies bronchiques se voient neuf fois sur dix chez les bacillaires qui ne se reposent point, qui *forcent* leurs lésions pulmonaires, pour ainsi dire ?

Que sont toutes ces complications de pleurésies sèches, membraneuses, infiltrées de sérosité, ou à épanchement véritable, qui dénoncent brutalement une tuberculose bénigne méconnue, ou qui éclatent chez les tuberculeux avérés vivant de la vie active, sinon des mises en mouvement de colonies bacillaires, par suite de fatigue et d'éreintement de l'organisme ?

Que sont ces accidents tantôt bénins, tantôt graves, du côté de la circulation pulmonaire ou hépatique chez les tuberculeux tarés du cœur, ces crises formidables que nous avons appelées accidents phtisi-cardiaques, qui peuvent céder en quarante-huit heures à une intervention énergique mais qui peuvent emporter le malade en quelques jours, sinon des crises de surmenage ?

Que sont les hémoptysies dites traumatiques, si fréquentes chez les tuberculeux à tous les degrés qui se livrent à tous les exercices variés de leur cage thoracique et de leurs bras, joueurs de billard, chasseurs, chanteurs, musiciens, manœuvres, etc., sinon le résultat d'une fatigue locale ou d'une déchirure vraie, causées par un travail intempestif ?

Tout cela, c'est le lot courant des phtisiques qui ne se reposent point de façon totale, ou qui se livrent à un travail partiel... C'est de l'observation de tous les instants.

Est-ce à dire que ces accidents divers ne se voient pas chez les malades soumis à la cure de repos? Pas le moins du monde. Ils font parfaitement des embolies bronchiques, parfois même des infarctus pneumoniques, plus souvent peut-être des pleurésies que des pneumonies véritables ; ils ont des hémoptysies de cause variable, soit crises de nettoyage, soit déchirure spontanée de vaisseaux, soit congestion menstruelle, soit exercice anormal, soit erreur de régime alimentaire. Quand ils sont bien dirigés, ils ne font guère cette hémoptysie d'origine alimentaire et nous savons qu'il faut rapporter à cette cause les trois quarts de tous les crachements de sang. Mais ce qu'ils ne font point, c'est l'hémorragie de surmenage.

Et, somme toute, chez les tuberculeux au repos, tous ces accidents sont réduits au minimum de fréquence qu'on ne peut éviter.

En résumé, les phtisiques qui ne se reposent point de façon méthodique font au maximum tous les accidents possibles de la phtisie, tandis que ceux qui se reposent les font au minimum. D'où cette conclusion brutale qui semble s'imposer, qu'il faut empêcher les tuberculeux de travailler, de mener une vie active, et qu'il faut leur ordonner le repos.

Mais cette formule n'a rien d'absolu, et si on l'appliquait sans réserve, on serait exposé à commettre des fautes médicales dans un sens comme dans l'autre.

Puisqu'il est établi que certains tuberculeux peuvent se dispenser du repos méthodique et même travailler, à quels caractères les reconnaît-on, si vraiment il nous est possible de les reconnaître?

Problème bien délicat ! Mais toutefois deux éléments d'information semblent avoir une certaine valeur pour le solutionner.

Le premier doit tenir d'une part à ce qu'on appelle la malignité de la graine bacillaire, et d'autre part à une réceptivité plus grande de l'individu pour l'action néfaste des toxines tuberculeuses, c'est l'instabilité thermique, quand il est dûment établi que cette dernière n'est pas simplement l'effet d'un état névropathique. Il paraît incontestable que les phtisiques qui restent apyrétiques, quelle que soit leur tuberculose pulmonaire, peuvent se livrer à une foule d'exercices, à des travaux même, sans que leur température vespérale ou nycthémérale en soit influencée de façon appréciable. De sorte qu'ils se trouvent à l'abri de la fièvre de surmenage, cette porte ouverte à tous les accidents. A la condition expresse qu'ils se nourrissent bien, et que, bien entendu, leur travail ne soit pas poussé à l'excès, ces individus-là vivent comme les arbres dont nous parlions plus haut, tenant victorieusement en respect leur lichen, leur parasite, en un mot leur tuberculose locale, au sens propre du mot, tout comme s'ils avaient un lupus cutané torpide.

Le second élément d'appréciation tient vraiment aux qualités de l'individu. Nous voulons simplement parler des tares organiques qu'il peut présenter, sa tuberculose mise à part. Nous ne saurions les passer toutes en revue, et nous ne prétendons pas savoir si ces diverses tares doivent faire interdire tout travail aux phtisiques qui les portent. Ce sont là des questions neuves et à peine étudiées encore.

Mais il en est une qui nous paraît fournir une indication de valeur, c'est la tare cardio-vasculaire.

Les tuberculeux tarés du cœur, huit fois sur dix des mitraux peut-être d'origine bacillaire à l'époque de la croissance et de la formation, avec ou sans la concomitance de cet état bizarre de la circulation générale qui nous les fait ranger sous le vocable de *congestifs*, sont des sujets ultra-sensibles à toutes les intoxications, endogènes aussi bien qu'exogènes. C'est parmi eux presque à coup sûr que se recrutent ces malades si prédisposés à l'intoxication alimentaire, qui font des hémoptysies pour avoir mangé pendant huit jours un peu de viande ou bu quelque peu de vin. Et ils ne sont pas moins désarmés en général contre l'imprégnation par les toxines bacillaires.

Ce sont presque toujours des instables comme température. et tout porte sur leur organisme. Aussi, à quelques exceptions près, doit-on considérer leur désarroi circulatoire comme une contre-indication à tout travail. Sinon les phénomènes du surmenage s'en emparent, tous leurs tissus s'encombrent de poisons, des détritus de combustions défectueuses, et, au bout de peu de temps, leurs émonctoires naturels se bouclent, au point de mettre leur vie en danger, si on ne leur impose pas le repos. Voilà ce qui nous paraît démontré jusqu'à présent. Mais à ces sortes de règles, nous ne prétendons pas que les exceptions fassent défaut, car tout arrive dans la phtisie et chez les phtisiques.

Et c'est pourquoi le médecin appelé à décider si tel ou tel tuberculeux est susceptible de pouvoir travailler, quand il aura bien scruté son malade, et pesé le pour et le contre, agira sagement, à notre avis, en faisant toutes ses réserves fort légitimes en pareille occurence. Tout en exposant les probabilités qui plaident en faveur du travail, il devra ne permettre ce dernier que sous certain bénéfice d'inventaire pour tel ou tel sujet. Il n'y a aucun déshonneur à déclarer que l'on peut se tromper dans ses prévisions, étant donnée la fragilité des bases sur lesquelles s'appuie son jugement.

Somme toute, les tuberculeux capables de fournir un travail sans nuire ouvertement à leur santé sont en petite minorité, et, de façon générale, il est bien délicat d'affirmer que tel ou tel est en état de le faire, même dans les conditions d'hygiène les plus satisfaisantes qu'on puisse lui octroyer.

C'est tout cela qui explique la faillite relative de toutes les institutions sociales qu'on a voulu fonder dans le but très louable de faire rendre aux tuberculeux améliorés par quelques mois de cure sanatoriale le travail perdu à cause de leur maladie. Car, outre que la majorité d'entre eux étaient incapables de travailler, les autres en général étaient rendus à la vie laborieuse dans les mêmes conditions défectueuses qui avaient présidé à l'éclosion de leur phtisie la première fois.

Faut-il donc soumettre tous les phtisiques à la cure du repos absolu?

Étant donné que la grande majorité des tuberculoses pulmonaires nécessitent la cure de repos, tous les malades n'en seront pas pour cela condamnés à une immobilité plus ou moins complète. Ce serait tomber dans l'erreur opposée. La cure de repos est une médication qui doit se dispenser en plus ou en moins, à la mesure exacte des nécessités de tel ou tel cas. Nous n'avons pas à refaire ici le programme des indications. Les médecins les connaissent, bien établies qu'elles sont depuis longtemps.

Rappelons cependant qu'il existe une catégorie de tuberculeux dont l'organisme s'accommode fort mal du repos prolongé, qu'ils n'aient jamais été franchement fébriles, ou qu'ils aient cessé de l'être. Ce sont en général des sujets entachés d'un certain nervosisme.

Après quelques heures de chaise longue, ils ne tiennent plus en place, ils s'énervent, leur figure s'anime, et, s'ils persistent, ils voient, au bout de quelques jours, leur thermomètre s'élever le soir sans autre cause connue ; au besoin ils perdent appétit et sommeil.

On se rend compte facilement que ces malades-là ont besoin de remuer, et, si l'état de leur poumon exige néanmoins une cure de repos assez prolongée, on est forcé de la leur faire interrompre souvent par quelques instants d'exercice musculaire. Le fait est que leur température revient à la normale habituelle, et que toutes leurs misères nerveuses s'évanouissent dès qu'on leur a rendu l'activité indispensable au bon équilibre de leur organisme.

Mais, qu'il s'agisse de ces cas un peu particuliers dans lesquels la cure de grand repos est mal tolérée d'emblée, ou qu'il s'agisse plus généralement de tous les tuberculeux auxquels le médecin croit le moment venu de prescrire ce qu'on appelle un *travail* jugé physiologiquement utile, quel genre de travail va-t-il choisir ?

Est-ce qu'il va ordonner à ses malades de la poitrine de scier du bois, de casser des cailloux, de faire de l'escrime, de bêcher la terre ou de labourer ?

Il y a travail et travail, et il y a surtout travail et exercice. Comme il ne faut jamais généraliser sur des exceptions, il est beaucoup plus sage de considérer que ces genres de travaux et d'autres analogues sont dangereux pour la grande majorité des phtisiques, et, comme tels, il faut les interdire.

Le vrai travail ou mieux le véritable exercice musculaire qui convient à tous les tuberculeux, c'est la marche. C'est vraiment le seul procédé d'usure musculaire qui leur soit favorable. Elle est suffisante au point de vue physiologique, car elle met surtout en jeu les membres inférieurs qui n'ont point, comme les bras, d'action directe et souvent nuisible sur le thorax, tout en demandant, pour s'effectuer, le concours de l'appareil respiratoire.

Les bons effets de la marche chez les phtisiques, quand l'exercice leur est applicable, sont de notion banale et vieille comme la médecine. Et il n'y a pas lieu vraiment d'en chercher des meilleurs dans des travaux plus variés assurément, mais bien plus dangereux.

La marche, comme la cure de repos, doit être réglée par le médecin suivant les aptitudes et les besoins de tel ou tel individu, tant pour sa durée et sa fréquence que pour ce qui concerne la nature du terrain sur lequel elle doit s'exercer.

Voilà le vrai travail utile pour le **tuberculeux** qui peut faire de l'exercice. Et tel malade **qui fera** le matin avec grand bénéfice pour sa santé **une** promenade de huit à dix kilomètres, pourrait se trouver fort mal d'avoir, pendant un quart d'heure, scié du bois, par exemple.

3. — **La cure d'alimentation.**

Le tuberculeux doit manger et beaucoup manger. C'est le complément de la cure d'air et de repos. Nous avons déjà vu que les deux méthodes précédentes avaient pour but, entre autres, de réveiller l'appétit.

Et si, malgré cela, l'appétit est long à revenir, le malade n'en doit pas moins s'efforcer de prendre le plus de nourriture possible.

Il ne faut pas se dissimuler que c'est là le point le plus ardu de la cure hygiénique de la phtisie.

Nombre de malades ont vu leur affection pulmonaire précédée de troubles gastriques dus aux causes les plus variées. La plupart sont à peu près dégoûtés de tous les aliments imaginables. Lorsque vous dites à ces patients qu'ils doivent arriver à manger plus que lorsqu'ils étaient bien portants, vous passez pour leur demander l'impossible. Et cependant il faut y arriver.

Beaucoup de tuberculeux, après huit ou quinze jours de cure d'air et de repos, reprennent un appétit formidable. Ils mangeraient du matin au soir. Pas de discussion à avoir avec eux. Mais quelle lutte acharnée il faut soutenir avec les autres !

On doit les convaincre que le vieux dicton : « l'appétit vient en mangeant » a été inventé à leur usage particulier. Et de fait, il est applicable parfaitement à beaucoup de malades qui, tout en ayant des fonctions digestives passables, ont perdu l'habitude de manger. Ils n'ont pas d'appétit, par suite de faiblesse générale, par suite de ralentissement de leur assimilation, et aussi parce qu'ils sont devenus trop délicats à force d'avoir été gâtés par leur entourage, Comme ils sont capables d'assimiler, forcez-les à manger, au risque même de quelques repas perdus par régurgitation, et vous les verrez peu à peu s'alimenter comme tout le monde, à mesure que leurs tissus seront mieux nourris. Ils retrouvent l'appétit perdu.

A l'appui de ce qui précède, nous pouvons citer une histoire bien intéressante entre autres. Un malade porteur d'une lésion tuberculeuse bien localisée, fébrile matin et soir, soumis à la cure d'air depuis assez longtemps, mais assez sceptique de sa nature, se voyait dépérir avec rapidité. L'appétit était nul, et les aliments étaient régulièrement rejetés. Un beau jour nous fûmes peut-être plus persuasif que d'habitude pour montrer à notre client la pente rapide sur laquelle il s'engageait. Quoi qu'il en soit, très énergique au fond et convaincu cette fois qu'il était grand temps d'agir, il se mit à ingurgiter des aliments coûte que coûte; pendant quinze jours au moins, on le vit à chaque repas se lever de la table pour aller rendre tout ce qu'il avait pris. Quelques instants après il revenait, on lui servait de nouveau son repas depuis A jusqu'à Z, et la plupart du temps il gardait ses aliments. Un mois après il mangeait comme tout le monde et sa fièvre tombait et il engraissait à vue d'œil.

Il faut du courage pour agir ainsi, c'est vrai.

Mais il en faut toujours pour se guérir de la phtisie. Les malades énergiques sont toujours les premiers élus.

On attache selon nous une trop grande importance à la classification des aliments d'après la chimie. On calcule d'avance que le tuberculeux doit absorber tant d'azote, tant d'hydrocarbures par jour, etc., pour se nourrir et se maintenir en bel état d'équilibre organique.

La pratique donne malheureusement de nombreux démentis à ces données théoriques.

La vérité est que les tuberculeux se classent en deux grandes catégories.

D'abord, et ce sont heureusement les plus nombreux, ceux que la mauvaise hygiène seule empêchait de manger, et dont les fonctions digestives et l'appétit se réveillent plus ou moins dès qu'ils sont soumis à la cure d'air et de repos, et dès qu'ils se sont abandonnés à la main du médecin. On pourrait les appeler les normaux de la cure. Les uns sont apyrétiques, les autres fébriles, peu importe. Dès le début, le médecin dirigeant les juge capables d'aller de l'avant.

Ensuite, il y a ceux dont les troubles digestifs sont plus sérieux, les atoniques et les dilatés de l'estomac, les apeptiques rebelles aux moyens ordinaires, les délicats incorrigibles, les dégoûtés de tout, qui, à force d'avoir été gâtés avant leur maladie, ont vécu de rien, sont devenus tuberculeux et semblent incapables de l'effort nécessaire pour absorber des aliments. Ce sont les pathologiques de la cure.

Nous ne parlons pas, bien entendu, des grands cachectiques voués à une mort prochaine dont quelques-uns absorbent encore des aliments qui ne leur servent à rien, car ils n'ont plus rien des phénomènes réguliers de l'assimilation.

Or il faut bien savoir que, pour la majorité des tuberculeux, il est tout à fait inutile d'inventer une alimentation spéciale. C'est une grande erreur des familles de croire que pour guérir leur malade il faut lui faire des petits plats, des chatteries, etc., et le gorger d'aliments dits substantiels, viandes saignantes à jet continu par exemple. A ce régime, la plupart des tuberculeux capables de s'alimenter perdent l'appétit et l'habitude de manger. Ils chipotent à table, ils croient se nourrir et, en somme, n'absorbent rien. Une bonne table de famille, des paroles un peu plus senties, et beaucoup d'hygiène feraient mieux leur affaire. Les tuberculeux ont besoin de n'être pas trop gâtés.

Ceux qui sont capables de manger doivent faire quatre repas par jour, à la mode française.

Le petit déjeuner sera celui de tout le monde, au choix des malades, chocolat, café au lait, thé, cacao, toujours avec pain et beurre, miel si l'on veut; ou encore un bon potage épais, ou des bouillies variées comme on en fait tant aujourd'hui avec des farines diverses. Les œufs et les viandes sont ici un régime d'exception.

Le grand déjeuner doit toujours se composer de plusieurs plats pour que le malade y trouve toujours ce qui lui convient en quantité suffisante. Les viandes y jouent un grand rôle, mais il faut laisser au malade la liberté de manger ce qui lui plaît. Les hors-d'œuvre, les condiments variés, la salade doivent être pris en grande considération, et la salade sera de tous les repas à peu près, son but étant de faire passer le reste plus facilement. Le vinaigre de vin de bonne qualité est encore le meilleur acide qu'on puisse se mettre dans l'estomac.

Les légumes de toute espèce doivent tenir une grande place dans le menu. Les malades en auront toujours plusieurs à leur choix, car rien n'est plus variable que le goût et les sympathies de chacun pour ce genre d'aliments. Heureusement il est facile de varier leur mode de préparation, qu'ils soient servis à l'anglaise, en purée, sautés au beurre, ou à la vinaigrette. Il en est de même des pâtes féculentes qui sont d'une grande ressource chez les patients délicats de l'intestin. Si l'on ajoute à cela les entremets, pâtisseries, compotes et confitures, et fruits dans la saison, on verra que le repas du tuberculeux doit être un bon repas de table d'hôte.

Le goûter sera laissé à la volonté des malades comme le petit déjeuner.

Le menu du souper sera aussi abondant que celui du grand déjeuner. Toutes les variétés de potage pourront y figurer et de temps en temps le pot-au-feu de famille sera le bienvenu. Il ne faut pas oublier que les fromages constituent un ferment merveilleux, très utile à la digestion.

Les boissons seront laissées au goût de chacun, à moins d'indications particulières du médecin. Les vins blancs ou rouges, la bière, le cidre, le lait, trouvent leur emploi.

Mais à ce sujet nous ferons deux observations de premier ordre :

1° Le tuberculeux doit s'habituer à boire peu en mangeant. C'est une loi commune à tout le monde d'ailleurs. Moins on boit au repas, mieux on digère.

2° Très souvent il suffit de supprimer le vin

comme boisson de table et de le remplacer par de l'eau claire, pour voir disparaître comme par enchantement bon nombre de dyspepsies.

Pour notre part, nous avons toujours une série de malades, un tiers au moins du nombre total, qui ne boivent que de l'eau et s'en trouvent fort bien.

Nous ne recommandons presque jamais le lait comme boisson de table. Il est rare qu'un tuberculeux qui mange bien n'en soit pas plus ou moins incommodé. Autant il est parfait aux petits repas, autant il est de premier ordre comme régime d'exception, autant il est lourd et indigeste aux grands repas, pour qui mange convenablement.

Nous conseillons rarement le café et les liqueurs à la fin du grand déjeuner. Ce sont là choses parfaitement inutiles et le plus souvent nuisibles pour des malades qui ont en général le pouls trop rapide.

Pour les tuberculeux qui, au début de leur cure ou par accident, ont des pesanteurs d'estomac, il est préférable de prendre une infusion chaude à la fin du repas, sans préjudice des autres mesures hygiéniques que le médecin aura à leur conseiller.

Que le tuberculeux suive un régime alimentaire de tout le monde, qu'il soit à un régime d'exception, il doit être bien imbu des principes suivants qui s'appliquent d'ailleurs aux gens en bonne santé.

Manger ne veut pas dire ingurgiter des aliments.

L'estomac n'est point fait, si accommodant qu'il soit, pour recevoir des aliments non préparés.

La bouche, les dents et les glandes salivaires sont les préparateurs qui lui sont indispensables.

La plupart des aliments doivent être broyés et simultanément imprégnés de salive afin d'être dans les conditions requises pour leur digestion stomacale.

L'homme a, à chaque repas, une quantité de salive suffisante pour mouiller tout ce qu'il mange et pour déglutir sans avoir besoin d'un liquide autre, quel qu'il soit. Il est à peu près le seul animal qui boive en mangeant.

Et si l'éducation ancestrale nous a si bien façonnés que nous ne puissions guère nous dispenser de cette habitude, encore devons-nous réduire nos boissons de table à une quantité qui ne nuise point ou nuise le moins possible à notre digestion.

Mais, pour arriver à ce but, il faut se servir de ses mâchoires, et pour broyer les aliments et pour forcer la sécrétion salivaire. Car si la vue et l'odorat font à la rigueur venir l'eau à la bouche en face d'un mets appétissant, il n'en est pas moins vrai que c'est l'acte de la mastication qui amène surtout la salive dans la cavité buccale.

Si l'on ne mastique point, point de salive. Les aliments mal broyés, point humectés, s'avalent avec grande difficulté et il en résulte que l'on éprouve le besoin de boire, comme on dit, à chaque bouchée, pour les faire descendre. Les gorgées de liquide se succèdent, les verres se vident et se remplissent à plusieurs reprises pendant le repas, et tout cela produit le résultat déplorable que voici.

Les aliments mal broyés, trop volumineux pour être attaqués d'un coup par les sucs de l'estomac, restent noyés, flottants dans une masse énorme de liquide; la musculature de l'estomac fait ce qu'elle peut, mais elle s'épuise devant l'impossibilité d'atteindre ces morceaux fuyant devant ses contractions.

De là le retard de la digestion stomacale, de là la stagnation dans la poche de tout ce qu'on a ingurgité, liquides et solides; de là des putréfactions rapides, des fermentations anormales, des spasmes du pylore qui n'entend point se laisser franchir par une masse digestive mal élaborée et irritante; de là la dilataton mécanique de l'estomac, avec ses trois symptômes principaux, les pesanteurs douloureuses, les acidités et le clapotement.

Donc il faut mâcher. Il faut mastiquer tout, jusqu'au bouillon, comme on l'a dit par hyperbole. Et si l'on veut être raisonnable, on ne boira pendant le repas que par gorgées, et seulement lorsque la bouche sera libre de tout bol alimentaire.

Si ces prescriptions doivent être applicables à tout le monde, à plus forte raison doivent-elles être la ligne de conduite des tuberculeux qui, avec leur manque d'appétit, regardent comme une corvée de manger, et s'empressent de boire à tout instant pour faire couler leurs aliments qu'ils ne mâchent point et par conséquent n'insalivent pas.

En résumé, pour nombre de tuberculeux, étant admis qu'ils savent manger, il est inutile de chercher une alimentation spéciale; une bonne table, que leur fait rapidement apprécier la cure d'air et de repos, leur suffit. Ils mangent de tout, beaucoup de tout et engraissent rapidement.

Mais tous n'en arrivent pas là d'un seul coup. Il y a les traînards de l'alimentation. Ils commencent par avoir besoin d'une alimentation surveillée spécialement. Ou bien, mangeant de tout, ils prennent trop peu de tout; ils se maintiennent, mais ne prennent pas de poids. C'est pour ceux-là que les divers régimes d'exception devront être mis en pratique.

Cela consiste à leur faire prendre, soit comme complément de leur repas incomplet, soit entre les repas, des aliments très nourrissants sous le plus petit volume possible.

L'aliment de ce genre qui occupe le premier rang, sur lequel on peut souvent compter, est la viande crue.

Dans le monde on a souvent peur de la viande crue, parce qu'elle est susceptible de donner le tænia. C'est un enfantillage. Car manger un beefsteak cru ou saignant est identiquement la même chose. Or, peu de gens redoutent la viande saignante, sans se douter que, pour tuer les cysticerques du tænia de la viande, il faut la faire cuire complètement. D'ailleurs, au pis aller, on emploiera la viande de mouton, mais elle est beaucoup moins agréable au goût, et au surplus il paraît démontré qu'elle contient aussi les germes de certain tænia.

Enfin l'éventualité d'un tænia n'est point chose si terrible. Car, depuis que nous possédons la pelletiérine, c'est un jeu de le tuer et de l'expulser presque à coup sûr en trois heures environ.

Tous les procédés sont bons pour prendre la viande crue. En pulpe très fine obtenue au tamis, râpée simplement au couteau, ou seulement bien hachée, chaque malade a sa façon préférée de l'absorber. La plupart du temps, nous la faisons préparer en assez grosses boulettes garnissant le fond d'une assiette. On sert en même temps un bouillon bien dégraissé. Le malade prend à la cuiller chaque boulette, la trempe dans le bouillon et tout passe fort bien ; inutile d'énumérer tous les artifices de véhicule employés au gré de chaque patient.

La viande crue a cet immense avantage de se digérer avec une rapidité étonnante. Donnée en supplément d'un repas trop incomplet ou comme goûter, elle ne gêne souvent en rien, même à doses élevées. Bien souvent, nous en avons fait prendre

150 grammes trois fois par jour à des malades qui mangeaient plus ou moins à table.

Mais qu'on ne s'attende pas à ce que tous les tuberculeux supportent la viande crue, même passagèrement. C'est un aliment de premier ordre comme l'huile de foie de morue, mais il faut qu'il soit toléré ; qu'il soit pris, rien de plus simple, mais digéré, c'est une autre affaire.

Nombre de malades, même sans diarrhée, la rendent à peu près telle qu'ils l'ont prise ; nombre d'autres voient leurs selles devenir mauvaises pendant qu'ils en prennent, et redevenir bonnes dès qu'ils cessent son emploi.

A côté de la viande crue se placent les poudres de viandes et les peptones, pour lesquelles malheureusement les réflexions précédentes sont aussi de saison.

Les poudres de viande ont le défaut d'être supportées en général très peu de temps par les malades. Les boîtes ou flacons débouchés depuis quelques jours prennent un fumet assez désagréable. Il faut dire qu'aujourd'hui ces poudres de viande pure ou mélangée à des fécules variées sont beaucoup mieux préparées qu'il y a des années.

Les peptones, sortes de viandes toutes digérées, ont la prétention, plus encore que les poudres précédentes, de représenter sous un petit volume, et sous une forme très facilement acceptable, un poids considérable de viande ordinaire. Les peptones de bonne marque sont d'excellentes préparations, que les personnes les plus délicates absorbent avec plaisir en solution dans divers véhicules.

Les œufs représentent également un aliment de premier choix pour les régimes d'exception, à cause de la facilité avec laquelle on peut les absorber. La plupart des malades les avalent crus ou à peine tiédis, à la coquille; d'autres n'en prennent que le jaune. Un mets fort délicat et rarement refusé est fait avec un ou deux jaunes d'œufs délayés dans du café noir ou du café au lait sucrés. L'œuf est commode, car on peut l'avoir la nuit à sa portée, et les tuberculeux qui se réveillent plusieurs fois en absorbent volontiers quelques-uns.

Mais il ne faut pas croire que les œufs, sous une forme quelconque, soient toujours l'aliment absolument parfait et inoffensif. Assez nombreuses sont les personnes bien portantes ou malades qui ne peuvent absolument pas les supporter sans être prises de troubles digestifs, soit douleurs gastriques, soit coliques intestinales avec phénomènes d'empoisonnement, soit crises hépatiques avec rejets de bile par l'estomac.

Depuis que la notion de la lécithine a pénétré dans la thérapeutique, les gens du monde, qui ne voient souvent que les extrèmes en tout, ont immédiatement établi cette conclusion que, dans l'œuf, le jaune seul servait à quelque chose, le blanc étant une chose tout à fait négligeable. Et, de parti pris, le malade s'est mis à sacrifier volontiers une douzaine d'œufs par jour pour en prendre les jaunes seulement. C'est là une pratique déplorable de façon générale.

Il est évident qu'un phtisique qui ne mange rien se trouvera fort bien d'absorber six ou huit jaunes d'œufs en laits de poule ou autrement et qu'il les digérera mieux que deux ou trois œufs entiers. Mais cela rentre dans les régimes d'exception.

Les trois quarts des malades, au contraire, peuvent absorber l'œuf dans sa totalité. Le blanc, le jaune réunis forment un aliment complet, parfait. Prendre un œuf, c'est prendre en moyenne 40 grammes de viande très assimilable, et, si l'on absorbe le jaune seulement, la quantité d'aliment est réduite à 15 grammes environ. Manœuvre absolument inutile d'une part, peu économique d'autre part; cela vaut d'être pris en considération, quand on ordonne les œufs comme agent de suralimentation à un patient peu fortuné.

Comme aliments liquides, il faut placer en première ligne le lait de bonne qualité et les bières fortes ou médicamenteuses.

En Allemagne, on a l'habitude de faire rentrer en général le lait de vache dans l'alimentation régulière. Il fait partie intégrante de la nourriture des malades.

Nous regardons le lait comme un des meilleurs auxiliaires de l'alimentation des tuberculeux.

C'est un aliment complet, parfait, qui a pour avantage de pousser aux fonctions dépuratives des reins. Mais, à moins d'indications thérapeutiques spéciales, nous ne le prescrivons jamais comme élément régulier de l'alimentation. En revanche, il nous sert dans les régimes d'exception au même titre que la viande crue et les œufs. Nombre de malades d'ailleurs prennent par goût plusieurs tasses de lait entre les repas.

De même pour la bière. En dehors des personnes qui en usent comme boisson de table ou par goût entre les repas, nous l'employons pour la suralimentation. Et alors nous choisissons les bières dites de malt, et mieux encore le stout ou porter, aliment parfait qui donne des résultats admirables quand il est pris à dose élevée.

Vient enfin l'huile de foie de morue, cette drogue merveilleuse quand elle est prise à haute dose, c'est-à-dire lorsqu'elle est bien supportée. C'est à la fois un aliment gras, le plus assimilable peut-être des corps gras, et un médicament dont l'action non douteuse prête à une foule d'interprétations.

L'huile de foie de morue prise à forte dose, six à huit cuillerées à soupe par jour, lorsqu'elle est bien supportée et absorbée, produit de véritables résurrections. Mais il faut qu'elle ne trouble en rien l'estomac, qu'elle ne dérange pas l'intestin et qu'on ne la trouve pas en nature dans les matières fécales.

Tous les médecins peuvent citer des cures merveilleuses dues à l'action reconstituante de ce produit industriel.

On ne saurait dire malheureusement qu'avec de la patience et de l'ingéniosité de la part du médecin, et du courage de la part du malade, on arrive toujours à la faire supporter à haute dose. On n'obtient au contraire un pareil résultat que dans l'infime minorité des cas, quels que soient les artifices employés.

A côté de l'huile de foie de morue, il faut placer le beurre de bonne qualité ; c'est un aliment de premier ordre et qui peut facilement remplacer cette dernière. Il a l'immense avantage de plaire à tout le monde et de se prendre en mangeant.

On augmenterait à volonté la liste de ces aliments qui peuvent servir aux régimes d'exception, car depuis quelques années l'industrie a fourni des quantités de produits, végétaux ou animaux ou simplement chimiques, qui rendent des services à l'occasion. On n'a que l'embarras du choix. Mais là n'est pas la difficulté.

Il s'agit qu'ils soient assimilés. Suivant le vieil adage, il n'y a que ce qu'on assimile qui vous nourrit.

Or nous sommes en présence d'un problème assez ardu qu'il est bon d'expliquer avant d'attaquer le chapitre de la suralimentation.

La nourriture de tout le monde convient et suffit aux trois quarts des phtisiques pour se guérir. Si un malade donné ne s'accommode pas de cette nourriture, c'est qu'il a des accidents d'état général ou local qui s'y opposent. Chez l'un c'est le manque absolu d'appétit; chez l'autre c'est la rébellion de l'estomac; chez un autre c'est l'insuffisance de la digestion stomacale ou intestinale, etc. En présence de ces tuberculeux-là, que nous avons appelés les pathologiques de la cure, il faut renverser les termes de la méthode. Avant de les mettre au régime alimentaire commun, on sera obligé d'employer chez eux à titre d'aliments réguliers les agents que nous employons à titres d'aliments d'exception chez les malades normaux de la cure.

C'est ici que l'ingéniosité du médecin doit entrer en scène. Aux tuberculeux qui ne mangent rien, il faut arriver à faire manger quelque chose. On commence par ce qu'on peut leur faire accepter, par n'importe quoi. Peu à peu les fonctions digestives se relèvent et l'on peut alors choisir les aliments les meilleurs. Mais, au début, ce qu'il y a de meilleur, c'est tout ce que le malade peut absorber et digérer. Tous les procédés sont bons. Quelquefois il faut recourir au gavage par la sonde, pour donner le premier coup de fouet aux fonctions d'assimilation. Le gavage ne saurait guère être qu'un procédé absolument passager d'alimentation, pour parer aux grands accidents de l'anorexie ou à certains vomissements graves par leur répétition. Car la digestion stomacale, pour être régulière, a besoin du travail préliminaire de la mastication et de l'insalivation.

C'est alors que l'on s'aperçoit que les données théoriques de l'alimentation d'après la chimie se trouvent souvent en défaut.

Nous connaissons un tuberculeux bien guéri depuis plusieurs années, qui, très fébrile matin et soir au début de sa maladie, était dans l'impossibilité d'absorber les aliments ordinaires. Pendant plus de deux mois il s'est nourri exclusivement avec des œufs crus qu'il absorbait au nombre de dix-huit à vingt-quatre par jour ; avec cela une quantité relativement considérable de vin pur de bonne qualité. C'est avec ce régime qu'il a tué sa fièvre et tenu ses bacilles en échec jusqu'au moment où il a pu absorber enfin un peu de pain.

Autre fait.

Nous avons eu sous notre direction un malade d'une cinquantaine d'années, homme superbe de stature, de la race de ces individus qu'on croirait destinés à faire des centenaires s'ils menaient une vie régulière. Celui-là, grand aventurier, coureur des cinq parties du monde, s'était livré à tous les excès, et surtout à l'alcool. Il nous arriva émacié, tuberculeux fibreux des deux sommets, ne pouvant prendre aucun aliment. Il vivait exclusivement de vin, d'alcools variés et d'absinthe. Il crachait du sang, il en vomissait quelquefois. Pendant plusieurs mois, soumis à la cure d'air et de repos, il se nourrit de viande crue, représentée par un énorme beefsteak qu'il mangeait nature matin et soir, en y joignant quelque peu d'oignon, d'échalotes ou d'ail crus également. Du pain et des légumes, il n'y a pas à en parler, mais il continuait à absorber des quantités considérables de vin et de grogs au rhum. A ce régime il devint superbe, engraissa d'une série de kilogrammes, nettoya d'une façon remarquable ses lésions pulmonaires, et partit non moins alcoolique qu'à son arrivée, mais absolument transformé.

Nous citerons encore un autre malade qui est arrivé à tuer sa fièvre en absorbant journellement et de façon exclusive, de 450 à 500 grammes de viande crue, mangée nature à la fourchette, et 1 litre et demi à 2 litres de bon lait par jour.

Ces faits, comme beaucoup d'autres analogues, démontrent qu'en présence de tuberculeux qui ne supportent pas ou mieux, qui n'absorbent pas les aliments ordinaires, il faut instituer un régime quelconque, dût-il ne pas être en accord parfait avec les données théoriques de la chimie biologique.

CHAPITRE III

DE LA SURALIMENTATION CHEZ LES TUBERCULEUX

Si en tout temps on a conseillé aux phtisiques de bien manger, il y a pas mal d'années déjà qu'on a préconisé pour eux la suralimentation. Ce mot, qui se définit lui-même, ne traduit pas toujours le même fait. Suralimenter quelqu'un, au sens propre, veut dire qu'en plus de sa nourriture ordinaire plus ou moins rationnelle, on lui fait absorber des aliments supplémentaires soit aux repas, soit entre les repas. C'était en effet la pratique médicale courante il y a quelque vingt ans.

Les malades mangeaient tant qu'ils pouvaient aux grands repas, et depuis le matin jusqu'au soir, voire pendant la nuit même, on les bourrait le plus possible, de lait, de beurre, d'œufs, de viande crue, de viande froide, d'huile de foie de morue, de bière ou même d'alcool.

Mais peu à peu le sens du mot a légèrement changé.

Aujourd'hui, nombre de malades prétendent faire de la suralimentation lorsque, sans appétit, ne mangeant rien ou presque rien à table, ils prennent à la fin de chaque grand repas un ou deux œufs, le plus souvent les jaunes seuls, et trois ou quatre fois dans la journée un œuf ou deux (toujours les jaunes), de la viande crue, quelques tasses de lait, etc.

Ce sont là des régimes d'exception, tout simplement.

Pendant pas mal d'années, nous avons assisté à la suralimentation de nos malades de sanatorium ; c'était l'ordonnance, c'était la mode, c'était la vitesse acquise, et il n'était admissible pour aucun tuberculeux qu'il pût se guérir autrement. Les viandes saignantes, la viande crue, les œufs, étaient les grands agents de la méthode ; les uns se suralimentaient en mangeant à table des quantités de viande incroyables, sans compter le reste ; les autres en absorbant œufs et viande crue à la fin des repas ou entre les repas.

C'était l'époque où, partant de ce principe que les arthritiques faisaient de la phtisie plutôt bénigne, fibreuse, on pensait guérir les malades en les rendant arthritiques, comme beaucoup de goutteux, en les poussant au régime carné à outrance.

Mais ce fut aussi l'époque des hémoptysies journalières et sans cause connue. Les tuberculeux suralimentés crachaient le sang, sans savoir pourquoi.

Mais ce fut aussi l'époque où les tuberculeux

avaient des congestions pulmonaires, des poussées, comme on disait alors, pour des motifs insignifiants.

Mais ce fut aussi l'époque où une foule de malades, après avoir admirablement profité de leur cure pendant un, deux, trois mois, et alors qu'on escomptait leur guérison, étaient pris d'accidents multiples qui remettaient tout en question, les troubles digestifs, la diarrhée, les congestions hépatiques, la lithiase biliaire, la glycosurie, la gravelle rénale, l'albuminurie, etc., sans compter le retour offensif des lésions du poumon.

On peut affirmer que pas mal de malades ne guérissaient point, qui aujourd'hui feraient des guérisons sûres et rapides.

Enfin on ouvrit les yeux sur ces anomalies et l'on commença à suspecter la suralimentation.

Bien sûr de notre fait, nous agitâmes la cloche d'alarme en publiant en 1902 et 1903 une série d'articles sur les méfaits de la suralimentation, et aussitôt de tous côtés surgirent les observations concordantes venant à l'appui de ce que nous avancions, et des travaux d'ensemble parurent sur la question. De sorte qu'à l'heure actuelle, si l'on parle de suralimentation, c'est surtout pour en préciser les méfaits, et l'on dit plutôt qu'il faut aux tuberculeux une alimentation forte et raisonnée.

Le résultat de cette campagne, immédiat et le plus clair, dans notre sphère d'action particulière, a été de supprimer net les hémoptysies journalières, banales, stupides, qui tenaient sans cesse les médecins en éveil. Car les trois quarts au moins des crachements de sang chez les phtisiques étaient d'origine alimentaire.

Le résultat plus éloigné, mais non moins remarquable, c'est qu'avec la notion des exutoires tuberculeux du poumon, nous avons pu d'une part mettre à l'abri d'accidents variés nombre de malades, et d'autre part les guérir souvent, alors qu'auparavant nous les voyions traîner leur maladie et rester de véritables infirmes.

Tels sont les faits, exposés d'une façon générale. Entrons maintenant dans quelques explications.

Il est incontestable que nombre de phtisiques peuvent impunément prendre une forte alimentation, faire même une suralimentation carnée prolongée sans inconvénient, et enlever leur guérison plus ou moins rapidement.

Mais les autres peuvent être classés en deux catégories.

Les uns peuvent supporter une forte alimentation carnée, mais pendant un certain temps seulement. Arrivés à un certain point de leur cure, s'ils persistent dans la suralimentation, ils sont pris d'accident variés, parmi lesquels l'hémoptysie alimentaire est généralement l'avertissement d'alarme. Si, bien avisé, le médecin dirigeant change radicalement leur régime, tous les accidents cessent comme par enchantement, et la marche vers la guérison reprend de plus belle.

Les autres, même dès le début de leur cure, ne peuvent supporter aucune alimentation carnée, aucun régime dit tonique. Si, ne sachant pas, on persiste dans cette erreur, non seulement les malades ne se relèvent point, mais ils périclitent. Inutile de rapporter des exemples, ils sont de tous les instants.

C'est ce que nous avons appelé l'*intolérance secondaire* et l'*intolérance primitive* pour la suralimention.

Il y a enfin une troisième catégorie de tuberculeux qui peuvent ultérieurement appartenir à l'une des deux précédentes, mais qui, dès le début, pour un certain nombre de jours au moins, sont des intolérants primitifs et quasi absolus. Ce sont les tuberculeux en plein surmenage. Ces malades-là, grands fébriles, à poumon encombré, avec un foie congestionné, des urines rares et souvent chargées de matière colorante de la bile et d'autres produits d'usure organique, sont des *noli me tangere;* un médicament antifébrile peut les tuer en vingt-quatre ou trente-six heures, et si, sous prétexte qu'ils sont tuberculeux, et par le seul fait de la théorie suralimentaire ou même simplement alimentaire régnante, on les pousse à se nourrir, on décuple de suite tous les accidents qu'ils présentent.

Ces malades-là ne sont justiciables que d'un seul

traitement, le repos et la diète liquide. Et bien souvent, en quarante-huit heures on verra la fièvre tomber toute seule, le teint s'éclaircir, les urines devenir abondantes et transparentes, le foie se rétracter, et le poumon se décongestionner comme par miracle.

Cela, c'est de la pathologie générale.

Nous avions mis au clair depuis longtemps la question du surmenage chez les phtisiques, et notre thérapeutique était fixée à leur égard.

Mais lorsque la notion d'intolérance alimentaire s'établit pour nous, nous cherchâmes naturellement à savoir le pourquoi de cette intolérance. Il nous a semblé que les hémoptysies alimentaires d'abord, et ensuite les accidents de l'alimentation excessive, se voyaient surtout chez les tuberculeux présentant une tare de l'appareil cardio-vasculaire.

Que l'on n'aille pas en conclure que tous les phtisiques sont des cardiaques, et qu'ils sont destinés plus tard à mourir d'une maladie de cœur. C'est déjà bien assez pitoyable de constater, comme nous l'avons fait depuis quinze ans, que la moitié environ des malades de sanatorium ont une tare quelconque de la circulation sanguine. Quant à l'origine de cette tare, elle est certainement multiple, mais nous croyons fort qu'il faut la faire remonter à la croissance, si pénible, si mal dirigée d'ordinaire, chez les candidats à la phtisie. Tout l'organisme cède devant l'accroissement exagéré de la charpente osseuse du sujet, et le cœur cède aussi, inférieur à sa tâche momentanée. Tout cela passe inaperçu, s'arrange tout seul. Mais, la croissance faite, survienne la tuberculose, et aussitôt on s'aperçoit d'un léger trouble valvulaire au cœur, trouble valvulaire que décuple passagèrement tout surmenage intellectuel, musculaire et même alimentaire. Empressons-nous de tranquilliser jeunes gens et familles. Car, lorsque le tuberculeux sera guéri, il ne s'occupera pas plus de son cœur qu'il ne s'en occupait avant l'attaque de phtisie.

Mais n'empêche que, tant qu'il sera sous le coup de la maladie de poitrine, le médecin aura à compter avec son système circulatoire.

Nous ne parlons pas, bien entendu, des malades qui, d'âge quelconque, avaient une affection cardiaque bien caractérisée et qui s'impose d'elle-même au médecin, quand ils sont devenus tuberculeux. C'est là de l'histoire ancienne et bien connue.

On voit somme toute que le problème de la cure des phtisiques n'est pas tout à fait aussi simple qu'on pouvait le croire à une époque, et c'est encore d'hier, où l'on faisait une équation algébrique entre les mots *tuberculose* et *suralimentation*. Affaire de nuances, comme en tout.

Le principe est bon évidemment. Tuberculose veut dire déchéance, et déchéance implique relèvement pour la lutte. Mais, pendant une vingtaine d'années au moins, on a trop oublié ce que nos anciens maîtres connaissaient si bien, c'est-à-dire que le médecin soigne des tuberculeux et non pas la tuberculose, contre laquelle jusqu'à présent il n'a aucune arme directe, et que chacun a sa façon d'être tuberculeux, suivant sa constitution et suivant l'état de ses organes vitaux, et que soigner des phtisiques n'est pas faire de la médecine spéciale, mais bien de la médecine générale.

La conclusion, c'est qu'au point de vue du régime il faut trouver pour les tuberculeux la *formule alimentaire* qui leur convient. Et dans cet ordre d'idées, non seulement il faut découvrir cette formule particulière, lorsque des accidents quelconques nous montrent que l'on suivait une mauvaise voie, mais il faut, si possible, par l'examen approfondi, raisonné, d'un tuberculeux qui se confie à nos soins, prévoir de suite qu'il sera justiciable de telle ou telle formule alimentaire. Question de pratique, comme toujours.

Sans entrer dans de trop grands détails, nous devons dire, de façon générale, qu'en fait de suralimentation ou d'alimentation simplement, il faut, chez les phtisiques, considérer deux choses : la quantité et la qualité.

Il y a des malades qui, sortis de leur phase de déchéance vraie, et marchant vers la guérison, sont obligés de réduire la *masse* de leurs aliments, quelle qu'en soit la nature. Le régime mixte, carné, végétarien, leur convient, à condition qu'ils soient sobres en tout.

Mais il y a des malades qui, dans les mêmes conditions, en voie notable d'amélioration, sont pris d'incidents morbides sur lesquels le médecin avisé ne se trompe point. Ici ce n'est pas la quantité, c'est la qualité des aliments qui est en jeu. On supprime l'aliment carné de la nourriture, et l'équilibre se rétablit. Il y a même plus. Certains de ces malades, qui ne pouvaient plus tolérer une masse très ordinaire d'aliments carnés et autres, sont capables maintenant d'absorber sans inconvénient une plus grande masse de nourriture lacto-végétarienne, avec laquelle ils achèvent en paix leur guérison.

Tout cela est d'une précision remarquable dans la clinique des tuberculeux. Et le tableau se complète par ce fait d'observation plus curieux encore.

Des malades que, par suite d'*intolérance secondaire* pour l'alimentation carnée, le médecin a dû mettre au régime lacto-végétarien ou végétarien-féculent jusqu'à achèvement de leur guérison, peuvent, lorsque cette guérison est bien confirmée, reprendre peu à peu impunément le régime alimentaire de tout le monde. Nous pourrions citer une série de cas de ce genre relatifs à des tuberculeux en guérison parfaite depuis plusieurs années.

CHAPITRE IV

LES MÉDICATIONS ANTITUBERCULEUSES

Il existe, comme nous l'avons dit plus haut, une série de médicaments dont l'action, pour les médecins, est justiciable d'interprétations variées, les uns en faisant des spécifiques, les autres des excitants des fonctions digestives, d'autres les regardant comme de vulgaires toniques généraux. Mais pour les gens du monde, habitués à voir prescrire ces drogues, toujours les mêmes à peu près, dès que l'on parle de maladie de poitrine, ce sont là des médicaments spécifiques, antituberculeux.

Les plus célèbres sont la créosote et ses congénères.

Au début, on les administrait par l'estomac. Mais, d'après ce principe que l'estomac est la place forte des tuberculeux et qu'il faut le ménager à tout prix, et d'après ce fait d'observation que nombre de malades ne pouvaient les supporter, on les administra bientôt par le rectum en lavements de formules variées. Comme très souvent on irritait ainsi l'intestin, provoquant parfois du ténesme et des selles trop fréquentes, on arriva à les injecter sous la peau, dans le double but de parer aux inconvénients précédents et d'avoir une action plus rapide et plus énergique. Tantôt on injecte la créosote seule, tantôt on y joint d'autres principes comme l'eucalyptol, etc. Aujourd'hui, c'est le gaïacol qui est le plus en honneur, sous des formes variables.

Quelles que soient les théories sur l'action de ces agents, il n'est pas facile de les juger à leur juste valeur. Nous avons déjà dit que les tuberculoses fébriles s'en accommodaient fort mal en général. Ce qui est un argument contre leur propriété antibacillaire. Dans les tuberculoses apyrétiques, les médecins qui voient les choses de sang-froid déclarent qu'à petites doses on en obtient de bons effets sur les fonctions digestives et sur les sécrétions pulmonaires.

Il est une considération dont il faut tenir grand compte dans les appréciations, c'est la suivante : Dans la clientèle, on trouve deux sortes de malades, les riches et les malheureux. Quel est le médecin qui, recevant un tuberculeux de situation aisée, ne lui ordonne pas de suivre une hygiène spéciale, comprenant le repos, l'air pur autant que possible, et une nourriture solide, en même temps qu'il lui prescrit la créosote ou ses congénères ? Que d'ordonnances nous avons vues qui comprenaient, il est vrai, la créosote, le gaïacol par un procédé quelconque, mais qui comprenaient aussi la suralimentation par les poudres de viande, la viande crue, l'huile de foie de morue, etc., sans compter les mesures d'hygiène habituelles? Le malade s'améliore, c'est la règle. Mais est-ce la créosote qui l'a amélioré ?

Pour les tuberculeux pauvres, l'exemple est encore plus frappant, dans la clientèle hospitalière. Le médecin d'hôpital prend un de ces malheureux phtisiques, encore en état de digérer, mais absolument éreinté parce qu'il n'a pas cessé de travailler, parce qu'il n'a pas mangé, sinon, comme on dit, de la vache enragée, depuis des mois. Il lui donne un bon lit, il le met au repos, il lui octroie une nourriture non pas recherchée, mais saine et abondante; une partie de la journée, le malade se livre au *farniente* dans le jardin, se laisse vivre sans soucis, se couche tôt et se lève tard. Il prend un médicament, créosote ou autre, par la bouche, le rectum ou par le tissu sous-cutané. En quelques semaines, il se transforme, il engraisse, il tousse moins, il est sur pied. En conclura-t-on que la créosote l'a sauvé? Mais à ce misérable famélique vous avez donné à manger, à cet éreinté vous avez donné le repos. Dans ces conditions, vous lui auriez donné n'importe quel médicament inoffensif que le résultat eût été le même ou sensiblement, si tant est que la créosote a pu jouer un léger rôle dans le relèvement de ses fonctions digestives et dans la diminution de ses expectorations.

On voit combien il est facile de commettre des erreurs d'appréciation en fait de médications antituberculeuses.

Nous tenons à bien faire remarquer que nous faisons ici de la pure critique de bonne foi et non pas du dénigrement de parti pris.

Depuis vingt-deux **ans**, nous dirigeons la cure de nombreux tuberculeux de toute catégorie. Les premières années, nous avons naturellement sacrifié aux méthodes courantes en administrant la créosote.

Nous avouons sincèrement que les malades curables soumis à ce médicament n'allaient pas plus vite vers la guérison que ceux, fort comparables en tout d'ailleurs, qui n'en prenaient point.

Nous avons observé que le tuberculeux capable de guérir ou susceptible d'une amélioration sérieuse n'a besoin d'aucun médicament dit antibacillaire dès qu'il est soumis au traitement hygiénique. L'action sur les voies digestives, l'action sur la sécrétion pulmonaire, qu'à la rigueur on attribue sincèrement à ces drogues variées, il n'y a pas lieu de les leur demander. Les fonctions gastro-intestinales se relèvent, les lésions pulmonaires se nettoient, les crachats et l'oppression diminuent par le seul fait de la cure d'air et du repos. C'en est le premier résultat.

Aussi avons-nous renoncé à peu près à prescrire la créosote et ses congénères à nos malades. Et nos cures n'en ont pas été moins belles. Nos tuberculeux nous en savent gré, car, outre qu'ils vont bien, ils n'ont aucun des petits ennuis de ces médicaments, et leur bourse ne s'en trouve pas plus mal, ce qui est à considérer.

Nous ajouterons encore que les malades eux-mêmes sont les premiers à demander la suppression de tel ou tel médicament qu'ils prenaient avant d'être soumis à la cure. Que répondre à un tuberculeux qui nous arrive encore tout imprégné par les injections sous-cutanées de créosote, d'eucalyptol ou de gaïacol, qui pendant les premiers jours de repos à la suite de son long voyage a cessé ces injections, et qui de lui-même, huit jours après, se sentant revivre à la cure d'air, nous demande s'il est vraiment utile de se soumettre de nouveau à ce traumatisme journalier?

Depuis quelques années la médication par les sels de chaux est revenue à la mode, mais bien mieux précisée, réglée qu'autrefois, ce retour ayant été précédé de nombreux et remarquables travaux sur la biologie chimique des tuberculeux et surtout sur la déminéralisation qui est trop souvent leur triste apanage. Et en partant de ces idées théoriques, on a institué des régimes alimentaires qui ne peuvent manquer de donner de bons résultats chez pas mal de malades, car ils participent en grande partie de la méthode rationnelle. Lorsqu'on réglemente sévèrement les aliments et les boissons d'un tuberculeux désordonné jusque-là, même si l'on ne s'occupe pas de ses poumons ni de sa tuberculose, on peut affirmer d'avance que le succès, au moins passager, couronnera cette intervention.

Le régime récalcifiant, comme on l'appelle, est donc un bon régime. Reste à savoir si les phosphates calcaires qui en sont la raison d'être y jouent le rôle capital qu'on leur demande. Car il n'est peut-être pas encore bien démontré que notre organisme s'assimile beaucoup les phosphates minéraux quand le règne végétal ne nous les a pas préparés. Il est vrai que s'ils ne sont guère absorbés, ils peuvent être utiles à d'autres points de vue, comme beaucoup d'autres corps analogues, pendant l'acte de la digestion gastro-intestinale.

Les eaux sulfureuses ont joué un rôle considérable dans la cure des maladies de poitrine, qu'on en prît à domicile, ou qu'on les prît sur place, et leurs stations thermales sont toujours très en honneur pour les tuberculeux.

Lorsque la phtisie se confondait avec les bronchites chroniques, les catarrhes pulmonaires, etc., on envoyait indistinctement tous les pulmonaires chroniques aux cures sulfureuses. Et beaucoup de malades y trouvaient incontestablement un grand bénéfice.

Depuis qu'on a dépisté le bacille tuberculeux caché sous la plupart des états catarrhaux du poumon, on se montre un peu plus réservé à l'égard des eaux sulfureuses, et les indications de la cure thermale se sont précisées.

Si l'on n'affirme plus guère l'action spécifique des eaux sulfureuses sur les lésions tuberculeuses du poumon, en revanche on admet, et avec raison, que certaines formes de phtisie, plus ou moins torpides, sans éréthisme général, chez des individus dits catarrheux, se trouvent bien d'une cure aux Eaux-Bonnes, par exemple.

Cette cure donnait de beaux résultats depuis des siècles, et il n'y a pas de raison pour qu'elle ait cessé d'être bonne tout à coup, par simple question de mode, ou par le seul fait que le microbe de la phtisie est connu. Il n'y a donc aucun motif de délaisser les stations sulfureuses.

Mais il faut d'une part choisir les tuberculeux qu'on y envoie, et d'autre part il faut que le malade ne contre-balance point le bénéfice de sa cure hydro-minérale en y suivant une hygiène déplorable.

Dans la cure thermale que va faire le tuberculeux, il y a deux choses. D'abord la médication sulfureuse *intus et extra* qui demande à être méthodiquement et prudemment dirigée par le médecin, sous peine trop souvent de nuire au lieu d'être salutaire. Ensuite la cure d'air et de repos qu'on doit faire dans une station en général agréablement située à la montagne. Car le repos physique et moral doit être le complément indispensable de la cure hydro-minérale.

Si le tuberculeux va dans une station thermale pour prendre les eaux, et que pendant tout son séjour il y mène une vie de fatigue, de surmenage, de distractions sans trêve, il eût été bien préférable pour lui d'aller se reposer tranquillement à la campagne.

Ce genre de vie anti-hygiénique auquel on s'abandonne trop souvent dans les stations thermales est la cause majeure de la plupart des insuccès sur place de la médication sulfureuse, et les malades qui, après trois semaines de vie mondaine, d'excursions fatigantes et de surmenage, quittent la station absolument éreintés et plus malades qu'à leur arrivée, ne se gênent point pour jeter le discrédit sur la cure thermale, car ils ne s'avouent jamais que son insuccès tient uniquement au genre de vie qu'ils ont mené.

Tout ce qui concerne les eaux sulfureuses est absolument applicable aux eaux dont la caractéristique est l'arsenic, type Mont-Dore. Lorsque l'indication de la cure mont-dorienne est nette chez un tuberculeux, lorsque celui-ci fait dans cette station un séjour de repos, de calme, évitant tous les écarts de régime et d'exercice corporel, le bénéfice sera bien souvent remarquable; dans le cas contraire, le résultat de la cure sera trop souvent pitoyable, en dépit des eaux et du médecin qui n'en peut mais.

Cela revient à dire, comme toujours, que, partout où il va se soigner, le tuberculeux doit vivre suivant les principes de la cure rationnelle.

Qu'on ne suppose pas, d'après cette quasi-abstention de notre part, que nous considérons ces médications et d'autres analogues comme nuisibles et inutiles.

<table>
<tr><td>La phtisie.</td><td>10</td></tr>
</table>

Mais il faut distinguer.

Dans la clientèle, en dehors des conditions d'hygiène que donne le séjour à la campagne, les phtisiques bénéficient de l'action reconstituante d'une foule de médicaments, aussi bien dans la tuberculose que dans d'autres maladies chroniques, et il est justice que les médecins les emploient puisqu'il est bien établi que les patients en tirent un bénéfice considérable.

A la cure hygiénique que nous faisons, les conditions sont tout autres. De par le fait de l'hygiène nouvelle qu'ils y suivent, les tuberculeux fournissent rapidement, comme réaction de lutte contre la maladie, tout ce que peut fournir leur organisme, et les médications susdites, qui étaient de premier ordre à la ville, deviennent tout à fait accessoires à présent.

Tout est là.

Depuis une dizaine d'années, la question des médications antituberculeuses s'est singulièrement compliquée.

La tuberculine de Koch n'est jamais tombée dans l'oubli, malgré ses insuccès retentissants d'il y a vingt ans. Elle s'est d'abord adjoint une ou deux autres tuberculines. Puis chaque année, sinon plus, on vit apparaître des produits analogues sous des noms variés, mais le plus souvent appelés sérums antituberculeux, le nom de leur auteur les distinguant entre eux.

Les travaux, les communications aux sociétés

savantes et aux congrès du monde entier, se multiplièrent, chaque auteur pensant, naturellement et de toute bonne foi, que son produit se rapprochaît le plus du sérum antibacillaire que l'on cherche partout avec opiniâtreté et que jusqu'à présent nous n'entrevoyons que dans un rêve.

Tous ces sérums paraissent avoir des guérisons à leur actif, et les médecins spécialistes déclarent que dans certains cas ils leur ont rendu des services très appréciables.

Mais malgré tout, si l'on met de côté les résultats obtenus dans les tuberculoses chirurgicales et cutanées qui sont chose tout à fait à part, il faut avouer que la conviction est loin d'être faite sur leur action plus ou moins spécifique.

Que tous ces sérums, chacun de leur côté, aient paru contribuer, le plus franchement du monde, à guérir certains tuberculeux, même graves, il n'y a pas lieu de s'en étonner. Car cela rentre dans les faits, bien connus de tout temps, qu'avec toutes les médications possibles, des phtisiques même graves ont guéri.

En matière de tuberculose pulmonaire, ce ne sont pas des améliorations plus ou moins remarquables, ce ne sont pas même une ou deux guérisons plus remarquables encore, miraculeuses si l'on veut, qu'il faut apporter, pour affirmer la valeur antibacillaire d'un sérum quelconque, parce que cela ne sort pas de l'ordinaire.

CHAPITRE V

LES MÉDICATIONS ANTIFÉBRILES

En dehors de toute complication, les tuberculeux peuvent avoir deux espèces de fièvre : l'une que nous appellerons la fièvre d'usure ou de surmenage; l'autre que nous désignerons, avec tout le monde, sous le nom de fièvre tuberculeuse.

I. — La fièvre de surmenage.

La fièvre de surmenage sera décrite plus loin, avec les accidents de surmenage chez les phtisiques. Disons simplement ici que, survenant chez un malade apyrétique, ou se montrant comme surajoutée à la fièvre régulière d'un malade déjà fébrile, elle est justiciable d'un seul traitement nécessaire et heureusement suffisant, le repos.

2. — La fièvre tuberculeuse.

Celle-là, nous ne la décrirons pas, elle est trop connue des médecins et des malades, bien que pas mal de ces derniers, par une sorte de grâce particulière, l'aient parfois bien longtemps sans s'en douter.

Dans la phtisie, le patient s'habitue à tout ce qui revient tous les jours : c'est une des sources de ses illusions admirables.

Cette fièvre s'appelle tuberculeuse tout simplement, mais elle résulte évidemment d'une foule d'actions pathologiques au milieu desquelles celle du bacille de Koch joue un rôle plus ou moins accentué. Il est bien évident que toutes les actions microbiennes qui, avec ledit bacille, font la phtisie, peuvent revendiquer une grande part dans sa production.

On ne l'observe bien dégagée de tout autre élément que chez le tuberculeux à la cure de repos. Car les malades en liberté, régulièrement fébriles, ont constamment un supplément de fièvre dû au surmenage.

À leur arrivée au sanatorium, on leur trouve une température beaucoup plus élevée qu'ils ne l'auront après quelques jours de cure d'air et de repos, quand ils auront liquidé leur supplément de surmenage.

Jusque-là, comme on peut le prévoir, tous les médicaments antithermiques ont beau jeu pour abaisser la température de ces malades pendant les premiers jours, comme ils avaient beau jeu pour tuer complètement la fièvre d'usure pure et simple.

Mais quand le patient a ramené sa fièvre tuberculeuse à son degré réel et non pas apparent, lorsque les premiers jours de cure ont produit les effets favorables habituels, la question change de face.

Cette fièvre tuberculeuse, aucune drogue connue, croyons-nous, ne la fera disparaître. On peut la casser, la modifier, l'abattre momentanément, tout ce que l'on en voudra faire on le fera plus ou moins, car elle se laisse volontiers manier avec nos antithermiques actuels, et c'est tout.

La raison en est bien simple. C'est que cette fièvre a sa raison d'être dans l'activité des lésions pulmonaires, qui sont malheureusement en dehors de nos moyens thérapeutiques médicamenteux à l'heure actuelle.

Cette façon un peu cassante de juger l'impuissance de nos antithermiques contre la fièvre tuberculeuse étonnera probablement un peu le lecteur, mais, tout en ne demandant pas mieux que de croire à une fièvre tuberculeuse qu'on a coupée avec des médicaments, nous en sommes, pour nous, encore à chercher une observation probante.

Dans notre pratique, tout ce que nous avons vu qui se rapprochait de ce résultat avait trait simplement à la fièvre de surmenage.

Il faut donc être très sévère dans l'appréciation des faits.

La fièvre tuberculeuse, vraiment tuberculeuse,

ayant ses papiers de naturalisation, si l'on peut dire ainsi, ne se coupe pas en huit jours. Nous laissons de côté les complications aiguës, dites poussées tuberculeuses chez les phtisiques, car il s'agit ici de choses tout à fait différentes.

En réalité, la fièvre tuberculeuse cède, comme la fièvre de simple surmenage, à la suppression de sa cause. Et cette cause, c'est l'activité de la lésion pulmonaire, et cette activité ne disparaît que par le relèvement de l'état général du malade. Aussi le meilleur antithermique dans ce cas c'est la cure méthodique, c'est le temps qui permettent au patient d'être vainqueur dans la lutte antimicrobienne.

Alors, quelle est donc l'action des médicaments antithermiques que nous possédons et qui sont journellement prescrits à la plupart des malades ?

Parmi ces médicaments, les plus en usage actuellement sont l'antipyrine, l'acétanilide ou antifébrine, la phénacétine, la cryogénine, la marétine, etc. Leur action est la même, plus ou moins énergique suivant les malades, chaque médicament étant aussi mieux toléré par l'un ou par l'autre. Mais l'antipyrine est la plus célèbre de ces drogues.

Tous ces médicaments ont pour effet d'empêcher la fièvre de monter si on les donne au début de l'accès et d'abattre cette fièvre si, au moment de l'administration, l'accès est déjà avancé.

A dose suffisante, l'accès est jugulé, c'est le

mot. Au bout d'une demi-heure, quelquefois une heure, la température tombe à la normale et même au-dessous, et cette chute s'accompagne neuf fois sur dix de sueurs d'abondance variable, quelquefois fort pénibles. Souvent c'est là le seul inconvénient, mais souvent il y en a d'autres qui rendent aux patients ces drogues insupportables.

Cet abaissement de température a une durée qui varie de deux à quatre et six heures, pendant lesquelles le malade, s'il n'est pas trop mal en train, peut manger, reposer, ou s'occuper mieux de différentes choses.

C'est déjà très beau, mais très malheureusement cela ne dure pas. Bientôt le malaise de la fièvre reparaît, souvent avec un frisson vrai, et la température remonte, et l'accès revient dans son entier tel qu'il eût été si aucune intervention n'avait eu lieu.

On peut d'ailleurs couper ce second accès comme le premier. Mais la fièvre reviendra encore, plus tard, dans la nuit, mais elle reviendra,

Et au matin, le malade n'aura plus généralement sa chute normale de température.

Si l'on continue à poursuivre ainsi pendant plusieurs jours les accès de fièvre, à coups de grammes d'antipyrine, l'état fébrile du patient est complètement dissocié, dénaturé ; on n'y comprend plus rien.

Le résultat mauvais de cette pratique, c'est que le malade, qui aurait eu un bon accès de fièvre entre 2 heures et 7 ou 8 heures du soir, et qui le plus souvent n'aurait pas sué parce qu'il est à la cure jusqu'à 10 heures du soir et et qu'après il couche a peu près dehors, aura supporté en vingt-quatre heures deux ou trois suées fort gênantes et aura perdu le bénéfice fort appréciable de son apyrexie normale sans médicament, soit de 8 à 9 heures du soir à 11 heures, midi ou 1 heure de l'après-midi du lendemain.

Voilà ce qui se passe le plus souvent chez les tuberculeux fortement fébriles le soir, qui le matin sont apyrétiques ou à peine subfébriles.

Aussi sommes-nous d'avis qu'on doit en général laisser tranquillement supporter son accès de fièvre au tuberculeux qui, montant tous les soirs entre 3 et 7 heures à 38°, 38°,4, 39° et même 39°,5, est apyrétique le matin. Car sur vingt-quatre heures il y en a douze à peu près pendant lesquelles il ne brûle point. Ces cas-là sont d'ailleurs très fréquents. Les malades de cette catégorie, mis à la cure d'air et de repos, ne sont bientôt plus vraiment incommodés, et au besoin ils soupent une heure plus tard que les autres. Mais combien y en a-t-il qui dînent parfaitement en marquant 38° et plus sous l'aisselle !

Il y a mieux encore. Il n'est pas rare d'observer des malades, grands fébriles le soir, apyrétiques le matin, qui à midi font un repas nul ou mesquin, alors qu'ils ont 37°, et qui, en revanche, dévorent littéralement au repas du soir, alors que leur thermomètre marque 39°, 39°,5 et même 40°.

Ce que nous venons de dire des tuberculeux grands fébriles vespéraux implique naturellement que nous conseillons de laisser plus tranquilles encore les malades petits fébriles du soir. Quel que soit le degré de température atteint vers 3, 4, 5 heures par un tuberculeux qui à 6 heures et demie ou 7 heures n'aura plus que 37° à 37°,2, nous abandonnons cette fièvre à elle-même.

Et cela pour les raisons suivantes : le tuberculeux qui, même avec des lésions intenses, n'a qu'un peu d'élévation de température, se débarrassera assez rapidement de cette fièvre par la cure d'air et de repos. Et le tuberculeux qui a des lésions assez localisées, mais dont l'activité s'accuse par un accès violent tous les soirs, comporte neuf fois sur dix un pronostic favorable. Il tuera sa fièvre très probablement à la longue avec la cure d'air et de repos et l'alimentation qui en est la conséquence. Il faut, pour lui, tout sacrifier au relèvement de la nutrition. Et si, avec son accès du soir, il trouve le moyen de souper, il faut le laisser tranquille.

En principe, donc, nous ne sommes pas partisan des antithermiques dans ces cas-là.

Cette conduite est le résultat d'une longue expérience. Cependant, nous ne préconisons pas l'abstention absolue dans tous les cas. Il nous arrive parfois de prescrire l'antipyrine et ses congénères, sur des indications toutes particulières, mais ce n'est pas l'intensité du mouvement fébrile qui nous guide alors.

On trouve parfois des malades qui, même à la cure d'air, ne mangent pas le soir, parce que leur accès les gêne trop. Nous leur donnons l'antithermique. Tant mieux s'il est bien supporté, c'est-à-dire s'il n'ennuie pas plus le patient que sa fièvre même. Mais c'est en général pour peu de temps. Car, ou bien le malade en est incommodé pour la nuit et il en demande lui-même la suppression ; ou bien, pendant ce temps, la cure d'air fait son effet et la drogue devient inutile.

Nous prescrivons encore les antithermiques aux malades qui ont leur fièvre à une heure anormale, gênante. Par exemple, un tuberculeux apyrétique ou à peu près le matin, au lieu d'avoir son ascension thermométrique entre 3 et 6 heures, voit paraître subitement son accès vers 11 heures ou midi quand il se met à table. Nous avons observé que ces accès déplacés s'annoncent plus souvent avec un frissonnement désagréable ; ils sont généralement peu intenses comme élévation de température, mais le malaise qu'ils procurent rend le repas fort pénible ou impossible, et les quelques heures qui suivent sont non moins insupportables.

Dans ces cas-là, une dose active d'antipyrine ou d'antifébrine, prise une demi-heure avant le frissonnement, coupe net l'accès et toute sa séquelle. Et, comme si ladite fièvre avait vraiment une nature spéciale, elle ne reparait guère l'après-midi. Le malade déjeune à son aise, et, de retour à la cure, reste à 36°,5 ou 37°,3 ou 37°,4 toute la soirée.

Une autre indication est fournie par certains malades qu'une fièvre même modérée rend fort souffrants, les uns par la lourdeur de tête, l'état névralgique, les autres par une sorte d'énervement. L'antipyrine ou ses congénères atténueront ou même supprimeront totalement ces accessoires pénibles de l'élévation de température.

Mais qu'on se souvienne bien que, pour avoir dans ces cas-là tout le bénéfice du médicament sans en subir les inconvénients, il faut l'administrer au moment où l'on suppose que l'accès débute et non pas quand il est déjà évident pour le malade.

On voit que pour les antithermiques, aussi bien que pour les médicaments spécifiques, nous n'avons pas de parti pris absolu. L'observation nous a montré qu'il y avait avantage à s'en abstenir de façon générale dans une foule de cas où ils sont ordonnés, mais nous reconnaissons parfaitement leurs mérites et nous les mettons à profit dans des circonstances particulières.

S'il s'agit maintenant des formes continues ou mieux rémittentes de la fièvre tuberculeuse, la situation devient beaucoup plus difficile ; de même s'il y a seulement une chute voisine de la normale pendant une heure ou deux le matin, car le patient, repris de sa fièvre dès 8 ou 9 heures, n'a presque aucun bénéfice de cette rémission momentanée; trop souvent il en a seulement l'inconvénient, c'est-à-dire la sueur.

Dans ces circonstances, il faut s'inspirer des événements. La fièvre étant presque continue, il n'y a pas à craindre de la déplacer d'une façon gênante. Il faut avant tout soulager le malade des malaises de son état fébrile et, s'il ne mange pas, lui procurer des rémissions artificielles de sa température, pour lui permettre de mieux prendre des aliments. Car il ne faut jamais perdre de vue que le tuberculeux à fièvre continue ou subcontinue n'a de chances de se tirer d'affaire que s'il parvient à absorber de la nourriture.

Nous ne saurions terminer ce chapitre sans parler des frictions de gaïacol sur la peau, comme moyen antithermique. Quelle que soit la théorie de leur action, le fait le plus clair est qu'elles peuvent abaisser la température. Nous les avons naturellement employées, et nous regardons leur façon d'agir comme très analogue à celle de l'antipyrine. Mais elle est beaucoup moins sûre.

Nous avons observé, comme pour l'antipyrine, que les frictions de gaïacol abattent la fièvre, mais que celle-ci reparaît au moins aussi gênante quelques heures après.

Il est évident qu'à égalité d'action, chez les malades grands fébriles continus, les frictions de gaïacol trouveront leur emploi fréquent dans les conditions énumérées plus haut, au point de vue des ménagements dont on cherche à entourer l'estomac des patients.

Pour terminer ce sujet et pour mettre en garde de nouveau contre les erreurs d'interprétation quand il s'agit de juger l'action des antithermiques, nous citerons le fait suivant, qui se rapporte au gaïacol en frictions. Un tuberculeux, porteur de lésions pulmonaires graves, bilatérales, ouvertement condamné à mort dans un délai voisin, fébrile matin et soir, est envoyé à la cure d'air comme à une dernière chance de salut. L'alimentation était presque nulle, le cas semblait désespéré. Il fut mis à l'aération continue la plus sévère et on lui fit des frictions de gaïacol journellement. Le résultat de ces frictions était fort irrégulier, tantôt agissant, tantôt n'agissant pas, la courbe thermométrique était là pour le démontrer. La suppression de ces frictions, de temps en temps, faisait reparaître la fatale fièvre tuberculeuse nullement modifiée, et les lésions pulmonaires, après le premier nettoyage ordinaire produit par la cure d'air, restaient absolument stationnaires; de même pour tous les autres signes généraux.

Le mieux ne commença à se manifester qu'après plusieurs mois, quand le malade parvint à absorber 450 à 500 grammes de viande crue par jour. Alors, ce fut une résurrection. L'amaigrissement s'arrêta, les urines s'éclaircirent, la température baissa d'abord le matin, pour atteindre au cin-

quième mois la normale d'abord passagère, puis
constante ; de 38°,5 à 39° et plus tous les soirs, le
thermomètre descendit à 37°,2, 37°,5. Le patient
sortit du lit où il était attaché depuis des mois.

Voilà donc un malade qui a été frictionné au
gaïacol très longtemps. Et ces frictions ont été
impuissantes à modifier en quoi que ce soit l'évolution de sa fièvre tuberculeuse, jusqu'au jour
où, grâce à la cure méthodique, l'alimentation a
pu devenir satisfaisante.

CHAPITRE VI

LES MÉDICATIONS ACCESSOIRES

Le résumé de tout ce qui précède est que le tuberculeux curable qui *mord* à la cure d'air n'a besoin d'aucune médication.

Mais il y a une foule de prescriptions, de conseils, si l'on veut, qui, n'ayant aucunement la prétention de s'adresser à la cause de la maladie, voire même à la lésion pulmonaire, constituent la médication hygiénique des tuberculeux, car elle fait partie de leur cure d'hygiène. C'est ce que nous appelons l'ensemble des médications accessoires. Nous allons les signaler dans un ordre quelconque, sans prétention à une classification, simplement organe par organe.

I. — Hygiène de la peau.

Le tuberculeux doit entretenir dans les conditions les meilleures ses fonctions cutanées.

Dans ce but, les moyens à recommander sont les suivants :

1° *Les frictions sèches ou humides.* — Ces frictions s'adressent à tous les malades, fébriles ou non fébriles. On les fait le matin ou le soir, matin et soir au besoin. Dans notre pratique, nous nous bornons à la friction matinale. Elle doit être faite au lit, au réveil, avant de prendre le petit déjeuner.

Inutile d'insister sur les instruments variés destinés à cette petite opération. Le plus souvent, c'est le tampon de flanelle, le gant de laine ou de crin. Le malade se met à nu et le frotteur fait la friction en longueur, sur tout le corps, du cou et des bras jusqu'aux extrémités inférieures en avant et en arrière. La peau doit rougir plus ou moins. L'opération terminée, le malade remet sa chemise de flanelle et s'enfouit sous ses couvertures pendant cinq ou dix minutes; après quoi il déjeune.

Si la friction est humide, on emploie un gant rude quelconque plus ou moins imbibé d'un liquide irritant, alcool pur ou odorisé, vinaigre aromatique, mélange d'alcool et de térébenthine, etc. Nous employons d'habitude l'alcool coupé d'eau de Cologne et aromatisé avec l'essence de lavande.

La friction, d'abord humide, devient sèche à la fin par évaporation du liquide sur la peau et sur le gant. Le manuel opératoire est identique à celui de la friction sèche.

. Le résultat de cette manœuvre, faite le matin, est de donner au malade réenfoui quelques minutes sous ses couvertures une réaction légère suivie d'une sensation de bien-être général; cela le réveille mieux et le dispose à bien prendre son premier déjeuner.

2° *Les bains.* — A moins de contre-indications spéciales et tout à fait rares, que le médecin aura à apprécier pour tel ou tel individu, les tuberculeux non fébriles peuvent être baignés sans aucun inconvénient, et il faut ajouter avec avantage.

C'est pourtant une pratique qui est loin d'être acceptée par tous les médecins, sans compter que nombre de malades, imbus du préjugé, y sont assez réfractaires. Quant à nous, nous baignons sans crainte les tuberculeux non fébriles, et nous n'avons jamais constaté que le moindre inconvénient pût en résulter.

Le bain doit être pris de préférence le matin vers 10 heures et demie ou 11 heures, à la baignoire, dans une salle suffisamment chaude. Il sera simple, plus ou moins médicamenteux, suivant les goûts de chacun approuvés par le médecin. Sa température doit être en hiver de 37°. Nous conseillons de le faire durer dix minutes. Au sortir du bain, le patient est essuyé et frictionné fortement dans son peignoir-éponge, et, en quittant la cabine, il doit faire une petite promenade avant d'aller s'immobiliser. Dans ces conditions, le bain est une excellente chose et peut être renouvelé toutes les semaines.

3° *L'hydrothérapie vraie.* — Nous ne parlerons pas ici de la douche chaude ou tiède limitée aux membres inférieurs, qu'on emploie pour combattre certains accidents particuliers.

Quant à la douche froide, peu employée en France, envisagée comme moyen hygiénique, nous pensons qu'il faut la réserver pour les tuberculeux en guérison apparente chez lesquels on veut produire un endurcissement énergique. Il ne faut pas oublier que la douche froide, même dans ces conditions, est un agent qui demande à être manié avec prudence et par une main expérimentée.

Nous employons plus couramment le tub froid chez presque tous nos malades. D'un maniement très facile, il convient à tous les tuberculeux qui n'ont pas de fièvre matinale. Appliqué l'hiver comme l'été, c'est un agent remarquable d'endurcissement.

Voici notre façon de l'administrer : le tub est tout préparé la veille au soir devant la toilette, la cuvette est remplie d'eau pour qu'elle ait simplement la température de la chambre ; s'il fait froid le matin on relève légèrement sa température avec très peu d'eau chaude. Mais quand les malades sont coutumiers de l'opération ils prennent l'eau telle qu'elle est même en hiver.

Au réveil, tout chaud de la chaleur du sommeil, le malade se déshabille, recouvre son lit avec les couvertures pour qu'il ne se refroidisse point. Debout dans son tub, il saisit de chaque main une éponge ruisselante qu'il va rapidement exprimer sur chaque épaule, une fois plus en avant, une autre fois plus en arrière. L'eau de la cuvette épuisée, il sort du tub, s'enveloppe dans un peignoir-éponge à manches, sans se frictionner le corps, s'essuie seulement avec soin les pieds avec une serviette, et se recouche ainsi dans son lit encore chaud.

La réaction est rapide, sinon subite, et, après cinq ou dix minutes, il n'a plus qu'à changer son peignoir pour ses vêtements habituels.

Cette réaction est tellement rapide parfois qu'elle se fait dans le tub lui-même ; certains malades se sentent réchauffés à mesure qu'ils s'inondent d'eau froide.

Il arrive même qu'en hiver le corps de certains sujets *fume* littéralement sous le ruissellement de l'eau plus ou moins glacée.

À cette pratique du tub froid, il n'y a aucun inconvénient. En tout cas, nous n'en avons jamais vu. Mais cette petite manœuvre balnéaire doit être entourée de certaines précautions.

Le médecin doit lui-même donner les deux ou trois premiers tubs, tâtant la susceptibilité du malade avec l'eau un peu *dégourdie* le premier jour, pour arriver à l'eau froide en deux ou trois jours; alors il fait prendre le tub au malade lui-même en sa présence.

Après le premier tub, surtout, le médecin doit rester quelques instants près du lit, prenant le pouls du malade pendant qu'il fait sa réaction, et s'assurant que celle-ci se fait bien.

Il peut arriver que le malade soit un taré de la circulation, comme nous l'avons dit dans un précédent chapitre, et dans ce cas le premier tub, même administré par le médecin avec toute la prudence nécessaire, peut provoquer un peu d'étonnement du cœur. En général, le malade n'en a point conscience, mais le phénomène est très perceptible au pouls. Le médecin connaissant que tel sujet est dans ce cas le surveillera d'autant plus. D'ailleurs, cet étonnement du cœur est très passager; il dure une minute ou deux, pendant que le malade se réchauffe, et il est fort rare qu'il se reproduise le lendemain.

Il faut recommander au malade de s'essuyer à fond les pieds avant de se remettre au lit. C'est toujours la partie du corps qui retarde pour la réaction.

Si, pour une raison souvent inconnue, il arrive, un matin, qu'un malade fait mal sa réaction, sent qu'il ne se sèche point, le mieux à faire est qu'il sorte du lit, s'habille vite et sommairement, et, bien couvert, s'en aille faire un tour de promenade. A la rigueur, une boisson chaude sera de bon office. Mais cette circonstance est absolument exceptionnelle.

Les malades habitués au tub, endurcis à l'eau froide, se livrent volontiers à cette pratique, même en hiver.

Et en été, par les journées chaudes, il leur est très agréable, et en même temps très utile pour leur sommeil, de prendre un second tub le soir en se couchant.

4° Les médications révulsives sur la peau. — Ce qui suit n'est pas à proprement parler du domaine de l'hygiène de la peau, puisqu'il s'agit de médications véritables, mais peut trouver sa place mieux ici qu'ailleurs.

Avant que fût découverte la nature parasitaire de la phtisie, la congestion pulmonaire pérituberculeuse jouait un grand rôle dans les théories régnantes sur le développement de la maladie. Aussi les révulsions locales, de tout temps en honneur, devinrent très à la mode il y a un demi-siècle. On appliqua sur le thorax des malades tous les révulsifs connus, dont les principaux étaient les sinapismes variés, l'huile de croton, la teinture d'iode, les mouches de Milan, les grands vésicatoires, les pointes de feu.

Cette méthode révulsive est encore très suivie, et nous n'entendons point la blâmer. Mais nous croyons fermement qu'il faut distinguer, comme toujours, et ces nuances ne sont nullement théoriques, mais ressortent nettement d'une longue pratique.

Lorsque des lésions tuberculeuses du poumon, bénignes ou graves, sont vraiment à l'état chronique, sans complications de voisinage, on ne voit pas trop ce qu'une révulsion sur la peau peut avoir d'action sur leur évolution. Et en fait, chez les malades dans ces conditions, nous n'avons jamais constaté que les sinapismes, mouches, pointes de feu ou teinture d'iode aient en rien modifié en bien ou en mal l'évolution des lésions.

Pendant pas mal d'années, suivant en cela la mode et par suite le désir des malades, nous fîmes en particulier des myriades de pointes de feu les plus variées. Résultat local nul, nous l'avons dit. Mais nous nous empressons d'ajouter que certains tuberculeux en éprouvaient un certain bien-être général. Ils disaient respirer mieux pendant vingt-quatre heures, ils attendaient avec impatience la chute des croûtes pour avoir de nouvelles pointes de feu.

La même satisfaction psychique (?) du tuberculeux est à observer parfois avec les sinapismes et les mouches de Milan. Il y a des malades qui se mettent tous les soirs trois ou quatre Rigollots sur les sommets, et deviennent de vrais monomanes de ce topique. D'autres ont un culte aussi fervent pour la mouche.

Il est clair qu'il n'y a aucune raison de contrarier ces penchants variés, puisqu'ils satisfont le moral, donnant une certaine quiétude à certains patients, et qu'au fond ils ne sauraient guère nuire.

Ici cependant nous devons faire une légère restriction.

Parmi les malades qui n'ont aucune impression désagréable de l'application des pointes de feu, il en est quelques-uns qui éprouvent à leur suite l'un des deux incidents que voici.

la poitrine un cautère permanent, véritable *contre-exutoire*, en face de l'exutoire tuberculeux du poumon.

C'est, si l'on veut, un retour vers l'*humorisme* des derniers siècles, mais nous pouvons affirmer que cette pratique nous a donné d'excellents résultats, toute théorie mise à part.

2. — Hygiène des voies digestives.

Nous entendons parler ici, non pas des indications thérapeutiques s'adressant à tel ou tel cas de dyspepsie, bradypepsie, asthénie gastro-intestinale, etc., mais bien de ce qui doit être cherché pour favoriser le bon fonctionnement de l'estomac et de l'intestin chez tout tuberculeux.

Nous n'insisterons pas sur la nécessité de bien mâcher ses aliments, et sur cette cause si commune de dyspepsie qui réside dans une mauvaise dentition. Le dentiste doit y remédier, et, à son défaut, les aliments devront être finement coupés pour rendre leur digestion plus facile.

Nous avons déjà signalé, pour le tuberculeux qui mange bien, la nécessité de boire peu aux repas, et nous avons dit que nombre de malades dyspeptiques se trouvaient fort bien de boire de l'eau à table. Ils voient ainsi disparaître l'état congestif qui suit trop souvent le repas.

En revanche, il n'y aucun inconvénient à ce que nombre de malades, à moins de restrictions de la part du médecin, prennent une fois par jour une tasse de café noir, de thé, de camomille. Les infusions chaudes, en petite quantité, jouent le rôle de précipitants de la digestion. A ce point de vue, nous recommandons particulièrement à la fin du repas une tasse d'infusion chaude de marmelade d'oranges, telle que la *Dundee marmelade* des Anglais.

La question de l'alcool sous toutes ses formes demande à être étudiée d'un peu près.

Les tuberculeux qui font la cure dans les climats très froids, ou souvent humides et brumeux, comme cela a lieu dans les hautes montagnes ou dans les stations peu élevées des régions du Nord, s'habituent à prendre de l'alcool, souvent même à forte dose répétée plusieurs fois par jour, soit pur, soit mélangé à l'eau ou au lait.

En Allemagne, c'était autrefois une pratique assez répandue, et les malades avaient toujours dans leur poche un récipient spécial contenant une ration d'eau-de-vie.

Il faut convenir que, dans les régions très froides, le malade à la véranda de cure, immobilisé souvent à 10° et 15° sous zéro, éprouve le besoin d'absorber un liquide réconfortant, surtout au moment où le soleil disparaît à l'horizon. Mais nous pensons que, même dans ces climats spéciaux, l'usage de l'alcool doit être réglé par le médecin et non par le caprice des malades.

Dans les sanatoriums de moins grande altitude,

construits dans des régions peu ensoleillées en hiver, plus ou moins brumeuses et humides, l'alcool pris pur ou mélangé au lait joue un peu le rôle de l'huile pour les habitants des régions voisines du pôle ; néanmoins, nous ne saurions le recommander de façon générale, n'ayant point l'expérience suffisante à ce sujet.

Mais dans des climats plus cléments, dans les pays plus ensoleillés, plus secs, les tuberculeux n'ont nul besoin de cet auxiliaire d'une façon permanente. Dans des conditions analogues où nous dirigeons la cure des phtisiques depuis dix-huit ans, nous n'ordonnons jamais l'alcool à titre de méthode suivie.

En revanche, nous permettons quelquefois, s'il n'y a pas de contre-indication spéciale, que les malades prennent de temps en temps à la fin du repas un petit verre à liqueur de bon cognac, ou d'un liquide alcoolique de bonne source, comme la chartreuse. Mais, loin d'en faire une méthode, nous supprimons ces liqueurs dès que nous voyons le moindre signe d'intolérance.

Pendant la période digestive, pour les tuberculeux aussi bien que pour les personnes en bonne santé, il n'y a point de règle fixe pour la prescription de l'exercice ou du repos à la cure. La plupart se trouvent bien d'une courte promenade en sortant de table, mais il y en a toujours un certain nombre qui digèrent mieux dans la position couchée ou demi-couchée.

Doit-on permettre ou interdire de fumer aux tuberculeux? Ici encore pas de règle fixe. Il est bien évident que l'habitude distrayante de fumer, à condition qu'elle soit modérée et que la fumée ne soit ni déglutie ni inspirée, ne peut avoir aucune action nuisible sur la tuberculose pulmonaire. En dehors de l'abus du tabac, le seul inconvénient de son usage modéré est l'irritation produite par la fumée sur les voies respiratoires supérieures.

Voici notre pratique à ce sujet. Nous permettons le tabac au tuberculeux qui savent fumer sans tousser, pourvu qu'ils fument seulement après manger, qu'ils n'avalent pas la fumée, et que cela se passe à l'air libre ou dans une pièce largement ouverte. Qu'ils fument cigare, cigarette ou pipe, peu importe.

Mais le tabac est défendu formellement à ceux qui n'ont jamais su fumer sans tousser, et à ceux qui présentent de la pharyngite irritative ou de la laryngite à un degré quelconque.

Au point de vue des fonctions de l'intestin, il en est des tuberculeux comme des gens bien portants. Les uns ont la défécation facile et régulière, les autres sont habituellement constipés, et l'on voit dans les deux catégories des malades chez qui tout marche à souhait.

Le tuberculeux devant assimiler au maximum possible, un peu de constipation ne lui est pas nuisible. Celui qui digère bien doit aller à la selle tous les jours et avoir les fèces moulées. C'est le meilleur signe de la bonne absorption intestinale.

Il est rare de voir engraisser régulièrement le malade qui a des selles journalières plus ou moins en purée. A plus forte raison ne fait-il rien de bon au point de vue de la nutrition, celui qui a tous les jours de la diarrhée ou seulement deux ou trois selles demi-liquides.

La constipation opiniâtre, qui nous intéresse surtout au point de vue hygiénique, a aussi ses inconvénients, et il faut y remédier.

On ne sait pas assez dans le monde, celui des femmes surtout, que neuf fois sur dix, pour obtenir des selles journalières, il suffit de vouloir. C'est pourtant la vérité. Le malade qui voudra bien, chaque matin, perdre un quart d'heure de son temps dans l'idée exclusive d'aller au cabinet, sera tout étonné, au bout de peu de jours, d'obtenir le résultat demandé.

Dans l'expulsion des matières, il y a deux éléments : d'abord le besoin naturel qui attire l'attention de l'individu à intervalles variables; ensuite l'ordre cérébral d'expulsion transmis à l'intestin. C'est cet ordre, manifestation de la volonté, que la plupart des constipés ont perdu l'habitude de formuler. Au besoin naturel, ils se sont accoutumés à répondre plutôt par l'ordre contraire, les femmes surtout. C'est par ce procédé que certaines malades, petites mangeuses, vont à la selle cinquante-deux fois par an. C'est cette faculté de provoquer l'expulsion qu'ils doivent récupérer par la volonté, par une attention soutenue.

Il est quelquefois utile d'aider à cette fonction journalière et matinale. Boire de l'eau en mangeant y contribue souvent. Il est aussi un moyen simple qui rend des services : c'est l'emploi chaque soir d'un suppositoire au vulgaire beurre de cacao.

Les constipés vraiment réfractaires sont généralement munis d'un petit arsenal de médicaments laxatifs anciens et nouveaux auxquels ils sont naturellement accoutumés, qu'ils sont obligés de changer sans cesse parce que leur action s'épuise, et dont ils n'ont plus trop souvent que les inconvénients quand ces drogues sont très actives.

Lorsqu'on est contraint d'y avoir recours, il faut chercher les moins irritantes, il faut en avoir deux ou trois à faire alterner. Mais il en est une que nous recommandons tout particulièrement à nos tuberculeux constipés, c'est la vulgaire poudre de réglisse composée à parties égales de poudre de réglisse, de soufre lavé, de crème de tartre et de magnésie calcinée. Absolument inoffensive, il est rare que, prise au repas du soir à la dose d'une forte cuillerée à café et plus au besoin, elle n'agisse pas favorablement là où toutes les pilules et pastilles ne donnent plus de résultats convenables.

Si les tuberculeux, en effet, se trouvent bien d'avoir des matières solides, ils peuvent se trouver fort mal de la rétention de ces matières et des efforts nécessités pour les expulser. Sans compter que la défécation pénible peut provoquer des crachements de sang, ces malades sont souvent hémorroïdaires et, par les soins de propreté minutieuse, par un fonctionnement régulier du rectum, ils doivent chercher à éviter les complications inflammatoires trop fréquentes dans leur maladie.' Il faut dire aussi que nombre de constipés opiniâtres vont à la selle régulièrement dès qu'ils se mettent à manger.

Il n'est pas moins utile de veiller à l'hygiène de la cavité buccale et du pharynx.

La bouche doit être entretenue dans le plus grand état de propreté. C'est élémentaire pour les gens bien portants. C'est au moins aussi important pour les tuberculeux. C'est en effet dans la bouche, le pharynx, comme dans les fosses nasales, que séjournent, plus ou moins bien arrêtés dans leur marche descendante, les agents d'infection variée véhiculés par l'air extérieur. C'est dans la bouche que tendent à se former toutes les putréfactions dues aux mucosités bucco-pharyngiennes, sans compter que les débris alimentaires y apportent leur contingent.

Les malades doivent donc avoir grand soin de leur bouche. Le nettoyage des dents est naturel soir et matin, le soir tout au moins. Mais il faut de plus, après chaque repas, et entre les repas, si l'on boit du lait par exemple, se rincer la bouche, se gargariser la gorge pour enlever tous les détritus alimentaires. Cela a une grande importance en particulier pour les malades soumis au régime lacté. Le lait resté dans la bouche fermente de suite, et en il résulte rapidement un dégoût pour ce liquide.

Nous ne connaissons rien de meilleur et de plus simple, pour cette toilette de la bouche et de la gorge, que les eaux alcalines fortes, telles que Vichy, Vals, Le Boulou.

Presque tous les tuberculeux ont à un certain degré de la pharyngite chronique. En dehors des poussées aiguës qui nécessitent un traitement approprié, il est bon, quand ces symptômes pharyngés deviennent gênants, constamment ou par intermittence, que les malades se gargarisent plusieurs fois par jour. Les solutions boratées, phéniquées, leur conviennent fort bien.

Il nous arrive assez souvent d'apprendre à certains tuberculeux à se toucher eux-mêmes le pharynx avec un blaireau trempé dans un collutoire approprié.

3. — Hygiène des voies respiratoires supérieures.

Il est très fréquent de voir chez les tuberculeux des états anormaux des fosses nasales. Presque tous ont plus ou moins de rhinite sèche, ils ne mouchent point ou fort peu. En revanche, le matin au réveil leur premier travail est d'avoir une secousse de toux pharyngée destinée à l'expulsion d'une ou de plusieurs grosses mucosités qui pendant la nuit se sont accumulées sur la paroi postérieure du naso-pharynx.

Certains malades ont le nez presque constamment obstrué, dorment en conséquence la bouche ouverte, d'où l'entretien de leur inflammation pharyngée. Il est vrai que les inconvénients inhérents à cette rhinite s'atténuent beaucoup par l'habitude d'être couché la fenêtre ouverte. Mais en général c'est insuffisant comme remède.

Assez souvent, au réveil, il y a expulsion de mucosités sanguinolentes, en même temps qu'un saignement de nez véritable ou simplement du sang sur le mouchoir si le malade se mouche. Il en résulte de faux crachements de sang qui mettent plus ou moins les patients en émoi.

Nous avons vu plusieurs malades chez qui le diagnostic entre ces crachements de sang venant du naso-pharynx et ceux venant du poumon ne laissait pas que d'être assez délicat. Évidemment il s'agissait toujours de la présence de ce liquide en petite quantité dans les crachats au réveil ou même dans la journée, et la chose n'était pas grave en elle-même. Mais comme souvent les crachements de sang abondants débutent ainsi, il est important de bien connaître ces fausses hémoptysies pour ne pas s'effrayer inutilement.

Bon nombre de tuberculeux ont donc besoin

d'un petit traitement hygiénique de leur naso-pharynx. Ce que nous recommandons en général est fort simple,

L'acide borique porphyrisé, mis sur la muqueuse nasale, a pour propriété de faire sécréter rapidement cette muqueuse.

Au bout de quelques minutes, il se produit une certaine humidité dans le nez et un besoin de se moucher sans éternuement.

Nos malades prisent donc fréquemment de l'acide borique en poudre. Nous leur recommandons d'aspirer doucement d'abord cette poudre par chaque narine; et, quelques instants après, ils la font progresser plus profondément par une aspiration plus prolongée, jusqu'à ce qu'il en arrive au fond du pharynx.

En outre, le soir en se couchant, ces mêmes malades s'enduisent l'intérieur des narines avec de la vaseline boriquée ou soufrée. Pendant la nuit, la position horizontale aidant, ce corps gras fuse dans les fosses nasales, les maintient onctueuses et prévient la formation des croûtes.

Dans certains cas, enfin, on aura recours aux irrigations nasales faites avec le siphon de Weber. Mais nous conseillons de n'employer que l'eau bouillie salée, qui n'offre aucun inconvénient et suffit à remplir la plupart des indications.

Grâce à ces petits moyens fort simples, les malades tiennent leurs fosses nasales perméables autant que possible.

C'est dans le même but et aussi dans celui d'entretenir un certain degré d'humidité dans les fosses nasales, le pharynx et l'orifice du larynx, sans compter que la trachée et les bronches y trouvent leur compte, que nous recommandons beaucoup les pulvérisations naso-bucco-pharyngées avec respiration complète dans le jet de vapeur d'eau.

Il est facile aujourd'hui de se procurer à prix minime de charmants et excellents appareils à pulvérisation. Aussi les malades ne doivent-ils pas se priver de cette médication avantageuse

Nous croyons que ces pulvérisations agissent surtout par la poussière d'eau qu'elles permettent au malade d'inspirer, et que leur action est comparable à celle des émollients appliqués sur une région enflammée et douloureuse.

Mais on a l'habitude de faire véhiculer par l'eau du pulvérisateur des liquides médicamenteux variés. Le tout est qu'ils soient le plus anodins possible.

Nous déconseillons absolument les pulvérisations faites avec des liquides irritants et caustiques, et spécialement avec la créosote à haute dose.

Il fut de mode, il y a quelques années, de faire respirer de temps en temps aux tuberculeux de l'air qui avait barboté dans une solution créosotée. Nous avons observé maintes fois l'apparition de stries de sang dans les crachats à la suite de quelques séances fort courtes de ces inhalations. Nous avons mis hors de doute le rapport de cause à effet dans ces circonstances.

Nous préférons de beaucoup, comme agents médicamenteux à introduire dans ces appareils, les principes balsamiques, l'eucalyptol principalement.

En Allemagne, on emploie beaucoup un petit appareil appelé inhalateur nasal. C'est un assemblage de deux tubes courts en aluminium destiné à être introduit dans les narines où il se maintient de lui-même.

La cavité des tubes peut se charger avec des liquides volatils variés.

Beaucoup de gens s'imaginent qu'en inspirant par le nez avec cet appareil chargé de liquides antiseptiques, ils se préservent des contagions diverses du milieu où ils se trouvent. C'est beaucoup d'honneur faire à ces inhalateurs nasaux, et c'est aussi les rabaisser que de les mettre au niveau de l'ancienne cigarette de camphre qui préservait de toutes les maladies. Il faut laisser cependant aux malades cette douce illusion, car cela ne peut nuire en rien de respirer des parfums variés au moyen de ces inhalateurs.

Nous trouvons, quoi qu'il en soit, ces petits appareils excellents, non pas dans les rhinites chroniques, mais dans les coryzas aigus ou subaigus lorsqu'on les charge de menthol; ils trouvent aussi leur indication lorsque l'irritation pharyngo-laryngée s'accompagne de toux spasmo-dique et de spasmes qui se rapprochent des phé-nomènes de l'asthme.

L'hygiène des voies respiratoires supérieures a une très grande importance, non seulement parce que, comme nous l'avons dit dans un autre chapitre. les enfants tarés des fosses nasales, adénoïdiens, sténosés quelconques, développent mal leur thorax et se prédisposent de plus en plus à la phtisie; non seulement parce que nombre de végétations adénoïdes, d'amygdalites chroniques sont, en tout ou partie, déjà de nature tuberculeuse et sont des foyers permanents d'infection bacillaire pour les ganglions lymphatiques du cou et même directement pour les bronches; non seulement pour la série des petits inconvénients que nous venons de signaler chez les malades mis à la cure, mais encore parce que les individus por-teurs d'affections chroniques du nez, du pha-rynx, sont à tout instant sujets à des poussées inflammatoires de ces organes, et que les crises aiguës, fébriles, peuvent avoir leur répercussion sur les lésions tuberculeuses déjà existantes dans leurs poumons.

Dans la vie courante, on dit avec raison que le rhume de cerveau vous tombe sur la poitrine; on dit que les affections des fosses nasales vous donnent des crises d'asthme. Mais chez les tuber-culeux c'est plus sérieux. Maintes fois on voit une lésion pulmonaire en voie de guérison, même déjà desséchée, reprendre subitement une activité nouvelle parce que le sujet subit une poussée aiguë de rhinite ou de pharyngite. On voit des malades à lésions insignifiantes des sommets, que l'on croit absolument guéris pendant une série de mois, chez qui les sommets se mouillent et sécrètent chaque fois qu'un incident aigu se passe dans le nez ou la gorge. Et tout cela sans bronchite, sans congestion plus ou moins étendue des bronches. C'est la lésion tuberculeuse préexistante qui, faisant lieu d'appel de l'agent infectieux, est seule touchée.

Il résulte de là, la nécessité absolue de soumettre à un traitement énergique et suivi, curatif si possible, palliatif tout au moins, si mieux ne se peut, les voies respiratoires supérieures de tous les tuberculeux qui ne sont pas sains de ce côté-là. Et ils sont légion.

Dans l'hygiène des voies respiratoires rentre la gymnastique des poumons.

On peut poser en principe que la moitié des tuberculeux ne savent pas respirer ; et ce défaut a dû certainement jouer un rôle dans la pathogénie de leur maladie. Les sommets de leurs poumons ne se sont jamais dilatés, ils sont demeurés presque à l'état de région neutre. Il en est résulté une sorte de terrain vague sur les confins du champ respiratoire, coin perdu, jamais largement balayé par le courant aérien, et dans lequel, comme des herbes de mauvaise nature, les bacilles trouvent leur milieu de végétation.

Il faut apprendre aux malades à faire pénétrer l'air et à le faire circuler dans ces régions pulmonaires; il faut leur enseigner à se servir de ces sommets dont ils n'ont jamais soupçonné l'utilité et même l'existence.

Nous n'avons pas à décrire les diverses manœuvres employées dans ce but. Mais nous recommanderons un exercice bien simple et souvent bien suffisant pour développer l'amplitude pulmonaire en général et augmenter la perméabilité aérienne des sommets en particulier.

Deux fois par jour, le malade, assis de préférence, sa montre en main, fait pendant cinq minutes, un nombre déterminé d'inspirations régulièrement espacées, soit huit à dix par minute. Les inspirations se font par le nez de préférence, et le patient doit apprendre à les effectuer de bas en haut, c'est-à-dire en amplifiant d'abord les régions inférieures et moyennes du thorax pour ne dilater et élever la partie supérieure de sa poitrine qu'à la fin de l'inspiration en introduisant lentement et graduellement dans ses poumons autant d'air qu'il peut le faire, sans cependant aller jusqu'à la gêne ou la secousse de toux.

C'est là une manœuvre fort simple et qui s'apprend facilement en deux ou trois leçons.

Il n'est pas douteux que nombre de malades à poitrine étroite et plus ou moins aplatie gagnent rapidement de l'ampleur thoracique en se livrant régulièrement à ces simples manœuvres respiratoires.

Cette gymnastique a en outre pour effet de forcer la circulation de l'air dans la région encombrée des poumons.

Nous devons déclarer que nous ne sommes guère partisan de la gymnastique pulmonaire combinée avec les mouvements rythmés des bras, comme la pratiquent les élèves d'un gymnase, et que çà et là on conseille aux tuberculeux. Il y a trop de connexions entre la plèvre des sommets et l'insertion des membres supérieurs. Ce genre de gymnastique rentre dans les exercices des bras que nous interdisons aux malades porteurs de lésions actives ou récemment cicatrisées.

4. — Hygiène de la toux.

Tous les tuberculeux toussent plus ou moins. Mais il y a chez ces malades deux sortes de toux, la toux utile et celle qui ne sert à rien.

La toux utile est celle qui a pour résultat d'expulser au dehors le crachat rassemblé en bloc et chassé par l'irritabilité des bronches. Elle est plus ou moins pénible et quinteuse suivant les sujets, et il en est qui ne toussent pour ainsi dire pas pour cracher. Ils ont une simple secousse des bronches, de la trachée et du pharynx, et c'est tout.

La toux inutile est celle qui n'a pas pour résultat d'expulser les crachats. La plupart des malades livrés à eux-mêmes prennent l'habitude inconsciente de tousser par quintes dès qu'ils sentent vers le larynx, la trachée ou dans la poitrine, le moindre chatouillement. Quelquefois, cela se termine par une expectoration, mais trop souvent par rien du tout, sinon une fatigue énorme, de la congestion céphalique, et même par un vomissement. D'autant plus que cette toux soi-disant destinée à faire cesser son chatouillement provocateur a simplement pour effet d'irriter, de congestionner les voies respiratoires supérieures et d'entretenir la quinte. Il n'y a pas de raison pour que cela finisse.

Il est des malheureux tuberculeux qui passent ainsi une partie de la journée et de la nuit, sans pouvoir s'allonger, au milieu de quintes de toux épouvantables. Et la première chose qu'ils disent au médecin, c'est que cette toux opiniâtre les empêche de manger et leur fait rendre le peu d'aliments qu'ils prennent.

Comparez à cet état déplorable de beaucoup de malades ce qui se passe dans les sanatoriums. Allez assister à un repas de table d'hôte où trente, cinquante tuberculeux sont réunis. Vous entendrez, pendant l'heure que dure le repas, une, deux quintes de toux, quelquefois pas du tout. Promenez-vous devant la véranda où les malades font leur cure, et vous entendrez fort peu de quintes pénibles,

mais bien plutôt des secousses de toux juste suffisantes pour amener les expectorations. Les
grandes quintes s'observent surtout chez les malades quand *ils avalent de travers* ou quand ils
rient un peu trop énergiquement.

Comment ce résultat remarquable est-il obtenu ?
Simplement par la discipline de la toux à laquelle
on soumet les tuberculeux dans les sanatoriums.
En quelques jours, on leur apprend à supprimer
la toux inutile.

Il suffit pour cela de résister au besoin de tousser.
Le malade s'étudie d'une part à ne pas répondre au
chatouillement gênant dont nous avons parlé, et
d'autre part à retenir la toux lorsqu'il sent que
l'expectoration va se produire. Il attend que le
crachat se détache seul et n'ait plus besoin que
d'une ou deux secousses pour être expulsé.

Et c'est aussi simple en pratique qu'en théorie.
Les premiers jours, le patient est obligé d'avoir
son attention à tout instant éveillée pour cette
petite manœuvre, mais bientôt cela devient purement instinctif et inconscient.

Cette discipline de la toux s'acquiert naturellement plus vite dans un sanatorium que si le
malade se soigne isolément, car l'exemple des
voisins de cure est là qui joue un rôle suggestif
dans cette espèce d'éducation. Mais tout tuberculeux de bonne volonté peut y arriver en très peu
de temps.

Il est cependant une sorte de toux qui peut

faire exception à cette règle : c'est la toux spasmodique laryngée. Celle-ci est beaucoup plus rebelle, non seulement à la discipline, mais même aux médications calmantes.

Comme l'élément nerveux joue souvent un rôle important dans sa production, il est bon toujours de bien prévenir les malades que cette toux spéciale disparaîtra avec l'amélioration de la santé générale qui entraîne à sa suite l'amélioration des phénomènes congestifs du larynx.

Comme moyen adjuvant pendant les premiers jours, le médecin peut prescrire, espacées régulièrement dans les vingt-quatre heures, quelques doses minimes d'opium qui est toujours le médicament par excellence de la toux. L'opium supprime, en effet, le besoin de tousser. Au bout de peu de temps, il devient inutile et on le réserve alors pour la nuit, chez les malades que leur expectoration abondante réveille quand même trop souvent.

Pour nous, nous employons rarement d'autre médicament contre la toux que l'extrait thébaïque en pilules d'un centigramme. Nos tuberculeux en ont souvent une boîte sur eux. C'est une excellente précaution, d'abord pour les malades qui ont besoin de diminuer la fréquence de leur toux, et ensuite d'une façon accidentelle pour ceux qui, à un moment donné, voient apparaître un peu de sang dans leurs crachats. Dans ce cas, en attendant autre chose, ils savent qu'ils doivent prendre

de suite quatre ou cinq de ces pilules en même
temps qu'ils gardent un repos absolu.

On trouve quelques personnes qui n'avalent que
très difficilement les plus petites pilules. Nous les
remplaçons alors par une solution d'extrait thébaïque dans l'hydrolat de laurier-cerise au titre
de 1 centigramme par cuiller à café.

L'opium n'est pas seulement le grand remède
contre la toux des phtisiques ; il a aussi pour
action évidente de diminuer l'expectoration
comme quantité, en outre qu'il la rend moins fréquente en diminuant le besoin de tousser.

On a dit beaucoup de bien de ce médicament
dans la phtisie ; on en a dit aussi du mal. Pas
assez de bien, croyons nous, et beaucoup trop de
mal.

On accuse l'opium de couper l'appétit des malades, de les constiper et de leur faire mal à
l'estomac. Tout arrive évidemment, et l'on trouve
des tuberculeux qui sont incommodés de façon ou
d'autre par des doses même faibles de ce médicament. Mais il faut songer qu'il en est de même
pour toutes les drogues, et, s'il fallait en supprimer le bénéfice à tout le monde parce que tel
patient ne les supporte pas, on ne voit pas trop
quel médicament pourrait être employé.

La vérité est que l'opium fait manger beaucoup
de malades, parce qu'il supprime la toux avant et
après le repas ; qu'il est excessivement rare de
pouvoir lui attribuer des douleurs d'estomac lors-

qu'il est absorbé à petites doses répétées; que nous l'avons rarement vu entraver la digestion ; et que, chez les tuberculeux ambulants, il provoque bien rarement une constipation dont il faille s'occuper.

Comme nous l'avons dit plus haut, tout arrive. Il faut s'attendre à trouver une ou deux fois par an un malade qui, après quelques jours de bien-être de l'opium, voit tout à coup se supprimer radicalement la faculté d'absorber des aliments. Mais le remède à cet incident rare est bien facile.

D'autre part, on accuse l'opium de causer des accidents en diminuant et supprimant même l'expectoration.

Ici il faut distinguer. Si dans une crise de bronchite aiguë, chez un individu fébrile, vous donnez de l'opium à haute dose alors que le rhume *mûrit*; si chez un bronchitique chronique à sécrétion abondante, si chez un asthmatique gras en crise vous administrez l'opium *largâ manu*, vous avez chance de boucler la suppuration pulmonaire et de produire des accidents.

Si, de même, chez un tuberculeux en plein surmenage de partout, la poitrine encombrée de râles humides, vous donnez beaucoup d'opium pour calmer la toux, vous aurez plus de chances encore de produire des méfaits. Nous l'avons dit dans un autre chapitre, les phtisiques en grand surmenage ne supportent aucun médicament et la seule médication qui leur convienne et leur soit nécessaire et suffisante, c'est le repos et la diète liquide.

Mais, dans la vie ordinaire du tuberculeux, il n'y a rien à craindre de ce genre, parce que l'ensemble des fonctions excrétoires est en équilibre aussi bon qu'il peut être. Ce qui n'empêche pas que toute médication exige un maniment prudent.

L'opium est une de ces drogues sur lesquelles on peut compter, et elles sont si rares ! Mais il faut le donner à dose suffisante pour abattre la toux.

Beaucoup de malades, élevés, comme tout le monde en général, dans une sainte terreur de l'opium, sont au début assez peu disposés à l'accepter comme médicament. Mais le bien-être qu'ils en retirent de suite les débarrasse promptement de ce préjugé. C'est encore à l'opium que nombre de patients doivent de passer des nuits convenables, au moins au début de leur traitement, non pas tant parce que ce médicament leur apporte le sommeil, suivant sa définition bien connue, que parce qu'il supprime ou diminue la toux et l'expectoration qui les empêchaient de dormir.

5. — Hygiène de l'expectoration.

L'hygiène de l'expectoration doit être envisagée d'abord pour le malade lui-même et ensuite pour les autres.

En premier lieu, les tuberculeux doivent rejeter au dehors leurs crachats. Ordinairement ils n'ont pas besoin qu'on le leur dise, car d'instinct et par goût ils savent fort bien que pour eux-mêmes il est plus propre d'expectorer au dehors que de déglutir les matières plus ou moins purulentes qui viennent de leurs poumons.

Mais, parmi les malades qui crachent d'habitude quand ils sont seuls, il y en a qui, par une sorte d'amour-propre mal placé, se dispensent d'expectorer quand ils sont en société. La manœuvre est d'ailleurs fort simple. Dès que le crachat est arrivé à l'orifice du larynx, un mouvement de déglutition imperceptible le fait passer dans l'œsophage. C'est sale, cela a un mauvais goût, mais personne n'y voit rien.

Il y a surtout les malades qu n'expectorent jamais. Le sexe féminin a plutôt la spécialité de cette façon de faire. Au début de sa maladie, quand l'expectoration est insignifiante, on prend l'habitude d'avaler ses crachats, sous prétexte qu'il est sale et inconvenant de cracher ; plus tard on continue inconsciemment pour ainsi dire, quelle que soit l'abondance du pus que sécrète la lésion du poumon. Aussi nombre de jeunes filles, jeunes femmes et jeunes gens même, arrivent à être gravement atteints par la phtisie sans qu'on s'en doute dans leur entourage. Ils ne crachent jamais !

Pas mal de ces jeunes malades se donnent cette illusion par coquetterie, tout en sachant fort bien que leur poitrine est touchée.

Ici vient naturellement à sa place la question

des tuberculoses pulmonaires *fermées* et *ouvertes*.

Le jour où l'on a parlé de cela, on a ouvert la porte à des éventualités bien plus nuisibles qu'utiles, croyons-nous. Car cette question est aussitôt sortie de la pratique médicale pure pour prendre pied dans la vie sociale, et même dans les règlements.

Du moment que l'on déclare que telle tuberculose est fermée, il s'ensuit naturellement que le sujet ne saurait être contagieux. Il est évident que les tuberculoses fermées existent. D'abord certaines lésions primitives des sommets, tout à leur début, sont fermées pour la bonne raison qu'elles sont trop jeunes pour être déjà humides. Mais elles peuvent le devenir en vingt-quatre heures, ou en quelques jours, soit par congestion de surmenage, soit par leur évolution naturelle. Et qui de nous certifiera que tel tuberculeux qui ne crache pas encore ne crachera pas dans huit jours?

Ensuite il y a certaines infiltrations tuberculeuses, le plus souvent des pleuro-pneumonies secondaires, qui sont absolument fermées par elles-mêmes. Mais du seul fait qu'elles sont secondaires, il est plus que probable que le sujet est déjà porteur depuis un temps variable de lésions ouvertes de ses sommets, qu'il crache peu ou prou ou qu'il passe pour ne pas cracher. Nous reviendrons tout à l'heure sur ce dernier fait.

Or, parmi ces infiltrations tuberculeuses, ces pleuro-pneumonies, il en est quelques-unes certainement qui restent sèches, fermées parce qu'elles avortent. Mais le plus grand nombre sont destinées à se nécroser à leur centre et suppurer dans un délai de quinze jours à trois semaines et quelquefois plus tôt, quelquefois plus tard. Ce n'est donc là qu'une tuberculose fermée provisoirement. En admettant même que le malade ne crache plus de sa lésion des sommets, il faut donc s'attendre à le voir cracher dans quinze jours ou trois semaines. Est-il possible et sérieux de tabler sur un état si précaire ?

Il y a bien encore les vieilles lésions cicatricielles, bien cicatrisées, qui sont fermées, mais, dans ce cas, les malades ne sont plus des tuberculeux, ce sont des infirmes partiels du poumon.

Il y a bien encore les vieilles pleurésies sèches. Mais trop souvent elles sont humides par-dessous, et à tout instant le poumon sous-jacent peut se congestionner par surmenage et fournir des mucosités bacillifères.

Enfin il y a les tuberculeux qui crachent plus ou moins, avec des lésions variées, le plus souvent un vieux foyer de ramollissement, et dans les crachats desquels on ne trouve pas, à un ou même deux examens, les bacilles de Koch. Leur tuberculose est bien ouverte à ceux-là, mais on dit qu'elle est fermée quant aux bacilles. Or, il faut bien savoir que parfois c'est au huitième ou dixième examen des crachats seulement qu'on trouve les bacilles.

On voit que la question est déjà délicate, rien que pour ce qui concerne les vraiment fermés et les vraiment ouverts.

Mais, quand il s'agit des *pseudo-fermés*, c'est bien plus délicat encore.

Tous les jours des phtisiques sont déclarés et se déclarent à lésions tuberculeuses fermées, qui expectorent parfaitement. Ils avalent leurs crachats, les uns par tromperie qu'ils croient bien sans portée aucune, et pour ne pas avoir l'ennui de cracher, les autres par ignorance, car, s'étant dès le début habitués à ne rien expectorer, ils se sont fait une inconsciente éducation, poussée à un tel degré de perfectionnement que non seulement ils n'expectorent pas, mais qu'ils ne toussent même pas. La mucosité se détache, remonte, passe dans l'estomac sans aucune secousse de toux apparente. Ils sont vraiment de bonne foi. Il y a des malades qui ne crachent jamais, qui même se donnent l'illusion de ne point tousser, chez lesquels au premier examen on trouve une caverne dotée du bruit du pot fêlé !

Que souvent nous avons vu de ces tuberculeux que le moindre examen classerait forcément dans le groupe des *ouverts* et à qui nous avons appris à expectorer, en leur affirmant simplement qu'ils devaient expectorer ! Et en vingt-quatre heures leur tuberculose fermée s'était changée en tuberculose ouverte, à leur grand ébahissement.

La conclusion, c'est qu'avant de déclarer qu'une

lésion est fermée, il faut aller au fond des choses.

Déglutir ses crachats est toujours une pratique déplorable.

Les expectorations du phtisique contiennent des matières putrides qui, arrivées dans l'estomac et l'intestin, altèrent l'appétit, la digestion et donnent la diarrhée fort souvent ; nous avons vu, et tous les médecins ont vu, des dyspepsies et des diarrhées de tuberculeux s'arrêter dès que les malades accoutumés à déglutir leurs crachats apprenaient à expectorer au dehors. En outre, ces mêmes crachats contiennent des bacilles de Koch. Et il paraît bien démontré que ces micro-organismes, s'ils échappent à l'action destructive des fermentations de la digestion, peuvent se greffer sur l'intestin, produisant ainsi l'éclosion d'une tuberculose de cet organe.

Il y a donc danger pour le malade lui-même à avaler ses crachats. Par conséquent, les tuberculeux, comme nous l'avons dit plus haut, doivent expulser au dehors leurs expectorations.

Jusqu'à l'époque où la contagion de la phtisie fut franchement démontrée et acceptée par les médecins, personne ne se souciait de la destinée des crachats tuberculeux. On crachait par terre, dans son mouchoir, sans s'occuper d'autre chose.

Mais aujourd'hui qu'il est bien certain que l'expectoration des phtisiques est l'agent de la contagion, il est du devoir de tout tuberculeux, averti de la nature de sa maladie, de ne pas laisser égarer ses crachats. Et comme ceux-ci contiennent par millions les bacilles néfastes, il ne doit pas, autant que possible, en laisser s'égarer même des parcelles.

De là la nécessité pour le malade de la poitrine de cracher proprement et de recueillir ses crachats avec soin.

Il doit se servir d'un récipient quelconque de substance imperméable, qui par conséquent se lavera facilement. Le plus simple est d'avoir un crachoir en porcelaine qui sera toujours garni d'une couche d'eau à l'intérieur pour empêcher la dessiccation des matières purulentes et pour faciliter le nettoyage. A la maison, rien de plus facile que d'avoir un de ces instruments par terre ou sur une table toujours à sa portée jour et nuit.

Mais au dehors la question se complique. Les malades en liberté, avec leur insouciante ignorance, crachent régulièrement par terre ou dans un mouchoir. Les bacilles répandus sur le sol une fois desséchés, sont disséminés dans l'atmosphère et vont contribuer à la contagion de tout le monde. Les bacilles desséchés dans le mouchoir s'en vont à la maison du malade et servent plus spécialement à contagionner la famille, les amis, le personnel et les blanchisseuses.

Dans les établissements où l'on soigne avec méthode les phtisiques, il en est tout autrement. Là il est interdit de cracher par terre ou dans son mouchoir. Les malades sont tous munis d'un crachoir de poche. De sorte que jamais leurs expectorations ne s'égarent.

Le *crachoir de poche*, qui jusqu'à présent est le seul remède connu à la contagion de la tuberculose par les bacilles expectorés, le seul agent prophylactique efficace, nous vient d'Allemagne, du pays naturellement où a été institué avec méthode le traitement hygiénique de la tuberculose. Nous pensons l'avoir introduit le premier en France en 1889.

Le modèle courant depuis longtemps est celui du grand maître en phtisiothérapie, le Dr Dettweiler de Falkenstein im Taunus. C'est un flacon en verre bleu de forme élégante, muni d'armatures métalliques lui permettant de se fermer hermétiquement, de se renverser sans inconvénient et de se nettoyer le plus facilement du monde. A la suite de l'instrument de Dettweiler, l'industrie a mis en circulation, par douzaines, des modèles variés de crachoirs de poche, les uns plus économiques, les autres ayant la prétention d'être plus facilement désinfectables. Mais on n'a pas fait mieux certainement, et pour notre part nous lui sommes toujours resté fidèle.,

Étant admis que le tuberculeux est muni de ces crachoirs variés, il faut, par sa façon d'expectorer, qu'il ne rende pas ces instruments inutiles. Nous voulons dire par là qu'il doit recueillir par leur moyen tous ses crachats sans en perdre des parcelles.

Pour cracher proprement, il doit attendre que

toute la matière expectorée soit bien rassemblée dans sa bouche, et alors il la projette doucement dans le crachoir. Avec des précautions, il évitera d'envoyer sur ses mains et sur ses vêtements des parcelles égarées, des éclaboussures. Et quand il est à la maison, il pourra même avoir le soin de se rincer la bouche ensuite avec une gorgée d'eau qu'il rejettera également dans le crachoir. Car si, après avoir expectoré, il s'essuie immédiatement la bouche avec un mouchoir, cet objet de toilette sera presque sûrement infecté!

Cette précaution de se rincer la bouche et les lèvres en même temps est surtout importante pour les malades qui ont la manie d'embrasser les enfants ou qui sont susceptibles d'embrasser leurs proches. Car c'est de cette façon que la tuberculose peut se transmettre à la peau du visage.

Il faut avouer qu'au point de vue du séjour des bacilles dans le voisinage des lèvres, l'homme, avec ses moustaches, est bien plus dangereux que la femme. On peut dire que le tuberculeux qui a de longues moustaches a toujours plus ou moins le pourtour de la bouche infecté de bacilles. Quel que soit le regret qu'il puisse avoir de perdre ces ornements de son visage, il devrait toujours les faire abattre, ou au moins couper au ras de la lèvre supérieure. Dans ces conditions, avec de grands soins de propreté, il réduirait au minimum les chances de dissémination des bacilles.

Les expectorations de la journée et de la nuit

ainsi bien récoltées doivent être détruites. Il y a surtout trois procédés pour obtenir ce résultat : les acides violents, le feu et les putréfactions dans les fosses d'aisance fixes.

Il ne faut pas trop se fier aux liquides dits antiseptiques dont on garnit le fond des crachoirs, car les crachats denses, volumineux, sont bien lentement pénétrés par ces liquides.

Les acides destructeurs ou autres caustiques sont toujours dispendieux et désagréables à manier pour les particuliers.

Si l'on a des fosses fixes, il faut tout simplement y jeter le contenu des crachoirs et l'eau de leur nettoyage.

On peut aussi le verser tous les jours dans un vase imperméable garni de sciure de bois. Il se fait ainsi une pâte que l'on peut brûler de temps en temps dans la cheminée.

Actuellement, nous détruisons la virulence des crachats en les mélangeant avec la soude et en soumettant cette lessive assez dense à une ébullition d'un quart d'heure.

6. — Hygiène de la sécrétion urinaire.

Dans la tuberculose comme dans toutes les maladies, c'est élémentaire pour le médecin de surveiller l'état de la sécrétion urinaire, aussi bien au début du traitement auquel on va soumettre le malade que pendant le cours de ce traitement. Il y a là une question de diagnostic dès le début et d'indications pronostiques et thérapeutiques pour la suite.

Il est de toute nécessité de s'assurer que le malade n'élimine ni albumine, ni sucre, pour ne parler que des deux diabètes les plus importants.

A l'époque où nous sommes, où la créosote et ses congénères sont les médicaments couramment employés et à des doses souvent élevées, l'examen des urines est de rigueur à peu près journellement, à cause des renseignements que donne surtout la coloration du liquide pendant un traitement créosoté plus ou moins intensif.

En dehors des médications qui peuvent donner à l'urine une teinte bistrée plus ou moins intense nous avons observé plusieurs fois la coloration brune de ce liquide chez des tuberculeux qui ne prenaient aucun médicament. Et cela dans des circonstances si disparates que nous n'avons jusqu'à présent fait un rapprochement quelconque dans ces différents cas. C'est encore une question à l'étude pour nous.

Chez les tuberculeux apyrétiques, une fois que le premier examen des urines a établi leur caractère de normalité ou peu près, il n'y a plus guère à s'en préoccuper que s'il survient un incident quelconque.

Au point de vue des accidents de la suralimentation, l'examen des urines a une certaine importance, car si la langue passe pour être le miroir de l'estomac, la sécrétion urinaire peut passer pour le miroir de l'équilibre organique. Et chez les malades en surcharge alimentaire quantitative ou qualitative, malades en imminence des accidents que nous avons signalés, il est très habituel de voir l'urine dénoncer le danger, soit par sa coloration et divers autres caractères, soit surtout par son poids spécifique beaucoup trop élevé.

Journellement dans la clinique des tuberculeux, l'examen des urines sert à dépister le premier début des incidents hépatiques. Chez les individus héréditairement prédisposés aux congestions ou infections de la glande biliaire, le moindre dérangement dans les fonctions gastro-intestinales peut donner lieu à une réaction secondaire sur le foie se traduisant par l'apparition des matières colorantes de la bile dans l'urine, même sans aucune trace de jaunisse. Et les petites appendicites chroniques à crises subaiguës si communes chez les tuberculeux se dénoncent bien souvent par la sensibilité locale spontanée et à la pression du doigt, avec ou sans troubles fonctionnels bien nets, et par la coloration bilieuse des urines.

Mais les malades fébriles se préoccupent souvent de la coloration foncée et de l'état trouble de leurs urines, comme des dépôts variés qu'elles forment par refroidissement.

Outre que le médecin doit rassurer son patient en lui disant que cela est le résultat de la fièvre et que tout cela changera dès que cette fièvre se modifiera, il doit aussi puiser dans ces caractères de l'urine des indications pronostiques et thérapeutiques.

Le lait donné comme aliment supplémentaire entre les repas a justement pour effet de faciliter la filtration rénale et par conséquent l'élimination des poisons organiques, d'augmenter la quantité des urines et de les rendre moins hautes en couleur et *moins chargées*, ce qui joue un rôle pour le moral des malades.

Un peu d'eau alcaline naturelle donnée aux repas pendant quelques jours contribuera également à ce résultat.

D'une façon générale d'ailleurs, dès qu'un malade se met au lit pour un incident fébrile quelconque, nous lui laissons absorber dans la journée une dose raisonnable de lait, 1 litre à 1 litre et demi par exemple, toujours dans le but de faciliter la dépuration organique par la sécrétion rénale.

7. — Hygiène de la période menstruelle.

Nombre de femmes, sans être tuberculeuses, doivent rester couchées pendant leurs périodes menstruelles. Il est clair que, si ces femmes deviennent phtisiques, il ne faut rien changer à cette habitude de leur organisme.

Mais il y a toute une catégorie de tuberculeuses auxquelles il faut imposer le repos complet au lit à l'époque de leurs règles. Ce sont en général les femmes qui, à leurs époques, éprouvent des manifestations plus ou moins congestives vers un organe quelconque hors de la sphère génitale.

Sans entrer dans des détails sur la théorie pathogénique de ces accidents, il suffit de savoir que ce qu'il y a le plus à redouter pendant les règles, ce sont les hémorragies pulmonaires, le poumon, chez les tuberculeuses, étant le point faible sur lequel se porte l'effort congestif.

Nombre de femmes phtisiques ont régulièrement quelques filets de sang dans leurs crachats à chacune de leurs époques. D'autres ont de véritables hémoptysies plus ou moins graves.

Le meilleur moyen de prévenir de pareils accidents est d'imposer le séjour au lit dès l'apparition des règles. Très souvent cela suffit pour supprimer ces crachements de sang périodiques. Mais, lorsqu'on a assisté une fois chez une malade à une hémoptysie menstruelle sérieuse, il est bon d'intervenir quelques jours avant l'époque supposée, en imposant le repos tout d'abord et en faisant prendre à la malade les médicaments connus pour modérer les actions circulatoires réflexes d'origine utérine.

La plupart des femmes atteintes de la poitrine, quelle que soit la bénignité de leur lésion, voient leur période menstruelle s'annoncer par un état fébrile d'intensité variable. Le thermomètre monte fréquemment d'un demi-degré à 1 degré deux ou trois jours avant l'époque. Mais nous avons observé des malades qui, n'ayant habituellement que 37° à 37°,5 tous les soirs, annonçaient leurs époques pendant six et huit jours par des élévations thermométriques de 38°,5 à 39° tous les soirs. Il est de règle que cette fièvre prémenstruelle tombe aussitôt que le flux apparaît.

L'apparition de la tuberculose chez la femme est souvent l'occasion d'un dérangement dans les menstrues. Il y a tantôt suppression intermittente, tantôt suppression totale, même dans les premières périodes de la maladie. Les femmes tuberculeuses doivent savoir que leurs époques reprendront leur régularité, leur abondance ordinaire, quand se manifestera une amélioration notable de leur état général, à mesure qu'elles marcheront vers la guérison.

Aussi la règle est de s'abstenir de toute intervention destinée tout spécialement à provoquer le flux menstruel.

Il peut arriver cependant que des femmes, n'ayant plus leurs règles depuis plusieurs mois, conservent, à chaque époque où celles-ci devraient se montrer, des accidents nerveux et des symptômes douloureux locaux indiquant que le molimen hémorragique existe encore.

Cet effort de l'organisme qui n'aboutit pas au flux habituel, il est parfois indiqué de l'aider par les moyens externes et internes appropriés sur lesquels nous n'avons pas à insister.

CHAPITRE VII

TRAITEMENT DE QUELQUES INCIDENTS
DE LA TUBERCULOSE

Les tuberculeux en traitement, même les plus curables, même ceux qui font ce qu'on appelle une belle cure et marchent à grands pas vers la guérison, peuvent, à un moment ou à un autre, être pris de certains accidents ou simples incidents en présence desquels il est nécessaire que le malade, son entourage et le médecin lui-même sachent garder le sang-froid, en un mot ne perdent pas la tête, s'imaginant, la famille surtout, que tout va mal, que tout est perdu.

Nous parlerons en premier lieu des accidents du surmenage.

I. — Des accidents du surmenage.

Il y a là tout un chapitre des plus intéressant dans l'histoire des phtisiques.

De ce que cet ensemble de faits n'est guère observé à la vérité que chez les malades soumis à la cure rationnelle, il ne faudrait pas conclure que leur intérêt est de pure curiosité médicale. Ils ont au contraire une certaine importance pour le médecin qui voit pour la première fois un phtisique vivant en liberté, c'est-à-dire en état de surmenage continu. C'est, en effet, dans cette catégorie que se range l'immense majorité des tuberculeux, les autres, *rari nantes*, étant enrégimentés à la cure de sanatorium, et quelques-uns, plus rares encore, étant soumis isolément à la cure de repos.

Rien ne ressemble moins à un phtisique vivant en liberté que ce même phtisique en traitement au sanatorium.

En liberté, le tuberculeux présente au maximum d'intensité tous les symptômes que peuvent produire ses lésions tuberculeuses vraies, toutes les réactions d'état général qu'elles peuvent mettre en jeu, toutes les complications qu'elles peuvent éveiller.

Tout son organisme est en irritabilité permanente, toutes ses fonctions sont en déséquilibre, ou pour le moins en équilibre des plus instable ; rien n'y marche régulièrement, tout est vicié ; les sécrétions sont anormales, les émonctoires sont en retard ; il y a là un *encombrement* général de tous les tissus, une obstruction de toutes les fonctions, et cela se lit sur le facies du malade, se devine dans son habitus extérieur.

Ce même tuberculeux, mis à la cure de repos, voit comme par enchantement disparaître les trois quarts de ses misères, petites et grandes ; en quelques jours, avant même toute augmentation de poids, il se transforme, il se nettoie, il se désencombre, il devient un autre malade, et pour lui-même et pour son entourage.

La cause de cet état pathologique chez le phtisique en liberté, c'est le surmenage, dont, par contre, la suppression par le repos devient le pourquoi de ce bien-être nouveau.

Les phénomènes les plus extérieurs de cet état de fatigue sont l'exagération de la fièvre qu'on pourrait appeler normale chez tel ou tel malade, puis l'essoufflement, l'excitation cardio-vasculaire, la tachycardie, l'exaltation des phénomènes vaso-moteurs de la peau, l'exacerbation de la toux avec ses effets mécaniques ou réflexes sur l'estomac, l'accroissement de l'expectoration, l'insomnie, l'agitation du sommeil par les rêves et les cauche-mars, l'anorexie profonde, etc., tous symptômes dénotant une intoxication intense par les poisons de l'usure organique ajoutée à l'intoxication régu-lière par les poisons de la maladie elle-même.

A ces phénomènes plutôt extérieurs corres-pondent une foule d'autres plutôt intérieurs ou locaux que le médecin constate un peu partout dans l'organisme et qui donnent la note du surme-nage portant sur tel ou tel appareil, pulmonaire, laryngé, intestinal, hépatique, etc.

Pour le poumon, dont nous nous occupons ici spécialement, les lésions que l'auscultation y dé-couvre sont plus considérables que les lésions tuberculeuses vraies ; il y a encombrement de ces dernières par des complications d'origine vulgaire.

Ces manifestations de fatigue, aussi bien géné-rales que locales, sont à considérer sous deux aspects. Elles sont à l'état permanent, chronique si l'on peut dire, chez le phtisique vivant en liberté ; elles se surajoutent à sa maladie primitive et font corps avec elle. Elles sont accidentelles, aiguës, chez le phtisique au repos qui, pour une raison ou pour une autre, subit un surmenage passager.

A. *La fièvre de surmenage.* — Pour la bien faire comprendre tout de suite, un exemple vaudra mieux que toute description.

Un tuberculeux ambulant, comme nous les appelons volontiers, resté jusque-là en liberté, vivant de la vie commune, est adressé au sanatorium. Il est encore plus ou moins robuste. Il porte des lésions pulmonaires assez bien localisées en général. La fatigue du voyage aidant, nous lui trouvons, le soir de son arrivée, une fièvre intense, très souvent le thermomètre marquant sous l'aisselle 39°, 39°,5. En interrogeant, nous apprenons qu'habituellement il se sent chaud tous les soirs, et qu'il sue plus ou moins toutes les nuits.

Nous le laissons coucher la fenêtre fermée la première ou les deux premières nuits, comme tous les nouveaux arrivés. Le premier matin il donne de 36°,5 à 37°,5 au thermomètre. Dans le premier cas, il va à la cure ce jour là ; dans le second, il attend vingt-quatre heures au lit, et généralement le surlendemain il atteint sa température matinale normale qui ne le quitte plus. Nous le condamnons au maximum de repos possible à la véranda.

Le premier soir, il touche encore 39° ou 38°,5 : le second soir, il n'a plus que 38° ; enfin, en cinq ou six jours au plus, il atteint sa normale le soir, soit 36°,5 ou même 36°,2 sous l'aisselle.

Il faut ajouter que dès la troisième nuit, par exemple, sa fenêtre restant ouverte, il n'a plus sué ; que ses urines, très chargées et hautes en couleur à l'arrivée, sont devenues abondantes, pâles et limpides ; qu'à la cure il n'a jamais été incommodé par sa fièvre, que le thermomètre seul lui a dénoncée ; que dès le troisième jour en moyenne, son appétit est devenu superbe.

Donc, voilà un tuberculeux qui, depuis un certain temps, traînait une fièvre vespérale plus ou moins intense. Et quatre, cinq, six jours, une semaine au plus de cure d'air et de repos l'ont débarrassé de tout, l'ont ramené à l'état d'apyrexie complète.

Telle est la fièvre de surmenage, variable d'ailleurs comme intensité, comme durée. Nous ne croyons pas l'avoir vue durer plus de huit jours. Quand une fièvre vespérale ne cède pas à la cure sévère en une semaine, il y a grandes chances pour qu'elle mérite une autre étiquette.

Cette fièvre de surmenage est grave chez les malades en liberté, parce que, tant qu'elle dure, elle éreinte le patient et l'empêche de manger ; parce qu'il n'y a pas de raison pour qu'elle cesse, parce que peu à peu elle se fond avec la fièvre tuberculeuse vraie. Mais elle disparaît dès qu'on la soigne comme il faut.

Or, le traitement qui lui convient découle de sa cause même : c'est le repos. Point n'est besoin d'autre chose, c'est la médication nécessaire et suffisante.

C'est pourquoi on échoue contre elle avec tous

les médicaments imaginables, si l'on n'a pas soin d'immobiliser son malade ; c'est pourquoi toutes les drogues font merveille contre elle, du moment qu'on ordonne d'abord le repos.

L'exemple qui précède résume en plus ou en moins les cas de fièvre de surmenage permanente chez les tuberculeux qui devraient être apyrétiques s'ils étaient soumis à la cure de repos.

Mais les phtisiques apyrétiques sont en minorité. Aussi la plupart du temps observe-t-on la fièvre de surmenage à l'état de complication chez le malade déjà fébrile de fièvre tuberculeuse vraie. L'expérience est de tous les jours.

Un malade vivant en liberté, mais déjà habitué à prendre sa température matin et soir, se présente au médecin, sa courbe thermométrique à la main. La ligne moyenne est entre 36°,9 le matin et 38° le soir. En quelques jours de repos, cette ligne s'abaisse entre 36°,5 le matin et 37°,3, 37°,5 le soir. La cure de repos a fait disparaître le surplus qui représentait l'élément fébrile de surmenage surajouté.

Ainsi, que cette fièvre d'usure soit isolée chez un phtisique qui devrait être apyrétique, qu'elle existe comme élément surajouté à la fièvre d'un malade régulièrement fébrile, elle se présente à nous toujours la même et toujours justiciable de la même thérapeutique.

Comme corollaire de ce qui précède, il faut noter ici que la *fièvre tuberculeuse vraie*, tenant à l'activité des lésions tuberculeuses, ne s'observe bien dégagée de tout autre élément, à l'état de pureté que chez le phtisique à la cure de repos, puisque les malades en liberté régulièrement fébriles ont constamment un supplément de fièvre dû au surmenage. Ils ont toujours une température plus élevée qu'ils ne l'auront après quelques jours de repos, quand ils auront liquidé leur supplément de fièvre, quand ils auront désencombré leur fièvre vraie.

Voyons maintenant comment se présente la fièvre de surmenage *accidentelle*.

C'est celle qui se montre pour un motif ou pour un autre chez un malade à la cure de repos, qu'il soit apyrétique ou déjà atteint de fièvre tuberculeuse vraie. Les phtisiques pyrétiques, qu'ils aient 37°,2 ou 38°,5 ou 39°,5 le soir, toujours en équilibre instable de température, se maintiennent, par une cure de repos bien entendue, à ce degré qu'on peut appeler normal. Mais la moindre fatigue rompt cet équilibre et fait monter le thermomètre.

Une marche plus prolongée, surtout l'après-midi, le simple fait surtout d'écrire plusieurs lettres, l'animation à un jeu quelconque, une conversation soutenue, une visite trop longue, chez beaucoup de malades une simple émotion peuvent provoquer un accroissement de température le soir, se continuant même jusqu'à la matinée du lendemain.

Les tuberculeux qu'on transporte au loin offrent les plus beaux exemples de fièvre accidentelle. Un voyage suffit pour amener le chaos dans leur organisme ; ils prennent la fièvre souvent intense ;

leur urine est concentrée, haute en couleur, tous leurs tissus s'encombrent. Et il est bien naturel qu'il en soit ainsi chez ces malades déjà en équilibre instable, alors que nous voyons ces mêmes phénomènes d'encombrement général se produire chez l'homme sain dans les mêmes circonstances. Le tuberculeux est comme le diabétique, comme l'albuminurique qui ne font de longs voyages que sous menace d'accidents.

Cette fièvre de surmenage accidentelle ne nécessite, elle aussi, qu'un seul traitement, le repos.

En thèse générale, donc, le surmenage accidentel chez le tuberculeux produit une élévation de température, il est *hyperthermisant.*

Mais il y a à cette règle des exceptions fort curieuses. Dans certains cas, que rien ne différencie en apparence des précédents, le résultat est tout opposé, le surmenage est *hypothermisant.*

Cette sorte de paradoxe mérite quelques détails et un exemple suffira d'ailleurs à résumer tous les cas de ce genre.

Un jeune homme de 18 ans, de croissance exagérée très rapide, devenu tuberculeux à l'occasion banale de la grippe, est fébrile depuis 3 mois, avec une moyenne de 37°,4 le matin et 39° le soir ; comme lésions, caverne énorme d'un côté, infiltration très étendue de l'autre poumon, amaigrissement énorme, diarrhée permanente. On l'envoie au sanatorium. Il fait 9 heures de route. Après une nuit de repos, il a 36°,5 sous l'aisselle, 96 pulsations. Le soir, même tem.

pérature ; le lendemain matin, 37° ; le soir, 38°,7. Les jours suivants, il reprend 37°,4, 37°,5, le matin, et 39° le soir, avec un pouls permanent à 120, 130.

Cet exemple est typique entre dix semblables.

Nous avons vu des phtisiques caverneux, après dix-huit ou vingt-quatre heures de voyage, marquer 37° à peine le soir de leur arrivée et reprendre en 24 heures leur chiffre de 38°,5, 39° habituel.

Ces hypothermies passagères, observées en grand après le surmenage d'un déplacement important, sont d'observation assez fréquente, en petit, chez des malades soumis à la cure de repos. Certains tuberculeux, peu fébriles, ayant régulièrement 37°,4, 37°,6 le soir, n'ont plus que 36°,7, 37° après une promenade un peu plus longue effectuée entre 4 heures et 6 heures du soir.

Nous avons observé des malades apyrétiques (36°,6 à 36°,8 le soir) qui, après une marche l'après-midi, n'avaient plus que 36°,2 et même 36° à peine. Voici un exemple des plus remarquable :

Un tuberculeux fibreux des deux sommets, totalement apyrétique, passait des après-midi entiers son fusil au bras, occupant sa promenade à tirer des oiseaux. Règle générale, après chaque séance de ce genre, il marquait 35°,5 ou 35°,6 dans l'aisselle.

Les explications ne manquent pas pour interpréter les faits de cette catégorie, mais nous restons sur le terrain clinique pur. La chose principale est de savoir que cette hypothermie passagère, d'apparence paradoxale, peut se produire à la suite des mêmes causes qui généralement provoquent des phénomènes d'hyperthermie.

B. *L'encombrement des lésions pleuro-pulmonaires.* — De même que la fièvre de surmenage, l'encombrement des lésions intra-thoraciques existe à l'état permanent ou à l'état accidentel. Les exemples de la première catégorie sont d'observation journalière pour les médecins de sanatorium qui reçoivent des malades ayant vécu jusque-là en liberté. Nous en citerons quelques cas.

Un homme de trente-huit ans, commerçant parisien très affairé, présente à son arrivée au sanatorium les symptômes suivants : expectoration purulente très abondante, râles humides dans toute la hauteur du poumon gauche en avant et en arrière avec foyer limité de ramollissement sous la clavicule ; respiration rude dans les fosses sus-épineuse et sous-claviculaire ; du côté droit, râles humides disséminés ; température vespérale, 37°,5 à 38°,5. Cet état n'est pas accidentel, le malade en activité continue vivant ainsi depuis des mois.

Le résultat de la cure de repos est que, sans engraissement notable, dans l'espace de quinze jours, la poitrine est nettoyée, les signes d'auscultation se trouvent réduits aux râles de ramollissement très limité du sommet gauche. Cinq mois plus tard, le malade n'avait plus qu'un ou deux crachats insignifiants le matin.

Autre fait : Un officier d'artillerie, quarante ans, arrive au sanatorium dans un état d'émaciation squelettique ; au sommet droit, cavité du volume d'une noisette, tout le poumon étant rempli de râles jusqu'en bas ; le sommet gauche est rude, avec craquements sous la clavicule. Température vespérale : 38°,5 à 39°. Après huit jours de cure, la fièvre se réduit à 37°, 37°,5 le soir, les lésions pulmonaires sont ramenées aux bruits cavitaires du côté droit et au petit foyer de craquements sous-claviculaires à gauche. L'engraissement fut rapide, et six mois plus tard la guérison apparente était obtenue.

Un dernier exemple : Un jeune homme de trente ans, totalement apyrétique, présente les signes d'une infiltration pulmonaire diffuse dans les deux tiers supérieurs du poumon droit ; à gauche, mêmes signes plus disséminés, avec râles humides dans toutes les parties atteintes.

Après huit jours de repos, le poumon droit est complètement nettoyé ; à gauche, les signes de rudesse respiratoire avec quelques craquements sont limités tout à fait au sommet, et les crachats sont réduits à deux ou trois parcelles purulentes le matin.

A un degré quelconque d'intensité, les phénomènes d'encombrement pulmonaire sont la règle chez les malades en état continuel de fatigue.

Les phénomènes de fatigue pleurale chronique ne sont pas moins nets et intéressants, en particulier chez les tuberculeux portant foyer bacillaire dans un sommet et pleurésie sèche dans tout ou partie du même côté de la poitrine, cas pathologique des plus commun. Voici une observation type de cette catégorie.

Un homme robuste de trente-cinq ans, menant une vie active à Paris, traîne depuis longtemps une tuberculose en foyer bien localisée au sommet droit. et compliquée un an auparavant de pleurésie du même côté. A l'arrivée au sanatorium, nous constatons un foyer bacillaire insignifiant sur l'épine scapulaire droite, de l'obscurité respiratoire, dans tout le poumon droit, et, dans la moitié inférieure au moins, des bruits fins, humides, qu'il est facile de rapporter à la superficie pleuro-pulmonaire. Température vespérale : 37°,2. En 48 heures de repos presque absolu, tous les bruits avaient disparu dans la plèvre. Il ne restait que de l'obscurité respiratoire.

Cet exemple est suffisant, car il résume tous les autres. Chez les malades atteints de tuberculose en surface, soit pleuro-pulmonaire, soit pleurale pure, on assiste à ces nettoyages rapides de lésions parfois fort étendues.

La fatigue chronique des poumons peut se manifester encore par des hémorragies chroniques comme dans le cas suivant :

Un tuberculeux de 38 ans, portant foyer bacillaire avec ramollissement dans le tiers supérieur du poumon gauche, avait quitté ses affaires à l'automne pour passer l'hiver dans le Midi. Depuis longtemps déjà il avait une expectoration sanguinolente à peu près permanente. Les crachats constamment briquetés devenaient souvent rutilants de sang pur. Le thermomètre oscillait entre 37°,5 et 38° tous les soirs.

Arrivé dans le Midi, le malade, probablement, tint peu compte des conseils de son médecin, car il continua à se fatiguer par la station debout et les promenades sous prétexte de prendre de l'appétit. Les hémorragies continuèrent pendant 3 mois. Désolé, il arrive au sanatorium dans un état assez piteux. Quatre jours de repos absolu arrêtaient les hémorragies, et les crachats briquetés disparurent également.

Inutile de citer d'autres faits analogues. Que de malades vivant en liberté nous avons vus avoir le sang à la bouche en permanence, à qui nous avons prédit, et avec succès constant, que la cure de repos arrêterait net en quelques jours ces accidents! Le repos est, en effet, le seul traitement à leur appliquer.

Étant donnée la variabilité habituelle des bruits d'auscultation suivant le jour et même le moment de la journée chez la plupart des phtisiques, il n'est pas toujours facile de percevoir les petits phénomènes d'encombrement dans un foyer tuberculeux du poumon à la suite d'une fatigue passagère. Dans certains cas, cependant, l'auscultation est démonstrative, même dans les formes les plus légères. Dans les formes plus sévères, c'est l'accident congestif franc avec ou sans filets de sang dans les crachats, et il n'est que trop facile de le découvrir à l'examen de la poitrine.

Mais ce que l'on observe souvent, c'est le symptôme d'auscultation correspondant à la fatigue pleurale simple ou pleuro-pulmonaire chez des malades tuberculeux de la plèvre. La plupart du temps, ces pleurésies dites sèches sont accompagnées et d'un foyer bacillaire dans le parenchyme du poumon, et d'un état catarrhal de la surface pulmonaire sous-jacente à ladite pleurésie sèche. Ces malades, mis à la cure de repos, dessèchent plus ou moins rapidement les exsudats pleuraux et sous-pleuraux de leur lésion, à laquelle succèdent les adhérences du poumon et de la plèvre, travail qui marche d'autant plus vite que l'accroissement du poids et la résistance organique du malade sont plus considérables.

Or, sous l'influence d'un exercice intempestif du bras correspondant, on peut voir une plèvre, ou une surface pleuro-pulmonaire, en apparence desséchée, redevenir humide en quelques heures. Cela peut se produire sans élévation de température, sans toux, sans aucune réaction générale, comme dans le cas suivant :

Un jeune tuberculeux pleural n'ayant plus de signes d'humidité dans sa plèvre malade, fait un soir une partie de billard. Tout ignorant qu'il était de ce jeu, il joue de l'épaule (côté malade). Le lendemain matin, nous l'auscultons par hasard, et avec grand étonnement nous trouvons la plèvre humide dans sa moitié supérieure. Ce fut l'affaire de 48 heures pour ramener l'état de sécheresse antérieur. Quelques semaines plus tard, comme s'il avait été anxieux de confirmer l'expérience ci-dessus, nouvelle partie de billard ; même incident, mais, cette fois, avec quelque chose en plus, une petite hémoptysie 12 heures plus tard. Même bénignité, d'ailleurs, de l'accident.

Nous avons observé le même phénomène sans réaction générale chez un malade qui s'était amusé à lancer des boules de neige dans la journée. Chez un autre, dans les mêmes conditions, il y avait eu hémorragie consécutive.

Ce retour d'humidité pleuro-pulmonaire, nous l'avons vu à la suite d'exercices beaucoup plus bénins en apparence.

Un jeune homme à la tête d'un gros commerce ne pouvait, disait-il, se dispenser d'écrire de temps en temps pendant trois heures de suite. Après chacun de ces excès épistolaires, il était pris de douleurs assez violentes dans son sommet droit malade; la moitié supérieure de son poumon devenait humide, cela se terminait parfois par une hémoptysie. Il va sans dire que le thermomètre s'élevait ces jours-là. Il est, on le sait, d'observation courante, de voir s'élever la température d'un demi-degré à 1 degré chez les tuberculeux qui ont écrit longuement, et cela sans autre signe d'accident local.

Nous avons vu le même phénomène de fatigue pleuro-pulmonaire chez une jeune femme atteinte d'adhérences encapsulant son sommet droit et qui s'était acharnée l'après-midi à un ouvrage de tapisserie.

L'influence du tir au fusil sur les lésions du sommet sous-jacent est bien connue. Nous avons soigné un jeune homme, grand chasseur, qui, malgré nos conseils, ne voulait jamais s'abstenir d'aller à la chasse une fois par semaine. Régulièrement le soir en rentrant, il avait un petit crachement de sang. On épuisa pour lui tous les systèmes perfectionnés de fusil sans recul, mais en vain. A force de petites hémoptysies, sa lésion s'aggrava et il en mourut.

Le piano, le violon, les instruments à vent, ont eu maintes fois les mêmes méfaits à leur actif.

Tous ces exemples rentrent dans le cadre des phénomènes congestifs avec ou sans fièvre, avec ou sans douleur, et forment la série complète depuis la simple humidité des lésions antérieurement desséchées jusqu'à la congestion hémorragipare.

Mais il y a lieu évidemment de distinguer deux catégories de faits. Tantôt l'hémorragie est ou paraît être purement congestive, tantôt elle est véritablement traumatique, et résulte alors de la déchirure d'adhérences pleuro-pulmonaires encore peu solides. Ces crachements de sang par déchirures, d'observation très fréquente chez les tuberculeux qui se livrent à un exercice anormal du membre supérieur correspondant à leur lésion, sortent du cadre des faits que nous étudions.

C. — Il ressort de tout ce qui précède qu'en thèse générale les phtisiques vivant en liberté présentent un ensemble pathologique plus sérieux qu'il ne l'est en réalité, par ce seul fait que la fatigue de tous les jours produit et entretient une exagération de tous les symptômes généraux et locaux que comporte leur affection tuberculeuse ; qu'à la suite d'un surmenage tout accidentel le tuberculeux à la cure de repos peut voir se produire ces mêmes symptômes exagérés et surajoutés ; et qu'en somme le repos est le traitement logique, efficace et suffisant de ces accidents de surmenage permanent ou simplement passager.

Le médecin qui pour la première fois voit un tuberculeux vivant en liberté se trouve en présence d'une difficulté réelle s'il veut porter un diagnostic précis. Il est en effet impossible d'affirmer les limites des lésions pulmonaires fixes et des lésions d'encombrement. Nous avons même montré que, par suite de la congestion paradoxale des poumons dans les phénomènes locaux de surmenage, on est exposé à prendre pour le plus malade le côté de la poitrine qui n'a que des lésions parfois insignifiantes.

Et l'on ne saurait être plus affirmatif en ce qui concerne les qualités de la fièvre du patient.

A la rigueur, on supposera légitimement que tel malade verra en quelques jours sa fièvre diminuer, le surmenage ayant disparu par le repos.

Mais on pourra commettre une grosse erreur si l'on juge peu fébrile ou même apyrétique un tuberculeux qui, après une fatigue de voyage, est atteint d'hypothermie passagère. Les doutes sur la valeur de cette apyrexie ressortiront des commémoratifs, et surtout de la comparaison à faire séance tenante entre l'état fébrile et l'ensemble pathologique du patient. Il y a, à la vérité, des tuberculeux à lésions énormes qui touchent à peine 37° tous les soirs. Mais le fait est loin d'être commun. Et le médecin ne peut pas manquer d'avoir l'attention éveillée par le désaccord manifeste existant entre un état d'apyrexie relative, sinon d'hypothermie véritable, et l'état grave des lésions pulmonaires, sans compter les autres éléments d'appréciation tirés de l'état général.

Il y a donc lieu d'être très réservé dans son pronostic comme dans son diagnostic. Non pas qu'il y ait grand inconvénient à voir sous un jour sombre l'état des tuberculeux et à le déclarer tel à leur entourage, étant donné l'optimisme dont jouissent en général les familles à cet égard. Mais le médecin doit faire savoir que tel malade, qui comporte à première vue un pronostic fort grave et semble voué à une mort prochaine, peut fort bien, s'il est soumis à la cure rationnelle, se transformer en quelques semaines au point de paraître faire et même de faire un nouveau bail avec l'existence.

Dans le monde, on n'est que trop porté à taxer d'ignorance le médecin dont le pronostic a été démenti par la suite des événements, qu'il s'agisse d'une guérison ou d'une simple amélioration inattendue.

La phtisie est la maladie dans laquelle on voit se produire les améliorations les plus étonnantes sous l'influence des médications les plus disparates, pourvu qu'elles soient nouvelles pour le patient, et pourvu qu'il s'y livre avec confiance.

Tout effet moral mis de côté, le repos est sans contredit l'agent le plus énergique que nous ayons pour redonner de la vitalité à l'organisme des phtisiques. Il suffit à lui seul pour faire disparaître la fièvre de surmenage, pour désencombrer les lésions pulmonaires, pour effectuer le nettoyage de tous les tissus intoxiqués par les poisons de l'usure organique, pour rétablir l'assimilation des aliments.

Dans ces conditions, tous les médicaments réussissent, pourvu qu'ils ne soient pas nuisibles, car l'amélioration produite se serait montrée sans leur concours. Il est bon d'être bien pénétré de ces faits pour interpréter sainement les améliorations obtenues en peu de temps chez les tuberculeux, et pour apprécier à leur juste valeur les médicaments les plus à la mode.

2. — Des hémoptysies.

L'hémoptysie est le crachement de sang. Mais on ne donne ce nom à cet accident que lorsque le sang vient du poumon. C'est la vraie hémoptysie. Il faut donc avant tout, chez un tuberculeux qui a du sang dans ses crachats, savoir si ce sang provient vraiment de la poitrine. Et il n'est pas toujours si facile à première vue de se mettre à l'abri des causes d'erreur.

Certains malades ont des gencives fragiles, et sans en avoir conscience, le matin au réveil, les font saigner, d'où les crachats colorés. Il suffit, dans ce cas, de constater que le sang ne fait pas partie intégrante du crachat, qu'il est contenu plutôt dans la salive plus ou moins mousseuse, et qu'enfin les gencives sont saignantes à la volonté du malade, qui, sans tousser le moins du monde, peut fournir une nouvelle quantité de salive colorée.

D'autres malades, surtout au réveil, mais aussi bien dans la journée, expulsent des mucosités pharyngées purulentes et sanguinolentes. Généralement, c'est la rhinite chronique qui en est la cause. Pendant la nuit, le sang exsudé en arrière des fosses nasales se mélange au mucus, ou l'enveloppe de stries colorées, et cet enduit glisse au voisinage du larynx. Au réveil, tout est expulsé par le patient au moyen d'une secousse de toux qu'il prend de bonne foi pour de la toux pulmonaire.

D'autres mouchent un peu de sang, et en même temps crachent des mucosités sanguinolentes.

D'autres ont de la pharyngite, de l'amygdalite chroniques; une mucosité ou un peloton caséeux se détache en produisant un peu d'exsudation sanguine.

D'autres ont la marge du larynx enflammée et, dans un effort de toux, s'excorient légèrement la muqueuse.

Dans toutes ces circonstances, le diagnostic n'est pas difficile en général. Mais il peut arriver cependant que, malgré un examen approfondi, le médecin hésite sur la provenance du sang.

D'une façon générale, l'aspect du sang venant des voies supérieures n'est pas le même que celui du sang qui vient du poumon. Souvent ce sont des stries sanguines dans une mucosité transparente; ou bien c'est une traînée rouge brunâtre déjà en coagulum; ou encore c'est une tache de sang vif qu'on peut identifier à celui que le malade peut expulser de son nez en se mouchant au même moment.

Lorsque le sang venant du nez ou de la gorge est mélangé à un crachat purulent venant du poumon, on pourra constater que le crachat pulmonaire est lui-même incolore et seulement flanqué d'une tache sanguine, comme s'il s'était enrobé de rouge au moment de son expulsion à travers le pharynx.

Toutes les fois qu'il persiste un doute dans l'esprit du médecin, il doit ordonner les mesures de prudence qu'on prescrit en cas d'hémoptysie vraie.

Les crachements de sang venant du poumon sont monnaie courante chez les tuberculeux. C'est un accident qui, par lui-même, n'a pas en général grande valeur, mais qui, par sa nature, est toujours plus ou moins effrayant, et frappe vivement le malade et son entourage. L'effet moral produit est toujours considérable. Il est bon de dire qu'avec l'habitude on s'y fait comme à tout, et que bien souvent, après deux ou trois hémoptysies, les patients en prennent courageusement leur parti, ce qui est une excellente chose.

Dans le monde, on attache aux crachements de sang une valeur pronostique importante. Cela est si vrai que nombre de malheureux phtisiques guettés par la mort racontent avec satisfaction à leur médecin que leur cas n'est pas grave, car, disent-ils, ils n'ont jamais craché le sang. La vérité est que dans la phtisie on meurt parfaitement sans en avoir jamais vu dans ses crachats, de même qu'on guérit fort bien tout en ayant eu des hémoptysies par douzaine.

Il faut savoir que chez le tuberculeux cet accident peut survenir sans cause apparente. Chez le malade en équilibre parfait, aussi bien au repos, à la cure, au lit, au milieu du sommeil, qu'après l'exercice corporel, le sang peut se montrer dans les crachats. Il ne faut pas toujours s'évertuer à trouver une cause évidente.

Cependant, il est incontestable que la cause palpable, provocatrice, existe souvent. Un tuberculeux crache du sang parce qu'il fait un exercice violent du bras; parce qu'il a chanté ou ri trop fort, ou tout simplement causé ou discuté avec trop d'ardeur; parce qu'il est resté exposé aux rayons du soleil ardent sans se garantir la tête et les épaules; parce qu'il a fait un trop bon dîner accompagné de libations inaccoutumées; parce qu'il a sacrifié à Vénus ou simplement subi l'excitation platonique d'une aventure amoureuse; parce qu'il est allé à cheval, qu'il a conduit une voiture ou couru à bicyclette, etc.

Mais si l'on est disposé à appliquer un certain caractère de traumatisme à ces hémoptysies, il ne faut pas oublier que d'autres sont fonction de modifications locales dans la lésion pulmonaire et peuvent être alors purement spontanées. Tantôt à la suppuration il se mêle un peu de transsudation sanguine; tantôt il se fait une hémorragie vraie avec infiltration de sang dans le parenchyme pulmonaire : tantôt un vaisseau s'ulcère et se rompt ; tantôt et plus rarement c'est l'ouverture d'une poche anévrysmale développée sur les branches de l'artère pulmonaire.

Une cause assez fréquente d'hémoptysie est ce que nous avons appelé la crise de suppuration éliminatrice, ou *crise de nettoyage*, sur laquelle nous reviendrons plus loin. Il faut savoir que cette hémoptysie est quelquefois abondante, ce qui s'explique bien si l'on songe que, pendant l'élimination d'une parcelle mortifiée de la lésion tuberculeuse, un vaisseau peut être ouvert.

De là une série de variétés de crachements de sang.

Très souvent les malades rendent quelques crachats piquetés de rouge ou enveloppés d'une couche de sang rutilant, et c'est tout.

Souvent aussi le sang apparaît dans une série de crachats pendant une heure ou plusieurs heures, sans que la toux soit plus fréquente, et tout s'arrête brusquement, les crachats incolores habituels remplaçant l'expectoration colorée. Cet état peut durer plus longtemps, plusieurs jours même, sans autres symptômes. Pas mal de tuberculeux insouciants se promènent en crachant plus ou moins rouge pendant plus ou moins longtemps. C'est ce qu'on appelle avoir le sang à la bouche.

Dans d'autres cas, le sang vient pur. La toux est fréquente, le malade a la sensation d'un ronflement dans un point de la poitrine, généralement derrière le sternum, sensation qu'il n'oublie plus une fois qu'il l'a éprouvée. Le sang monte à la bouche, rejeté par des secousses régulières du thorax. C'est là l'hémoptysie vraie, celle qui frappe vraiment le moral des patients.

Cet écoulement du sang dure plus ou moins longtemps, quelques minutes, un quart d'heure, puis les secousses d'expulsion se ralentissent, le ronflement intra-thoracique s'arrête, le sang liquide et rutilant est remplacé par quelques caillots plus ou moins bien formés rendus par intermittences. L'hémoptysie est arrêtée.

Souvent l'accident se borne à cette crise; souvent aussi l'accès recommence après un repos de durée variable. Le sang revient plusieurs fois dans les vingt-quatre heures, et plusieurs jours de suite au besoin. Dans les intervalles des crises, l'expectoration reste rouge et noirâtre. Enfin les crachats se décolorent peu à peu pendant quelques jours. C'est la période du nettoyage de l'infiltration sanguine dans le foyer pulmonaire.

A la suite de cet accident, le malade conserve une faiblesse plus ou moins marquée, due en partie à la perte de sang quand elle a été abondante, mais en partie et le plus souvent seulement à l'immobilité au lit, à la fatigue de cette immobilisation un peu forcée, et à la secousse morale du début, sans compter que pendant l'accident il s'est moins abondamment nourri.

En général, l'hémoptysie est apyrétique. Pendant le crachement de sang, le pouls s'accélère et quelques heures après, le thermomètre accuse quelques dixièmes de degré de plus qu'habituellement. Mais ce sont là des phénomènes plus nerveux qu'autre chose. Quelquefois la période de nettoyage pulmonaire s'accompagne de fièvre véritable, de courte durée d'ailleurs.

Il faut être prévenu que l'hémoptysie, comme tous les incidents à choc nerveux, provoque l'apparition de certains phénomènes qu'on attribue à l'inhibition.

Nous signalerons seulement l'aphonie passagère ou plus ou moins persistante, disparaissant brusquement comme elle est venue, et la rétention d'urine passagère également. Cette dernière est beaucoup plus rare. Nous avons observé deux malades qu'on fut obligé de sonder pendant vingt-quatre heures à la suite de deux hémoptysies apparues à quelques mois de distance l'une de l'autre.

Ces rétentions d'urine sont évidemment de la même famille que celles qu'on observe après des traumatismes variés portant d'ailleurs sur n'importe quelle partie du corps.

Ce sont là les formes bénignes de l'hémoptysie. Il y a encore les formes graves et mortelles.

Les unes sont graves par la quantité de sang perdu, par leur durée, par la fièvre qui complique leur disparition.

Les autres sont graves parce qu'elles font partie d'un cortège symptomatique de mauvais augure.

Il y a des formes de tuberculose qui s'accompagnent de crachements de sang presque continuels. Même au repos parfait, ce liquide reparaît à tout moment dans les crachats, et souvent avec des exaspérations fébriles.

De tout temps on a regardé comme de mauvais augure les tuberculoses fébriles s'accompagnant à tout instant de crachements de sang. Ces formes hémorragiques de la phtisie soit infiltrante des sommets, soit pneumonique secondaire, sont une réalité. Nous avons pu en observer quelques cas il y a une dizaine d'années. Leur pathogénie est d'ailleurs fort mal élucidée.

Nous, nous pensons qu'à mesure que les tuberculeux sont plus méthodiquement soignés, ces formes-là deviennent de plus en plus rares, et depuis de longues années nous n'en n'avons plus revu un seul cas. Quant aux formes hémorragiques sans fièvre ou à peu près, elles doivent être bien exceptionnelles si le sujet est soustrait à toutes les fautes d'hygiène que les tuberculeux commettent si journellement.

Il y a enfin les hémoptysies foudroyantes. Quel que soit le processus anatomique qui y préside, apoplexie pulmonaire, rupture d'un gros vaisseau ou d'un anévrysme, l'effet est terrifiant. En quelques secondes, quelques minutes au plus, le poumon s'emplit en même temps que le sang sort à flots par la bouche et les fosses nasales. Dans certains cas même, le sang n'est pas expulsé, et la scène se termine subitement par une sorte de syncope. Accidents fort rares heureusement.

Il faut signaler une variété d'hémoptysie fort intéressante. Il y a des tuberculeux qui, avec ou sans fièvre, ont presque constamment le sang à la bouche, parfois du vrai sang, mais plutôt des crachats purulents uniformément colorés en rouge, orangé ou brunâtre. C'est ce que nous appelons les expectorations briquetées. De temps en temps le sang pur y apparaît en pointillés, en filets ou en plaques, et assez fréquemment il s'y joint une hémoptysie vraie.

Ces faits-là ne sont pas rares. Et, règle générale, ils sont dus à une faute d'hygiène. Les expectorations briquetées à jet continu s'observent le plus souvent chez des tuberculeux qui ne prennent point le repos nécessaire.

Chaque fois que nous avons mis à une cure sévère des malades de ce genre, les crachats briquetés ont disparu en peu de temps.

Cette variété de crachats peut d'ailleurs se montrer à titre d'incident passager chez des tuberculeux soumis à une excellente hygiène. Le matin au réveil, ils peuvent rendre quelques crachats teintés en rose ou en brunâtre, sans que rien l'ait fait prévoir, et tout se borne là.

Il va sans dire que nombre de ces petits crachements de sang, de cause peu précise, surtout les petites hémoptysies matinales répétées, sont revendiqués à l'heure actuelle par la catégorie des hémorragies d'origine alimentaire.

Dans ce groupe de crachements de sang du matin, il faut ranger une variété d'hémoptysie qu'il nous semble légitime de rapporter à une apoplexie pulmonaire minuscule. Au réveil, le premier crachat expulsé est constitué par une boule de sang noirâtre. Il peut y avoir deux ou trois crachats semblables, et c'est tout. Les expectorations suivantes sont déjà redevenues incolores.

Nous devons enfin signaler un fait qu'il est bon de connaître, afin de se mettre à l'abri d'une erreur, dont le résultat serait de condamner au lit un malade qui n'en a nul besoin. Par périodes de plusieurs jours, certains tuberculeux à expectoration abondante rendent des crachats purulents qui, parfaitement blancs ou gris verdâtre pendant le jour, prennent à la lumière de la bougie ou de la lampe une teinte rosée des plus nette. Il y a là évidemment quelque chose d'analogue au dichroïsme de la bile, mais, sans nous occuper plus longtemps de la cause du phénomène, nous dirons que jamais nous n'avons eu à y attacher une importance quelconque.

En présence d'une hémoptysie, que faut-il faire ?

Certes les médications ne manquent pas, et tout ce qu'il est possible d'imaginer a été un peu employé pour combattre le crachement de sang comme pour guérir la phtisie. D'où les sceptiques concluent volontiers que rien n'est efficace. C'est aller un peu loin.

La vérité est que si, d'un côté, les hémorragies causées par les grandes apoplexies du poumon, par la rupture d'un gros vaisseau ou d'un anévrysme pulmonaire, sont au-dessus de nos moyens, d'un autre côté les hémoptysies ordinaires s'arrêtent d'elles-mêmes la plupart du temps. De façon que, si l'emploi d'un remède paraît contribuer à cet arrêt dans un cas donné, on est souvent en droit de se demander si ladite hémoptysie n'aurait pas cessé ou n'a pas cessé d'elle-même. De là aussi les succès merveilleux de toutes les médications et les statistiques étonnantes rapportées par une foule d'auteurs concernant des hémoptysies arrêtées en quelques instants par tel ou tel médicament interne ou externe. Cela explique également que chaque médecin a sa méthode thérapeutique préférée pour tous les crachements de sang, laquelle lui réussit dans presque tous les cas.

Nous ne chercherons pas à savoir pourquoi une hémoptysie s'arrête. C'est un problème assez ardu de comprendre pourquoi, chez un tuberculeux en hémoptysie répétée par crises tous les jours, plusieurs fois par jour, on voit l'hémorragie survenir dans le repos le plus absolu, tandis que ce même malade, quelques instants avant, aura supporté l'effort de la défécation, par exemple, sans qu'il en soit rien résulté !

Constatons le fait d'observation journalière et voyons la conduite à tenir en présence d'un crachement de sang.

Il faut, à la première menace d'hémoptysie, mettre le malade au lit, au repos le plus parfait dans une chambre où l'air se renouvelle toujours frais, ce qui est le cas pour les tuberculeux à la cure; il faut lui administrer de suite quelques centigrammes d'opium pour abattre la toux ; il faut lui recommander de garder le silence absolu, de retenir sa toux; il faut consigner sa porte. Il doit manger et boire froid ; le mieux est de supprimer les potages chauds en masse et, par suite, dangereux. Si le besoin d'aller à la selle s'impose, il doit y aller en faisant le minimum d'efforts possible. Mais, à tout hasard, la pratique la plus sage est encore de mettre le malade à la diète absolue, à l'exception de quelques gorgées d'eau froide de temps en temps. Et cela pendant vingt-quatre heures.

Nous ne voyons aucune utilité à gorger les malades de glace ou de boissons glacées qui ont trop souvent pour effet secondaire des réactions congestives.

Quand l'accident se borne à la menace, les crachats colorés disparaissent en quelques heures. Pendant un ou deux jours, on maintient le malade sous l'influence de l'opium. Lorsque depuis quarante-huit heures les crachats sont parfaitement blancs, le patient peut se lever et reprendre sa cure qu'on maintient plus sévère les premiers jours.

Lorsque les expectorations simplement sanguinolentes continuent un certain temps, le traitement ne varie pas. Le malade au lit attend patiemment le retour des crachats blancs. Il est prudent de surveiller matin et soir la température. Quant à l'auscultation dans ces cas-là, nous la considérons comme parfaitement inutile et souvent nuisible. Elle n'apprend rien, ne sert à rien, et a l'inconvénient de secouer le patient et de le forcer à respirer de façon plus active, ce qui provoque la toux. En arrivant auprès d'un tuberculeux qui crache le sang, la première chose qu'il ne faut pas faire, c'est l'ausculter. En résumé, il faut pratiquer l'expectation, le thermomètre en main.

Cependant, quand les crachats sanglants continuent pendant quelques heures, nous avons pour habitude de prescrire une potion d'ergotine Bonjean à 3 ou 4 grammes véhiculés dans un mélange de sirop de ratanhia et d'eau distillée. Devant un accident qui effraye toujours le patient, il ne faut pas se laisser accuser d'inactivité. Dès que les crachats sont redevenus blancs depuis trois ou quatre jours, le malade peut se lever quelques heures.

En face de l'hémoptysie sérieuse, alors que le liquide sort par saccades de la bouche du malade, la présence du médecin joue le plus grand rôle dans le traitement. Tant que le sang coule il ne doit pas quitter le chevet. Un tuberculeux qui a

une hémoptysie vraie, surtout pour la première
fois, ne fait que des sottises et son entourage avec
lui. Il s'agite, secoue la tête, tousse violemment,
s'assied, se recouche, parle, geint, veut s'essuyer
la bouche, etc., toutes manœuvres déplorables.
Autour de lui on lui tient la tête, fort mal généralement, on court, on crie plus fort encore; la chambre
s'emplit de monde, on le force à parler s'il veut se
taire, et surtout on le remue à tout instant pour
lui appliquer ou lui faire prendre une foule de
panacées contre les hémorragies, tas de drogues
qui n'ont rien à voir dans l'affaire.

Tandis que le médecin s'installe à son chevet,
garde son sang-froid même dans les cas graves,
lui tient le pouls constamment, lui présente le crachoir, le force doucement à se tenir assis, immo-
bile, soutenu par des oreillers, lui parle bas, lui
dit de bonnes paroles, l'empêche de répondre, au
moins à haute voix, lui donne de l'opium, lui fait
boire quelques gorgées d'eau fraîche, et l'on attend
ainsi que le sang cesse de couler, ce qui n'est pas
long en général.

Alors, dès que le sang ne vient plus que par
crachats isolés, plus ou moins coagulés, on fait
coucher à demi le malade, bien soutenu par des
oreillers; on lui prescrit son régime de pilules
d'opium, de potion ergotée et de diète, et on laisse
près de lui un garde-malade chargé de consigner
la porte, de faire tout ce qu'il faut au patient sans
causer, d'empêcher celui-ci de parler, de lui pré-

senter le **crachoir**, de le faire boire et manger et de vous appeler si l'écoulement de sang recommence.

C'est là le tableau le plus ordinaire de l'hémoptysie vraie et c'est la conduite **autant** morale qu'autre chose que nous conseillons de tenir.

Lorsque l'hémorragie, après une ou plusieurs crises semblables, s'est arrêtée, il faut surveiller le patient et le traiter comme nous l'avons dit plus haut, pendant la période du nettoyage pulmonaire.

Il y a des cas plus embarrassants cependant. Le malade est mis dans les meilleures conditions, et l'écoulement saccadé ne s'arrête pas, alors que la quantité de sang rendu est déjà assez abondante. Il faut à ce sujet se tenir très en garde contre les appréciations de l'entourage. On vous annonce volontiers des cuvettes de sang expectoré. La vérité est que l'hémorragie capable de remplir trois ou quatre crachoirs de cure ordinaires, abstraction faite de la mousse toujours abondante, doit être déjà regardée comme importante. Le médecin doit donc s'en rapporter à ses propres yeux pour juger la question. D'ailleurs, il trouve dans l'aspect et les symptômes présentés par le malade des éléments de pronostic suffisants.

Quoi qu'il en soit, quand l'hémorragie devient inquiétante, il ne faut pas rester inactif. La glace donnée à l'intérieur par petits morceaux est une médication courante. Mais nous la croyons plus utile contenue dans un sac de caoutchouc mince qu'on maintient appliqué sur la région thoracique d'où l'on suppose que vient l'hémorragie ; il va sans dire que l'application de la glace est ici, comme toujours, soumise à des précautions bien connues.

On préconise aussi les applications de glace sur certaines régions du corps reconnues pour fournir des spasmes réflexes à distance, sur les parties génitales tout particulièrement.

Comme intervention d'urgence, il faut toujours songer également à la ligature de la racine des membres.

Enfin on préconise toujours l'ergotine ou l'ergotinine en injections sous-cutanées. Nous avouons n'en avoir jamais obtenu de résultats remarquables.

Depuis quelques années, les inhalations de nitrite d'amyle sont très employées pour arrêter l'écoulement du sang venant du poumon. C'est une médication de premier ordre, et le médecin susceptible d'être appelé pour des hémoptysies devrait toujours avoir sur lui quelques ampoules de nitrite d'amyle.

Certains auteurs ont affirmé plus récemment que le chloroforme avait une action aussi satisfaisante, mais nous n'avons pas eu l'occasion de confirmer cette assertion.

Il faut s'attendre d'ailleurs à voir tout réussir pour arrêter une hémorragie, car les choses les plus anodines arrivent souvent au moment propice où le sang cesse de couler spontanément. Ce qui n'est pas une raison pour s'abstenir d'employer les remèdes courants.

Mais, dans les cas graves, ce qui sera le plus souvent couronné de succès, c'est la secousse nerveuse produite par l'ipéca ingurgité à la dose de 2 ou 3 grammes à quelques minutes d'intervalle.

Il faut seulement être prévenu que les premières secousses de vomissement peuvent s'accompagner d'un rejet plus abondant de sang rouge ou déjà noirâtre, et ne pas s'effrayer de ce premier résultat.

L'ipéca nous a souvent réussi dans les hémoptysies graves. Nous nous souvenons surtout d'avoir rappelé à la vie un malade dans les circonstances suivantes. C'était un tuberculeux fébrile à hémoptysies fréquentes. Pendant une de ces crises, le poumon gauche s'emplit de sang. A l'auscultation, silence presque absolu de ce côté. La toux, impuissante à expulser le liquide, avait cessé, et nous étions en présence d'un malade déjà refroidi, presque sans pouls, à l'agonie.

Deux grammes d'ipéca avalés coup sur coup dans de l'eau tiède provoquèrent une secousse énorme de vomissement en quelques minutes. Un flot de sang noir fut expulsé, la toux reparut, on aida au réchauffement du corps, et le malade était sauvé.

Nous avons eu depuis cette époque à intervenir plusieurs fois dans des cas plus ou moins graves de ce genre, et nous ne craignons pas, d'après les bons résultats obtenus, de recommander cette méthode, un peu émouvante, il est vrai, mais qui permet bien souvent d'enrayer une hémoptysie sérieuse et de couper court aux symptômes asphyxiques.

Après une hémorragie grave, il faut s'attendre à une période de nettoyage pulmonaire assez longue, quelquefois de huit jours, sans compter qu'un peu de fièvre de suppuration peut apparaître. De là la nécessité d'une surveillance active de la part du médecin, et l'urgence de maintenir plus longtemps le patient au repos.

Pendant la durée d'un accident hémoptoïque, de quelle façon faut-il alimenter le malade?

Dans les petits crachements de sang, nous n'avons jamais eu à nous plaindre de ne rien changer à leur régime. Ils mangent au lit suivant leur appétit, s'abstenant seulement de potages chauds et de tout ce qui peut former masse de température élevée dans l'estomac.

Dans les hémoptysies plus graves, tant qu'il y a menace d'écoulement, ce qui répond le mieux aux nécessités immédiates c'est la diète absolue d'au moins vingt-quatre heures pendant lesquelles le malade ne prend que quelques gorgées d'eau fraîche çà et là. Dans l'immense majorité des cas, l'hémoptysie est en rapport avec une tension vasculaire exagérée, et, même dans le doute, il est prudent de restreindre plutôt la masse liquide de l'organisme.

Après un jour ou deux de cette diète rigoureuse, on donne du lait ou du bouillon en quantité modérée, et, dès que les crachats sont purement de nettoyage, il faut remettre le malade à sa nourriture habituelle, suivant son appétit. Le régime lacté continué une série de jours a pour inconvénient de contribuer à produire une constipation pénible déjà trop favorisée par le séjour au lit, par l'opium ou les injections de morphine.

Nous avons pour habitude de chercher la constipation les premiers jours, pour éviter les mouvements nécessités par la défécation, même avec l'emploi du bassin. Et nous prescrivons de toute façon les suppositoires au moins le soir, pour faciliter l'expulsion des matières.

En résumé, en présence des hémoptysies, il faut au médecin beaucoup de sang-froid et de prudence, Il doit communiquer sa confiance au malade pour obtenir de lui une docilité absolue.

Telle est la conduite à tenir d'urgence pendant le crachement de sang.

Mais, lorsque les crises se succèdent plusieurs fois par jour, pendant plusieurs jours, il faut, si possible, lutter contre ces retours de l'hémorragie.

Ici on a le temps de faire son choix parmi les traitements les plus en faveur.

Sans parler de toutes les règles générales ci-dessus indiquées, signalons cependant l'importance que peut avoir la diète des liquides. Nous avons deux fois mis fin aux crises d'hémorragie à répétition en supprimant presque toute boisson au patient pendant vingt-quatre heures, alors que tout ce que nous avions employé auparavant n'avait eu aucune action.

En ces mêmes circonstances, les médications les plus en honneur sont les suivantes :

1° Les vomitifs, ipéca ou tartre stibié, à doses fractionnées nauséeuses. Nous croyons que bien souvent ils n'agissent que par la diarrhée variable, déplétive du système circulatoire, qu'ils produisent.

2° Le chlorure de calcium à l'intérieur. Médicament très discuté, mais qui paraît bien doué d'une action hémostatique.

3° Les injections sous-cutanées de sérum gélatiné. Étant donné qu'on emploie un sérum bien stérilisé, cette médication est dépourvue de tout danger.

Ici encore l'action hémostatique dans les hémoptysies est admise par les uns, et contestée par les autres. Cependant les médecins de sanatorium les mieux en situation de juger sa valeur sont plutôt convaincus de son efficacité. Avec raison, ce nous semble. Nous-même avons une assez longue expérience du sérum gélatiné, et nous ne craignons pas de le recommander hautement comme le remède le plus sûr, nous ne disons pas infaillible, pour prévenir le retour des hémoptysies subintrantes, étant donné que le malade est déjà entouré de tous les soins hygiéniques habituels.

S'il est utile de se sentir armé en présence d'une hémoptysie, il serait autrement intéressant et plus sûr de prévoir cet accident et de le prévenir en tenant compte au préalable de ses causes à peu près bien connues.

Il est évident que l'on ne saurait guère prévenir une déchirure vasculaire causée par une crise de suppuration, pas plus qu'une apoplexie pulmonaire, pas plus que la rupture d'un anévrysme intra-caverneux. Mais, dans une quantité d'autres cas, si les tuberculeux se soignaient méthodiquement, scrupuleusement, d'après les avis du médecin, que d'hémoptysies ils éviteraient!

Procédons par ordre :

1° Les crachements de sang avertisseurs du début de la tuberculose. Neuf fois sur dix, ils ne sont avertissement que parce que la phtisie commençante est méconnue, parce que le malade n'a pas tenu compte de certains symptômes qui auraient dû le mener au cabinet du médecin, lequel eût fait le diagnostic précoce, pré-hémorragique, et eût imposé au patient une hygiène préventive. Car ces crachements de sang sont causés par un surmenage général, par un coup de chaleur ou de froid, par un excès de bouche, par un exercice malencontreux des bras, etc. Et si le tuberculeux avait su que ses sommets étaient touchés, il aurait pu se mettre à l'abri de ces accidents, en évitant toutes les causes précédentes capables de faire éclater la congestion hémorragipare autour de la graine bacillaire.

2° Chez les tuberculeux reconnus, vivant en liberté, crachant plus ou moins, surveillés ou non par le médecin, l'hémoptysie survient par les mêmes motifs que ci-dessus. C'est toujours la fatigue, les excès de toute sorte, les coups de chaleur et de froid, les exercices des bras, etc., et les erreurs des régimes alimentaires. C'est ici que le médecin traitant peut le mieux mettre en pratique l'hygiène préventive des hémoptysies, car le tuberculeux avéré ne reste guère sans consulter un docteur. Il faut donc l'avertir de tout ce qui peut lui faire cracher du sang ; et il faut, en lui imposant la cure de repos, d'aération, d'alimentation, prévoir que, suivant sa constitution, suivant l'état de son système circulatoire, il a des chances de bien supporter une suralimentation relative, pendant un temps plus ou moins long, ou de ne la supporter que très passagèrement, ou même pas du tout, sous peine de voir éclater des accidents dont l'hémoptysie alimentaire est en général le premier en date.

C'est en agissant ainsi, c'est en instituant les formules alimentaires paraissant adéquates à la constitution du sujet et à l'état de ses organes digestifs que l'on arrive à supprimer la plupart des crachements de sang, chez les phtisiques.

Mais il ne faut pas avoir la prétention de prévoir à coup sûr les accidents de la suralimentation. Nombre de malades qui, pendant leur déchéance, supportaient admirablement une forte nourriture, deviennent intolérants pour elle dès qu'il ont refait en partie leur organisme délabré. On peut alors avoir des surprises plus ou moins désagréables.

Or l'imminence de ces accidents s'annonce en général par des symptômes assez frappants. C'est un certain état congestif, un peu pléthorique du sujet, avec pesanteur de l'estomac, lourdeur de tête après les repas, avec des rougeurs à la face et aux oreilles; c'est un peu de diarrhée qu'on ne sait à quoi attribuer, bien plutôt que de la constipation; c'est l'urine qui prend un poids spécifique considérable, c'est l'agitation pendant le sommeil; c'est l'expectoration qui sans cause connue s'accroît en quelques jours; c'est une petite tache briquetée ou sanguine pure qui chaque matin paraît dans les premiers crachats. ceux de la journée restant incolores; ce sont des aigreurs à l'estomac trois ou quatre heures après le repas; c'est le gonflement du foie. Tout cela constitue un ensemble de petits faits que l'on ne doit pas négliger, qu'il faut dépister et qui permettent d'agir aussitôt. Ce sont les signes d'un trop-plein quantitatif ou qualitatif, et le remède qui s'impose, c'est la diète ou le purgatif tout d'abord, c'est ensuite le changement de régime alimentaire.

3° Aussi communes, sinon plus, et aussi intéressantes, sont les hémoptysies qui accompagnent l'époque menstruelle. On peut toujours les prévoir, sinon les prévenir, car bien peu de femmes tuberculeuses n'ont pas fait à un moment donné connaissance avec elles.

Qu'il y ait ou non fièvre menstruelle concomitante, elles sont très variables comme manifestation. Pendant un ou deux jours, les crachats peuvent être simplement tachés de sang, et généralement, dans la vie ordinaire, les malades s'accoutument à cet incident et n'y font plus guère attention. Ou bien il s'agit d'une ou deux petites hémorragies sans importance qui ne dérangent en rien l'évolution habituelle de l'époque des règles. Mais, même dans ce cas, elles sont toujours le résultat d'une fluxion pulmonaire au niveau d'un foyer tuberculeux et il est bon que la malade garde le lit.

D'autres fois, chez des patientes que leurs règles sont en train de quitter, c'est une hémoptysie ou une série d'hémoptysies subintrantes compensatrices ou dérivatives, en ce sens que l'écoulement menstruel, ne se faisant plus par la voie ordinaire, se fait par la plaie du poumon toujours prête à saigner au moindre effort congestif.

Rarement l'hémorragie pulmonaire est grave par elle-même et elle s'arrête plutôt spontanément.

Chez toute malade qui cesse d'être réglée, il faut prévoir cet accident. Bien souvent il est annoncé par des saignements de nez faciles. Aussi, dans ces conditions, lorsque le calendrier menstruel annonce l'époque supposée, et, encore plus, si le thermomètre s'élève sans autre cause connue, il est sage de garder la malade au lit jusqu'à la chute de température anormale, que les règles viennent ou ne viennent point.

Pour ramener l'effort congestif vers son émonctoire naturel, les médications théoriques ne manquent point, et le médecin aura à faire ici de la thérapeutique générale. Mais il ne faut pas oublier que les boissons chaudes, les infusions excitantes, sont plutôt décommandées chez les tuberculeuses.

Parmi les drogues habituelles dites emménagogues, c'est encore l'apiol qui semble nous avoir été le plus utile en pareilles circonstances.

Quant aux révulsions locales ou de voisinage, elles sont toujours de saison, et jamais nous n'avons vu qu'elles fussent nuisibles en quoi que ce soit.

Il faut enfin que les malades sachent bien que l'irrégularité, l'insuffisance ou la suppression totale de la perte menstruelle ne constituent qu'un incident de passage, accompagné de misères quelconques, et que tout se remettra en ordre lorsque les forces seront revenues.

En terminant ce chapitre, nous devons dire un mot de l'influence des hémoptysies sur l'évolution de la lésion tuberculeuse du poumon.

D'une façon générale, l'écoulement véritable ou le simple suintement passager du sang au niveau d'un foyer bacillaire ne saurait avoir de graves conséquences locales. Quand l'écoulement est fini et quand les crachats habituels sont redevenus blancs, tout doit être terminé.

Lorsqu'il s'est agi d'une véritable infiltration de sang dans le tissu pulmonaire sain ou malade autour d'un foyer tuberculeux ramolli, chose très fréquente, ce sang doit être repris par nettoyage, soit qu'il s'élimine avec le pus des crachats, soit que sa résorption s'effectue par les vaisseaux sanguins eux-mêmes ou par les lymphatiques. Mais le dommage local consécutif ne doit pas être bien sérieux. C'est ce qui a lieu dans une foule d'apoplexies bénignes du poumon chez les phtisiques.

Et c'est à côté de ces faits que se placerait la notion de la *Phtisie ab hemoptoe* de Morton, édifiée à une époque où l'on ignorait la nature parasitaire de la tuberculose. Quelques auteurs semblent encore y rester fidèles en disant que l'infiltration sanguine du poumon peut favoriser le développement des bacilles de Koch.

Ce qui semble bien plutôt faire la bénignité ou la gravité *consécutive* de l'hémoptysie, c'est sa cause.

D'excellents auteurs ont repris récemment la question des crachements de sang *bienfaisants*, si on peut les appeler ainsi. Certaines hémoptysies des premières périodes de la phtisie, chez des individus de constitution un peu particulière, ont été considérées comme une réaction favorable de l'organisme contre l'invasion bacillaire. Et c'est dans cette catégorie qu'on a décrit les hémoptysies *de défense*.

De ce que certains tuberculeux plus ou moins au début, pris de crachements de sang violents et même répétés, ont fait ensuite une guérison superbe, on semble avoir conclu que non seulement le crachement de sang était une fonction utile, mais encore qu'il était un indice de bon pronostic pour l'évolution ultérieure, parce que le malade se *défendait* bien.

Évidemment, il serait puéril de nier cette théorie, car l'affirmative ou la négative seraient difficilement démontrables.

Mais, comme toujours, il faut se reporter à la clinique pure.

Les crachements de sang du début de la phtisie, attribuables seulement à la présence des tubercules dans le poumon, nous paraissent excessivement rares. On peut même se demander s'il en existerait dans le cas où toutes les tuberculoses au début seraient diagnostiquées et méthodiquement soignées. Ces hémorragies nous paraissent toujours avoir deux facteurs, d'abord la présence des tubercules, ensuite une action adjuvante, qui sera neuf fois sur dix le surmenage local ou général, la mauvaise hygiène des aliments et des boissons, les excès quelconques, les influences extérieures variées, refroidissement, insolation, traumatisme, effort, etc., toutes causes d'autant plus fréquentes que la plupart du temps le malade ignore qu'il est malade quand l'hémorragie éclate, à moins que, le sachant, il n'ait point suivi l'hygiène totale que sa maladie comportait.

Les hémoptysies seraient donc toujours accidentelles, et l'acte de défense spontanée de l'organisme n'aurait rien à voir dans leur production. Et si, après une ou deux hémorragies précoces, un malade ainsi dûment averti se soigne convenablement et guérit bien, cela ne prouverait pas grand'chose. Car on peut supposer que si, conscient de sa maladie dès le début, il s'était soigné comme il faut, il aurait très probablement évité l'hémoptysie de *défense*.

Si cette variété de crachement de sang nous paraît très sujette à caution, nous admettons fort bien d'un autre côté qu'à la suite d'une hémorragie pulmonaire certains phtisiques éprouvent une amélioration soit de l'état général, soit de l'état local, soit des deux côtés simultanément, et dans ces cas-là on peut, jusqu'à un certain point, l'appeler *bienfaisante*.

En allant au fond des choses, on voit qu'il y a, dans cet ordre d'idées, deux circonstances à envisager.

En premier lieu, après une hémoptysie congestive, de cause extérieure ou de cause intérieure comme dans les hémorragies alimentaires et menstruelles, le malade ou la malade peut accuser un soulagement véritable et facile à comprendre. Car le crachement de sang est alors une vraie saignée qui met fin aux malaises de l'état congestif du poumon, comme l'épistaxis est la saignée qui fait évanouir une céphalée violente chez certains sujets, comme encore le flux menstruel est la saignée qui fait disparaître les douleurs abdominales et lombaires de la période cataméniale. La relation de cause à effet est ici manifeste.

En second lieu, il y a les hémoptysies qui accompagnent les crises de suppuration éliminatrice, très fréquentes. La parcelle de tissu mortifié qui est éliminée comme une escarre peut, en se détachant, provoquer une émission variable de sang.

Le résultat de ce travail nécrotique diffère suivant les cas. S'il en est résulté un accroissement du foyer ramolli, si les signes cavitaires se sont aggravés, on dira naturellement que l'hémoptysie a fait empirer la situation, parce qu'elle a été le symptôme le plus frappant.

Mais si, comme il n'est pas rare, chez un malade inquiété par la fièvre de nécrose pulmonaire, une escarre bénigne s'élimine avec hémorragie, et qu'une fois la crise finie un bien-être général s'ensuive avec chute de fièvre et amélioration des symptômes d'auscultation, on dira tout naturellement aussi que l'hémoptysie a eu un résultat favorable.

Ces interprétations en bien ou en mal tiennent simplement à ce qu'on rapporte tout au phénomène le plus frappant, c'est-à-dire à l'hémorragie.

Si au contraire le médecin a, dans les deux cas,

diagnostiqué la nature de l'incident, c'est-à-dire la crise d'élimination, il rapportera le résultat, bon ou mauvais, non pas à l'hémoptysie, mais à sa cause immédiate, l'expulsion de l'escarre.

3. — Les douleurs thoraciques chez les tuberculeux.

S'il est vrai en général que les phtisiques ne souffrent point, il n'est pas moins vrai que maintefois ils se plaignent, ou par intermittences, ou de façon assez suivie, de douleurs thoraciques.

Les uns ont pendant longtemps une douleur sourde, une sorte de courbature dans la région de l'épaule du côté malade, le plus souvent en arrière vers l'épine de l'omoplate. Il est rare dans ces cas de constater de vrais points névralgiques. C'est une sensibilité spontanée ou provoquée et aggravée par les mouvements de l'épaule, sensibilité analogue à celle qu'on développe en percutant ou en pressant avec le doigt les régions sus ou sous-claviculaires du côté malade.

Lorsque, en présence d'un patient de ce genre, on a bien éliminé les douleurs musculaires ou autres d'origine rhumatismale qui se voient chez les tuberculeux comme chez n'importe qui; lorsqu'on a constaté que cette douleur est durable, et non pas due à une courbature passagère, à une mauvaise position pendant le sommeil, il faut tranquilliser d'abord le malade, et agir sur son moral, car il n'y a pas trop à compter faire disparaître ce symptôme à volonté.

Il faut convaincre le patient que cela n'a rien de grave, que ce n'est pas le signe d'une complication ni d'une aggravation de la maladie ; que ces douleurs sont dues aux adhérences de la plèvre autour de la lésion pulmonaire, qu'elles font partie intégrante de cette lésion, et qu'il faut s'armer d'un peu de patience en attendant que l'amélioration du poumon se produise ; qu'enfin ces douleurs ne durent pas toujours, qu'elles viennent et qu'elles s'en vont, etc.

Il en est des douleurs variées chez les phtisiques comme de leur toux en général. Elles sont justiciables d'une éducation analogue. A douleurs égales, tel patient se plaindra vivement, tel autre se contentera de les signaler. Il y a lieu assurément de mettre en parallèle la sensibilité de l'un et celle de l'autre. Chacun a sa façon de souffrir. Mais il y a aussi, que, par éducation, par habitude d'être plaint par son entourage, tel malade a sans cesse une douleur, une misère quelconque à manifester ; tandis que tel autre, tout aussi misérable, ne se plaindra que fort rarement ou point du tout, parce qu'il n'a pas été gâté par les assiduités familiales.

Le phtisique qui geint sans cesse est absolument malheureux. Heureusement qu'en général les malades de ce genre sont justiciables d'une éducation spéciale qu'on peut appeler l'éducation de la douleur. On leur apprend à ne plus écouter leurs douleurs, leur misères, à ne plus les *cultiver*, et en somme véritablement à ne plus souffrir, tout comme on leur apprend à ne plus tousser inutilement.

Ce qui n'empêchera pas le médecin d'employer les remèdes reconnus utiles dans ces cas-là, par exemple les badigeonnages iodés, les applications calmantes, les révulsifs et surtout les pointes de feu. Parfois l'enveloppement de l'épaule avec une couche d'ouate soulage beaucoup. D'autres fois on poursuivra avec avantage ces douleurs au moyen des mouches de Milan répétées.

D'autres malades se plaindront de douleurs à caractères plus nettement névralgiques, à une hauteur variable de la poitrine. Le plus souvent c'est en arrière, le long de la colonne vertébrale, et plus ou moins bas dans la ligne axillaire.

Tantôt c'est une douleur lancinante toute passagère, se réveillant spontanément ou sous l'influence de la toux, du rire, de la respiration plus intense, pendant la marche par exemple.

Encore ici faut-il rassurer son malade qui, si le phénomène est nouveau pour lui, s'imagine volontiers qu'une complication vient d'éclore dans sa poitrine. Il faut lui démontrer que ces points névralgiques sont causés de temps en temps par l'irritation des nerfs intercostaux touchés par les adhérences de la plèvre, etc. Et pendant ce temps, il faut examiner avec soin la poitrine du patient, prendre sa température, et s'assurer qu'il n'est rien survenu de nouveau.

Lorsque ces points névralgiques persistent plusieurs jours, ils sont souvent produits par des fusées de pleurite sèche. A l'auscultation on trouvera parfois un petit foyer de frottements dans un point de la plèvre où il n'y en avait pas auparavant.

L'apparition de ce phénomène d'auscultation avec la moindre élévation de température, surtout matinale, impose le séjour au lit. C'est le meilleur moyen de mettre en immobilité relative le poumon correspondant. Tous les exercices en effet accroissent la douleur et ne peuvent qu'entretenir sinon donner plus d'importance à sa cause.

En cas de douleur bénigne, assez tolérable, les cataplasmes sinapisés au tiers ou à moitié de farine de moutarde, une mouche de Milan suffiront pour produire une révulsion utile.

Comme médication interne contre les points de côté névralgiques, c'est encore l'antipyrine qui réussit le plus souvent.

Nous avons employé bien des fois les ventouses sèches sur la région douloureuse, sans en retirer grand bénéfice. Nous n'en dirons pas autant des ventouses scarifiées, beaucoup plus efficaces. On craint en général de retirer un peu de sang aux tuberculeux, mais à tort. Il n'y a qu'à considérer combien peu ils sont troublés physiquement par des hémoptysies légères.

Aussi, chez les malades assez robustes qui présentent une douleur costale violente, surtout si l'on pense qu'il y a au fond de cette douleur un peu de pleurésie sèche, il ne faut pas hésiter à appliquer quelques ventouses scarifiées, et l'on soulagera son patient.

Tous les moyens thérapeutiques qui précèdent sont applicables dans les cas de douleur plus ou moins intense, lorsque le médecin a des raisons particulières de ne pas employer la morphine en injections sous-cutanées, ou lorsqu'il s'agit d'un malade qui redoute ces injections, la plupart du temps parce qu'il n'en a jamais usé.

A la rigueur, on peut essayer des injections sous-cutanées d'éther, mais il n'y a pas trop à compter sur leur action analgésique.

Dans les cas plus sérieux, où chaque mouvement, chaque inspiration, où la toux et la simple parole provoquent des douleurs assez violentes pour faire gémir le malade, le remède qui manque rarement son but est la piqûre de morphine.

L'hydrothérapie locale, suivant la méthode de Priessnitz, n'est pas à dédaigner non plus. Dans les sanatoriums d'Allemagne, on l'emploie couramment dans les douleurs thoraciques dites points de côté. Le procédé le plus simple consiste dans l'enveloppement local avec la compresse humide. Il faut avouer qu'en France les malades répugnent encore assez à cette pratique pourtant excellente.

En tout cas, l'attention du médecin doit toujours

être fortement éveillée par l'apparition des points de côté persistants. Car, à part les circonstances où, chez un sujet nerveux, l'état névropathique suffit amplement à expliquer l'éclosion d'une névralgie intercostale violente et durable, il faut toujours songer à quelque chose de nouveau se passant dans le poumon et surtout à sa surface.

Et de ce que l'auscultation ne donne rien de particulier au niveau d'un point de côté de la ligne axillaire, par exemple, il ne faudrait pas conclure qu'il n'y a rien d'anormal ; car la douleur sur le trajet d'un nerf ne *sort* pas le plus souvent au niveau de la souffrance locale de ce nerf, là où il est molesté. La moindre fusée de tuberculose pleurale dans le sillon costo-vertébral donne parfaitement les plus violentes douleurs dans la ligne axillaire.

Nous avons insisté à maintes reprises sur la valeur diagnostique de la douleur provoquée par la pression du doigt sur certains points du thorax chez les phtisiques. Nous considérons que, tout au début de la maladie, alors que les autres signes rationnels et même locaux laissent un doute dans l'esprit du médecin, deux symptômes doivent faire pencher la balance pour l'affirmative : d'abord les petits ganglions de l'espace sus-claviculaire et ensuite la douleur locale des sommets éveillée par la pression du doigt.

Il est excessivement rare qu'un tuberculeux n'accuse pas une sensation douloureuse lorsqu'on presse avec la pulpe du doigt le point du thorax correspondant à sa lésion *active*.

Mais ce signe si précis pour le diagnostic peut, dans quelques cas rares, faire supposer que la lésion tuberculeuse est encore en activité, alors qu'en réalité depuis plusieurs mois cette lésion ne donne plus aucun signe de vie, qu'elle est complètement desséchée, et qu'il est impossible d'en trouver la moindre trace à l'auscultation, même à la toux profonde, alors qu'on peut supposer à la rigueur qu'il s'agit d'un petit foyer situé à une certaine profondeur dans le tissu pulmonaire.

Nous avons recueilli quelques observations de cette catégorie. Il s'agit toujours de sujets nerveux sensitifs ; chez eux, alors que la guérison semble bien établie depuis plusieurs mois, la douleur spontanée, névralgique, peut persister dans les points du thorax qui étaient ses sièges antérieurs pendant l'activité de la lésion pulmonaire ; chez eux on peut, comme avant, provoquer la douleur à la pression du doigt au niveau du foyer bacillaire éteint, et cela pendant longtemps. Et ce qui nous paraît prouver qu'il ne s'agit point là d'une erreur d'interprétation, c'est que chez les jeunes filles et les femmes qui se trouvent dans ce cas spécial, plusieurs époques menstruelles peuvent se passer sans que rien ne s'éveille dans le foyer tuberculeux guéri, et sans que le thermomètre indique la moindre réaction de température à ce moment, alors que quelques mois auparavant ces réactions locale et générale ne faisaient jamais défaut.

Nous avons observé deux fois seulement chez l'homme cette *survivance* anormale des douleurs thoraciques spontanées et provoquées.

Nous avons l'habitude d'appeler ces phénomènes douloureux les douleurs thoraciques *posthumes* des tuberculeux.

Elles ne sont d'ailleurs pas éternelles. Toujours nous les avons vues s'éteindre après six, huit mois. Cela ne doit pas trop surprendre. D'abord douleurs d'origine matérielle, elles deviennent peu à peu douleurs d'éducation, de souvenir, et, après un certain temps, à mesure que l'obsession de la maladie causale s'efface, elles s'effacent aussi peu à peu.

Les bonnes paroles, la persuasion que les douleurs posthumes ne répondent plus à rien, sont assurément leur meilleur remède.

Nous ne parlons pas des points de côté à grand spectacle qui accompagnent la perforation pulmonaire et le pneumothorax. Le médecin doit toujours songer aux perforations, surtout à celles qui produisent les pneumothorax partiels au milieu des adhérences de la plèvre. Mais ces cas rentrent dans les vraies complications de la phtisie pulmonaire et ne sont plus des incidents de la cure.

4. — Les suppurations éliminatrices chez les tuberculeux.

Les tuberculeux sont exposés comme tout le monde à des accidents fébriles tenant à des affections intercurrentes étrangères au poumon et sans rapport avec la tuberculose pulmonaire.

Ils peuvent présenter souvent aussi de véritables complications pulmonaires ou pleurales, broncho-pneumonies plus ou moins bacillaires, pleurésies avec épanchement séreux ou purulent, etc.

Mais il faut bien savoir que ces complications, toujours sérieuses, s'observent surtout chez les tuberculeux en liberté. Car s'il est vrai que, par les surprises de la tuberculose, maladie si insidieuse, le patient le mieux entouré de soins peut éprouver sans cause connue un de ces accidents, il n'est pas moins vrai qu'en général on voit tout cela survenir à la suite de fautes d'hygiène.

La preuve en est que dans les sanatoriums, chez les tuberculeux que nous avons appelés les normaux de la cure, qu'ils soient apyrétiques complètement, subfébriles ou fébriles le soir, on observe bien rarement de pareilles complications.

Mais chez les malades à la cure on voit néanmoins survenir des attaques de fièvre de durée variable après lesquelles ils reprennent en général leur état d'apyrexie plus ou moins parfaite.

Il n'est pas toujours facile de dire chez tel ou tel malade quelle est la cause de ces accidents fébriles.

Dans certains cas, il s'agit d'un rhume véritable, comme on l'appelle couramment. Le tuberculeux a pris froid, il présente du malaise, un peu de coryza, quelquefois de l'angine, et alors, suivant l'expression consacrée, le rhume tombe sur les bronches. Tantôt cela se borne à de la grosse bronchite, tantôt cela touche la lésion pulmonaire.

A l'auscultation, on trouve plus ou moins de sibilances et de ronflements dans la poitrine, et en général le foyer tuberculeux présente des signes d'humidité anormale. L'expectoration est plus abondante, la toux est plus fréquente. La fièvre, souvent insignifiante, peut cependant être assez marquée, surtout le soir, pendant trente-six ou quarante-huit heures. En somme, on assiste à l'évolution d'une poussée de bronchite plus ou moins sérieuse. La fièvre tombe rapidement au voisinage de la normale habituelle, l'expectoration reste un peu plus abondante pendant plusieurs jours, le malade a maigri un peu à cause de sa fièvre et de son alimentation moins intense. La convalescence est très rapide et, avec le retour de l'appétit, les pertes sont vite réparées. En général, ces rhumes ne laissent aucune trace à l'auscultation ; mais il peut arriver que la tuberculose, toujours prête à marcher de l'avant dès qu'on lui fournit l'occasion, profite de la circonstance pour produire quelque fusée bacillaire autour du foyer pulmonaire primitif. Dans ce cas, c'est déjà une petite complication, la maladie dure un peu plus, et laisse à sa suite soit un petit foyer de râles nouveaux, soit un petit foyer de frottement pleural.

Tout cela n'est pas grave, en somme, et constitue un simple retard apporté à la guérison.

Ce qui se produit sous l'influence d'un rhume vulgaire se montre encore plus fréquemment sous l'influence de la grippe, devenue aujourd'hui endémique chez nous, la grippe, cette épée de Damoclès des tuberculeux. Cette affection intercurrente a le triste privilège de laisser après elle des traces de son passage. Bénigne pour le poumon, elle se borne à faire de la simple bronchite, assez souvent heureusement ; mais plus grave pour cet organe, elle produit des poussées tuberculeuses nouvelles, peut-être fait-elle aussi des foyers broncho-pneumoniques non bacillaires ? Enfin elle provoque le ramollissement, la fonte purulente des foyers préexistants.

Pour les cas précédents, très nets comme cause, comme évolution, il n'y a point de discussion à avoir. Le tuberculeux a pris froid, il a un rhume, il a la grippe, tout le monde est d'accord.

Des accidents analogues, petites congestions pulmonaires, poussées de pleurésie sèche, plaques bénignes de pleuro-pneumonie ou plus simplement retour de l'humidité dans des plaques pleurales déjà desséchées, peuvent se produire sous l'influence d'une cause qu'on ne saurait trop signaler, dont on ne saurait trop répéter l'importance : nous voulons parler de l'action des rayons solaires. Les accidents de ce genre sont malheureusement trop fréquemment observés chez les

phtisiques qui, croyant bien faire, vont s'immobiliser au soleil.

Mais on peut observer chez le tuberculeux à la
cure d'air, apyrétique ou à peu près, des accidents
fébriles d'interprétation plus délicate. En voici le
tableau le plus ordinaire.

Un malade porteur d'une lésion bien nette, en
général, soit tout à fait apyrétique, soit seulement
subfébrile le soir, faisant sa cure méthodique de
la façon la plus exemplaire, n'ayant subi ni fatigue, ni influence du froid, est pris subitement,
à n'importe quelle heure de la journée, de malaise
avec frissonnement ou frisson véritable; pas de
douleur de côté, pas de dyspnée. Il prend sa température et, alors que le matin il avait 36° à 36°,5,
il se trouve maintenant 38°,5, 39°,5 et même 40°.
Il ne tousse pas davantage, le plus souvent.

Le lendemain matin, la température tombe
à 37°,5 environ, mais reste souvent à 38° ou 38°,2.
Alors la toux peut devenir plus fréquente, il peut
y avoir un peu de dyspnée, mais très souvent le
malade ne l'accuse pas lui-même, et c'est par l'in-
terrogatoire et l'examen qu'on la découvre. Parfois aussi le côté du sommet pulmonaire malade
est un peu plus sensible, comme par une douleur
de courbature.

Le soir, la fièvre remonte sans autre signe nouveau, le sommeil n'est guère troublé plus que
d'habitude. Le second ou le troisième jour, l'expectoration augmente; sa plus grande abondance

est le fait principal, mais elle a souvent des caractères spéciaux. La couleur des crachats est souvent celle du pus franc, compact; ou bien elle devient plus foncée, sale; il peut s'y mêler, le matin surtout, de la matière colorante du sang, d'où la production de crachats plus ou moins briquetés; le matin également, on peut y trouver du sang plus ou moins pur, rosé ou noirâtre. Enfin, à un moment donné, on découvre quelquefois dans le crachoir des grumeaux plus solides, dont le passage à travers la bouche est senti par le malade, et quelquefois aussi des concrétions variées de consistance caséeuse ou crétacée ou calcaire. Nous avons vu un malade qui, dans des circonstances analogues, rendait des corps lenticulaires, à surface comme savonneuse, et tous les médecins ont vu des tuberculeux qui expectoraient des concrétions calcaires ramifiées.

Nous avons eu plusieurs malades sujets à des attaques de nettoyage, qui collectionnaient les petites concrétions calcaires éliminées régulièrement à chacune de leurs crises.

Nous ne parlons pas des variétés de goût que chaque malade attribue à son expectoration. Nous en avons connu plusieurs qui ne se trompaient jamais sur la nature de leur accident, simplement par le goût *noisette* spécial que prenaient leurs crachats.

Cet état continue quelques jours, rarement plus de huit à dix, souvent moins, pendant lesquels la fièvre et l'expectoration se maintiennent avec les mêmes caractères, sans souffrances, sans même interruption notable du sommeil.

Enfin se produit une chute tantôt matinale tantôt vespérale, et en vingt-quatre ou trente-six heures la température est redevenue normale, le matin au moins, quand par hasard elle traîne un peu le soir. L'orage est passé, et l'expectoration revient à son taux et à ses caractères habituels.

Si, pendant cette courte maladie, on ausculte régulièrement le patient, la plupart du temps on ne trouve rien de nouveau en dehors des limites connues de la lésion préexistante. Les signes d'humidité anormale dans ce foyer, le volume considérable des râles dans tout ou partie de ce foyer, indiquent seuls qu'il se passe quelque chose d'insolite dans le poumon.

Dans ces attaques aiguës, une fois les accidents généraux disparus, on constate bien souvent que rien n'est changé dans la lésion, mais on peut aussi constater qu'il persiste en un point un foyer de râles plus gros, ou bien qu'un foyer de ramollissement déjà connu s'est sensiblement agrandi.

Comment faut-il interpréter la plupart des cas précédents, ceux qui ont la physionomie la plus nette ?

Dans la tuberculose chronique, on décrit comme accidents fréquents les congestions pulmonaires, les broncho-pneumonies, etc., auxquelles on mélange aussi les poussées aiguës de tuberculose.

Peut-on ranger dans ce cadre, mal délimité d'ailleurs, un accident aigu qui pendant son évolution ne produit généralement rien en dehors du foyer tuberculeux préexistant, et qui souvent après lui ne laisse guère de traces notables dans ce foyer même ? Peut-on appeler cela une attaque de congestion pulmonaire ? Peut-on le décorer du nom de rhume ? ou de poussée aiguë tuberculeuse ? ou de broncho-pneumonie ? Non évidemment.

Ces attaques éclatent subitement par un ou plusieurs frissons, sans prodromes, sans influence extérieure connue ; l'expectoration a souvent des caractères spéciaux ; c'est du pus de plaie qui suppure, sans compter les éléments particuliers qu'on y trouve maintes fois. Enfin, chez certains malades, ces attaques peuvent revenir de temps en temps, toujours les mêmes, à un ou deux jours près de durée, toujours avec retour de l'état normal entre les attaques, et le tuberculeux qui a subi une couple de fois cet accident ne se trompe pas à sa réapparition.

Nous pensons que ces attaques fébriles survenant chez des tuberculeux apyrétiques ou à peu près sont dues à un travail d'élimination de particules nécrosées au milieu des foyers pulmonaires.

Et il ne faut pas les appeler des poussées aiguës, car cette expression semble impliquer la notion de poussée tuberculeuse aiguë. Or, très vraisemblablement le bacille n'est pour rien dans la production de ces accidents.

L'évolution de la tuberculose dans le poumon est la résultante d'associations microbiennes. Le bacille de Koch est probablement le parasite qui fait le mal au début, mais il a bientôt une foule de complices. A lui seul ou avec le concours de ces derniers, il fait les lésions si complexes de la phtisie pulmonaire, au milieu desquelles les nécroses partielles sont légion.

Or il arrive ceci, que dans les phtisies à marche rapide, ou plus lentes, mais à poussées successives que rien n'arrête, ces parties nécrosées sont éliminées de façon continue ou intermittente, et le processus qui préside à leur élimination se perd dans l'appareil symptomatique général. On constate, à chaque reprise fébrile, le ramollissement des foyers, la formation des cavernes, et voilà tout.

Mais dans les phtisies lentes plus ou moins apyrétiques, il en est tout autrement.

Tantôt ces particules nécrosées subissent le travail d'élimination par suppuration locale. Il se passe là ce qu'on voit dans toutes les grangrènes dont un tissu veut se débarrasser. Il y a un processus de suppuration autour de la partie morte.

Est-ce au bacille de Koch que ce travail est dévolu? C'est invraisemblable. Il est réservé à d'autres microbes qui toujours habitent les foyers tuberculeux et qui, au moment voulu, entrent en scène pour procéder au nettoyage des parties mortes. Et leur entrée en scène, marquant le début des phénomènes locaux de la suppuration éliminatrice, s'annonce naturellement par les symptômes généraux habituels de la formation du pus en un point de l'organisme.

C'est de cette façon que nous expliquons la symptomatologie si caractéristique des attaques fébriles dont nous venons de parler. C'est pourquoi nous les appelons volontiers les attaques de suppuration éliminatrice, ou plus simplement fièvre de nettoyage.

Qu'on ne croie pas, d'après ce qui précède, que nous prétendions à l'invention de quelque chose de nouveau.

Les poussées aiguës ayant pour résultat le ramollissement, la fonte purulente des foyers tuberculeux et la formation des cavernes, sont parfaitement connues. Mais, comme nous l'avons dit plus haut, on les connaît surtout dans les phtisies qui marchent vite, ou comme conséquence d'accidents fébriles, de complications variées, chez les malades qui ne sont pas soumis à une hygiène rigoureuse.

Ce que nous avons voulu montrer, c'est que dans les formes de phtisie qui doivent guérir, dans les formes les plus bénignes souvent, il faut s'attendre à voir survenir des accidents fébriles dont la cause réside dans l'évolution même, régulière, de la lésion tuberculeuse. Et cette cause, c'est le processus de suppuration destiné à éliminer des particules nécrosées du tissu pulmonaire, qui, au lieu de s'enkyster au milieu du tissu fibreux de cicatrisation, se comportent comme des corps étrangers destinés à être rejetés hors du parenchyme environnant, pour que ce tissu fibreux de cicatrice prenne leur place.

Car il ne faut pas oublier que si l'élimination par suppuration d'une masse importante nécrosée de tissu pulmonaire peut être souvent considérée comme une aggravation de l'état local, encore que souvent la formation d'une caverne puisse passer pour un processus curatif, en revanche les petites éliminations que nous venons de décrire dans les tuberculoses apyrétiques font partie essentielle du processus de réparation des lésions pulmonaires.

La preuve en est que certains malades, d'ailleurs franchement classés comme curables, ou regardés comme douteux, ne commencent à aller vraiment bien que quand il ont subi quelques attaques de fièvre éliminatrice de ce genre.

Le traitement qui convient à ces accidents est des plus simple. Nous nous contentons, dès l'apparition du premier symptôme, de mettre le malade au lit, où, quelle que soit l'intensité des phénomènes généraux de l'attaque, il continue sa cure d'air, la fenêtre ouverte jour et nuit. Rarement il y a à s'occuper d'un symptôme particulier qu'il faille traiter spécialement. Le repos et l'opium sont les deux calmants des symptômes fonctionnels. Quant à la fièvre, nous avons constalé que la quinine l'abattait un peu, et que l'antipyrine l'enrayait pour quelques heures. Mais si, grâce à la non-interruption de la cure d'air, le malade supporte tranquillement cette fièvre, s'il dort suffisamment la nuit, ce qui est la règle, nous le laissons tranquille.

En résumé, nous nous bornons en général à immobiliser le patient, à calmer sa toux, à le soutenir le plus énergiquement possible pendant le travail de suppuration qu'il a à fournir.

Nous avons aussi, suivant les circonstances, employé quelquefois l'alcool et les balsamiques.

En présence des attaques de suppuration éliminatrice il faut s'efforcer de tranquilliser le malade et son entourage. Il est bon de leur expliquer la cause intime de l'accident. Les tuberculeux et leurs familles sont toujours portés à croire que tout est perdu à l'apparition des moindres incidents.

5. — Les Rhumes chez les tuberculeux.

Que doit-on appeler rhume chez les tuberculeux? Rhume de poitrine, bien entendu, car le coryza peut être chez eux ce qu'il est chez tout le monde, s'il ne dépasse pas les voies respiratoires supérieures. Cette affection a-t-elle des allures spéciales, de par ce fait qu'ils sont malades de la poitrine? Telles sont les questions que nous allons envisager, un peu schématiquement, car le sujet est vaste.

Si l'on demande aux phtisiques de vous signaler leurs rhumes, ils ne seront pas embarrassés, et se diront enrhumés à l'occasion de presque tous les incidents qui viennent se greffer sur ce qu'ils reconnaissent comme étant leur état normal de poitrinaires. Pour eux tout est rhume, pour la raison bien simple que leur éducation les porte à mettre une cause extérieure sur n'importe quel incident morbide. Leur bienfaisante euphorie les empêche de supposer qu'ils portent en eux-mêmes les raisons de tout cela. Et leur entourage est naturellement plus qu'eux encore disposé à parler de rhume, de refroidissement, dès qu'un accident se produit. Il faut ajouter enfin que dans le langage médical courant, on décore du nom de rhumes, pour ne pas inquiéter patients et familles, beaucoup de choses qui n'en sont point.

Pour s'y reconnaître, il faut, croyons-nous, rester dans la vieille définition populaire et médicale aussi, qui dit que le rhume est l'affection catarrhale des voies respiratoires causée par un refroidissement. Cela s'applique aux tuberculeux comme aux autres, et il n'y aura plus qu'à interpréter l'action du refroidissement comme facteur de ce rhume.

Cette définition entraîne de suite l'élimination d'une foule d'affections bronchitiques et pulmonaires qui sont monnaie courante chez les phtisiques, et qu'il faut savoir différencier du vrai rhume. Et la liste en est longue, de ces faux rhumes, comme on va le voir.

LES FAUX RHUMES DU TUBERCULEUX

On pourrait les classer en diverses catégories, suivant qu'ils tiennent à l'évolution même de la phtisie, à une dyscrasie sanguine permanente ou passagère, à des influences extérieures apparentes, etc. Mais bien souvent plusieurs causes collaborent, ce qui rend difficile une classification nette. Aussi nous les énumérerons simplement en les groupant autant que possible d'après leur parenté au moins apparente, sans plus de prétention.

A. — A tout seigneur tout honneur. Nous devons dire deux mots du faux rhume qui marque, au début de la phtisie, l'ensemencement bacillaire des sommets. Neuf fois sur dix il y a une toux sèche pendant des semaines et des mois, et, pendant des semaines et des mois, le patient et son entourage parlent d'un rhume, d'abord banal, puis prolongé, puis enfin négligé, quand le médecin constate un beau jour qu'il existe des doutes sur la pureté de l'un des sommets, ou qu'il y a déjà une petite bronchite sur un point-limité. Cette petite bronchite, c'est le début de la phtisie, qu'elle se guérisse seule ou par des soins appropriés, ou qu'elle s'éternise jusqu'à l'apparition d'accidents ultérieurs.

C'est là le faux rhume le plus important à dépister, car de son diagnostic précoce découle trop souvent la question de vie ou de mort pour le patient.

La phtisie.18

B. — Les faux rhumes, d'extrême fréquence, qui ne sont autre chose que de petites attaques congestives frappant les sommets tuberculeux dont nous venons de parler. Les causes en sont variables : le surmenage physique ou intellectuel des enfants comme des adultes, le coup de soleil ou de chaleur, les écarts de régime, l'époque menstruelle, la grippe, etc. C'est la congestion, la bronchite juxta-tuberculeuse, qui dure plus ou moins, peu en général, car le médecin est là qui prescrit le repos et le reste. Il va sans dire que si la congestion est hémoptoïque, le diagnostic de tuberculose préexistante s'impose à tous, à moins que l'on ne veuille à tout prix faire de cet accident une manifestation arthritique, sous prétexte d'arthritisme dans la famille, sous prétexte que le malade a eu auparavant quelques douleurs articulaires, sous prétexte surtout qu'après la disparition de cette congestion, il ne reste plus rien d'énorme dans les sommets, et que d'ailleurs le même accident a pu se produire déjà une fois ou deux, toujours aussi bénin.

C. — La congestion pérituberculeuse d'origine grippale joue un rôle énorme dans ces circonstances. Et d'abord, bien que médicalement il soit admis que l'influenza est un des facteurs néfastes de la mise en activité d'une bacillose latente (?), journellement on étiquette attaques de grippe, des accidents congestifs pérituberculeux comme les précédents, toujours sous le même prétexte qu'après la crise les sommets ne restent pas très malades. En temps d'épidémie la grippe à bon dos.

Cette restriction faite sur les erreurs de diagnostic, il n'en est pas moins vrai que souvent l'influenza est la cause de ces congestions hémorragiques ou non, chez les bacillaires. Mais tandis que chez les individus sains elle provoque une bronchite quelconque diffuse ou disséminée (sans parler des broncho-pneumonies et des pneumonies), chez les tuberculeux elle donne lieu à une bronchite locale, limitée aux lésions. Et toute bronchite locale du sommet doit faire redouter la tuberculose plus ou moins latente, à tel point qu'il ne faut accepter l'idée de grippe simple dans ces cas-là, que si, après guérison de celle-ci, l'examen le plus minutieux et le plus documenté, le plus réitéré ne décèle vraiment rien d'anormal dans les sommets. En résumé le rhume grippal de ces régions supérieures doit toujours être suspecté.

D. — Les petits rhumes périodiques des époques menstruelles ne sont pas moins intéressants. Il est des femmes et des filles qui tous les mois à peu près ont un peu d'enrouement, avec quelque toux sèche et quelques petits ronflements dans la poitrine, sans compter l'endolorissement d'une épaule ou un point de côté. Assurément on admet que chez certains sujets tout cela peut être purement névropathique, car tout arrive. Mais, en présence de ces incidents à répétition, il faut être en éveil ; il faut consulter le thermomètre, il faut observer la toux, il faut ausculter, surtout pendant la menstruation, les deux sommets ; il faut chercher le petit grain de plomb sus-claviculaire ; il faut dépister le petit ronflement, sifflement ou frottement de la région acromiale indiquant qu'au-dessous de lui il existe une minime plaque de pleurésie sèche et quelques alvéoles pulmonaires altérés, lésion muette à l'ordinaire et qui se mouille à chaque période des règles. Cette bronchite minuscule des sommets doit faire affirmer ou à peu près la tuberculose.

Les phtisiques avérées qui ont perdu leurs règles pour un temps ou pour toujours, s'imaginent souvent avoir un rhume qui n'est pas autre chose que la congestion pérituberculeuse de la fièvre menstruelle fruste. Pendant six ou huit jours, à l'époque présumée, la toux et l'expectoration augmentent, symptômes principaux de cette fluxion fébrile aberrante qui disparaît comme elle est venue, sans trace de menstruation, ou simplement marquée par une épistaxis légère.

E. — Dans le cours de la phtisie, les petites crises d'élimination nécrotique sont très fréquentes. Quelques jours de fièvre anormale, une expectoration purulente plus abondante, c'est assez pour que le malade se dise enrhumé, cherchant toujours à incriminer une cause extérieure comme le refroidissement, jusqu'à ce que le médecin lui l'asse comprendre que la raison de cet incident réside dans l'évolution même de ses lésions.

F. — Il est plus rare de voir prendre pour un rhume l'embolie bronchique bacillaire d'un petit foyer pneumonique nécrosant. Mais la chose arrive néanmoins. En revanche cet accident est journellement mis sur le compte d'une grippe.

G. — Chez les tuberculeux prédisposés (?), car nous ne sommes pas encore bien fixés sur cette prédisposition, le coryza des foins ne s'arrête point en général aux voies respiratoires supérieures. Il développe une bronchite, et cette bronchite nous l'avons toujours vue locale, juxta-tuberculeuse, qu'elle soit catarrhale simple ou spasmodique sous forme d'*asthme local*. L'Hay fever chez les phtisiques est toujours plus sérieux, parce que maintes fois il donne un regain d'activité à une lésion pulmonaire en voie de réparation, et s'accompagne souvent d'un état fébrile prolongé. En général le diagnostic de ce faux rhume n'est pas longtemps hésitant.

H. — Chez les tuberculeux prédisposés également, on voit quelquefois l'asthme traumatique d'origine nasale. Après une cautérisation de la muqueuse du nez, après une petite résection d'un cornet, la réaction locale, parfois d'assez longue durée, s'accompagne d'une dyspnée asthmatique des plus nette. C'est encore un asthme local limité aux régions malades des poumons, comme l'auscultation le démontre. C'est là chose facile à distinguer d'un rhume vulgaire, au moins après deux ou trois crises de dyspnée.

I. — Chez les tuberculeux cardiaques vrais, c'est-à-dire ceux dont la musculature du cœur fléchit, on voit survenir des incidents qui bien souvent sont pris pour des rhumes. Nous laissons de côté, bien entendu, les congestions pleuro-pulmonaires symétriques des bases qui font partie de la crise asystolique. Mais nombre de tuberculeux cardiaques, qui à l'état ordinaire n'ont point d'incident circulatoire évident, sont exposés à des congestions pulmonaires lorsqu'ils sont surmenés. Évidemment tous les phtisiques font des accidents de surmenage, mais chez ces tarés du cœur les accidents, grâce à ces deux causes réunies, prennent une allure et souvent une gravité spéciales.

Dans les cas bénins, c'est cliniquement une bronchite plus ou moins fébrile, mais localisée au voisinage des lésions tuberculeuses, et dont la durée est généralement en rapport avec le traitement imposé. Si le malade est mis au repos absolu et à une diète raisonnable, cela prend les allures d'un simple rhume ; dans le cas contraire c'est un rhume traînant, prolongé qui finit par céder au temps et surtout au repos relatif imposé par la force des choses.

Dans les cas graves c'est l'attaque congestive fébrile avec expectoration striée de sang ou purulente hémorragique, mais toujours congestion pulmonaire locale pérituberculeuse, frappant peu un sommet, très fortement l'autre, envahissant parfois presque tout un lobe supérieur. Mort peut s'ensuivre si un traitement énergique n'est institué sans délai.

Tout cela fait partie des accidents que nous avons appelés *phtisi-cardiaques*. Ils sont plus fréquents chez les femmes, et souvent à répétition par répétition de la même cause, le surmenage.

J. — Ce même surmenage que nous avons vu provoquer de faux rhumes chez les tuberculeux tout à fait au début, amène chez tous les phtisiques ambulants des congestions pérituberculeuses que les malades ne manquent pas d'appeler des rhumes. Nous avons tant de fois traité cette question qu'il est inutile d'insister davantage.

K. — Un certain nombre de phtisiques, en général d'origine asthmatique, sont pris, quand de la plaine ils vont s'installer à la montagne, d'un état dyspnéique qui n'est autre chose que de l'asthme climatérique. Cela comporte de la dyspnée, mais avec une bronchite locale, pérituberculeuse; c'est un asthme local et non pas un rhume comme les malades le croient souvent.

Chez d'autres phtisiques de même constitution mais bien acclimatés à la montagne, on voit parfois se produire des petits accès d'asthme sous la simple influence de variations atmosphériques, orages, grandes pluies, tempête. C'est encore un asthme local, pérituberculeux des plus caractérisé, qu'il ne faut pas confondre avec un rhume.

Cette notion des asthmes locaux, nous la trouverons dans la catégorie des faux rhumes que nous allons passer en revue.

L. — Une foule de gens non tuberculeux, de constitution spéciale incontestablement, sont extrêmement sensibles aux intoxications. Une surcharge alimentaire, permanente ou passagère, donne à ces arthritiques, comme on les appelle encore, la migraine, l'éruption cutanée, l'épistaxis, la fluxion hémorroïdaire, l'asthme. Certains ingesta, aliments ou médicaments, produisent chez eux des effets analogues. Lorsque ces gens-là sont phtisiques, cette vulnérabilité se double, se décuple chez eux, et il deviennent de véritables sensitives à toutes les intoxications d'intus et d'extra.

Mais alors, en général, le phénomène qui résulte de cet empoisonnement est tout différent. Au lieu d'avoir des manifestations nerveuses, cutanées, etc., il se servent de leur lésion pulmonaire comme d'un émonctoire. De là la notion des *exutoires tuberculeux du poumon*, si féconde en indications cliniques et thérapeutiques, que nous avons exposée il y a longtemps déjà. Leur lésion pulmonaire étant le point faible de leur organisme, porte toujours ouverte aux excrétions, c'est par là que cherchent à s'éliminer toutes les mauvaises humeurs. De là des crises d'humidité anormale des foyers tuberculeux, congestions simples ou hémorragiques, toujours locales. Simples, elles sont facilement prises pour des rhumes si elles sont passagères, et on les décore du nom de bronchites, quand elles sont plus ou moins permanentes.

Parlons d'abord de ces dernières, les moins nombreuses, telles qu'on les voit chez certains obèses, diabétiques, albuminuriques et alcooliques.

M. — Les tuberculeux obèses sont de deux espèces.

a) Les uns, obèses primitifs, sont devenus phtisiques, parce que, comme on dit dans le monde, leur graisse ne valait rien. Qu'ils soient obèses héréditaires et alors pris de bacillose dès l'adolescence ; qu'ils soient obèses par excès de bonne chère et alors devenus tuberculeux à un âge plus avancé, ils peuvent avoir toutes les misères du diabétique, mais sans glycosurie. Mais dès que le bacille s'est implanté sur leurs sommets, sans autre cause au besoin que leur déchéance adipeuse, ils voient bien souvent disparaître ces misères aberrantes, ces exutoires cutanés et autres, qui sont maintenant remplacés par leur exutoire pulmonaire. Ils sont pris de bronchite permanente des lobes supérieurs, bronchite locale pérituberculeuse, plus ou moins accentuée suivant leur crase humorale et l'hygiène qu'ils suivent. Comme cette bronchite à expectoration muco-purulente abondante cache assez bien les foyers bacillaires, ils croient tout naturellement avoir un rhume prolongé qui ne veut pas guérir, malgré les traitements variés qu'ils essaient.

b. Les autres sont des obèses secondaires. Devenus tuberculeux pour une cause quelconque, ils se sont si bien soignés, immobilisés et suralimentés outre mesure, que, véritables maniaques de la théorie de l'engraissement, il ont franchi le point de résistance nécessaire à leur guérison. Ils sont devenus obèses, avec une série de kilos en plus de leur poids théorique, et leur lésion, au lieu de se cicatriser nettement, s'est transformée en exutoire. Étant toujours en excès de saturation, c'est par là qu'ils éliminent leur trop-plein, et si l'on ne porte point remède à cet état de choses, il n'y a pas de raison pour que la lésion pulmonaire se dessèche, malgré les apparences de la robuste santé. Avec une foule de misères variées, cela peut durer des années, sans aggravation d'ailleurs de la lésion. Ces malades, pas très rares, ont en somme une bronchite chronique, locale, pérituberculeuse.

N. — Pour les diabétiques, l'histoire est à peu près la même. Elle a trait à ces diabétiques puissants, entretenus par la bonne chère, quelque peu d'éthylisme, sans compter souvent l'hérédité première. Ils deviennent tuberculeux des sommets, et aussitôt s'installe la bronchite locale autour de leurs lésions, bronchite variable d'intensité suivant l'hygiène qu'ils pratiquent, bronchite muco-purulente qui persiste tant que leur budget organique n'est pas mieux réglé. Bien souvent c'est ce rhume opiniâtre qui fait découvrir tuberculose et glycosurie, à la suite de l'échec de toutes les médications dirigées contre lui.

O. — Nombre d'albuminuriques sont dans les mêmes conditions. L'albuminurie est souvent ignorée, la tuberculose frappe les sommets, et la bronchite locale apparaît, rebelle à tout, avec des oscillations en rapport avec l'hygiène suivie.

P. — Les rhumes persistants des tuberculeux alcooliques sont plus fréquemment observés. En général ce sont des buveurs plutôt gras, vivant de boissons plus que d'aliments. Les rhumes répétés paraissent, puis c'est la bronchite chronique, muco-purulente qui vient envelopper de sa gangue catarrhale tous les points des poumons que la bacillose a frappés par étapes successives. C'est ce qu'on appelait il y a quarante ans la bronchite chronique des alcooliques. En réalité c'est le catarrhe pérituberculeux dû à l'élimination de l'alcool par l'exutoire pulmonaire.

Q. — A côté de ces faux rhumes permanents il faut considérer maintenant les faux rhumes passagers dus à la même cause, l'exutoire des poumons.

Les plus fréquemment observés chez les phtisiques en traitement sont dus à des erreurs de régime alimentaire. Les obèses, diabétiques et alcooliques précédents nous en fournissent les cas les plus simples.

Lorsqu'une hygiène bien entendue a fait disparaître leur catarrhe pérituberculeux, lorsque leur lésion pulmonaire se montre nette, affranchie de tout encombrement, lorsqu'en somme on est arrivé à les régler dans leurs fonctions organiques, il suffit qu'ils commettent une faute de régime de quelques jours pour que la bronchite locale reparaisse, qui subsistera tant que l'erreur subsistera dans l'hygiène.

Chez les buveurs qui ont bien voulu accepter de boire de l'eau, il suffit de l'absorption de quelques verres de vin, pour que l'on voie dans les vingt-quatre heures se mouiller leur foyer tuberculeux. Leur exutoire leur sert de signal d'alarme avec une précision désolante.

R. — A côté de ceux-là se placent les phtisiques à empoisonnement facile, qui approchent de leur poids de résistance, de leur point de saturation, comme nous le disons volontiers. Bien souvent ce sont des angioneurotiques plus ou moins tarés du cœur. Chez eux le moindre encombrement intestinal se traduit par une élévation subite du thermomètre et par une humidité anormale immédiate de leur foyer pulmonaire. Cela peut durer trois, quatre jours, et le patient ne manque guère de se dire enrhumé, cherchant toujours une cause extérieure à cet incident.

S. — Chez ces mêmes sujets une foule d'ingesta sont susceptibles de provoquer en quelques heures une poussée de bronchite locale pérituberculeuse que l'on prend facilement pour un rhume. D'autant plus que souvent cette fluxion pulmonaire prend le caractère asthmatique bénin, asthme local comme toujours. C'est au médecin à dépister la cause de cet incident qui peut durer plusieurs jours, car les malades eux-mêmes n'ont guère de tendance à accuser la faute commise dans le régime qui leur est imposé. Chez l'un, c'est l'ingestion de viande saignante à un ou deux repas, chez l'autre c'est du gibier, du poisson de mer, des crustacés, etc... Tout cela, bien connu chez certains sujets dits arthritiques, est appelé généralement urticaire des bronches. Urticaire ou non, car bien souvent l'éruption cutanée fait défaut, c'est bel et bien une fluxion locale sur l'exutoire tuberculeux du poumon.

T. — A cette catégorie d'accidents se rattache la fluxion causée par les iodiques. La bronchite locale pérituberculeuse provoquée par l'ingestion de l'iodure de potassium ou par l'injection sous-cutanée des solutions iodo-métalliques est classique; elle sert même, avec une précision mathématique, à déceler les plus petites et les moins apparentes lésions bacillaires des poumons. Ce faux rhume-là est facile à dépister.

U. — Nous avons vu deux malades qui étaient prises de la même fluxion locale pérituberculeuse à chaque tentavive de badigeonnage cutané à la teinture d'iode. Il est certain qu'ici le mode d'absorption de la drogue était tout différent et que la bronchite locale s'accompagnait d'un léger catarrhe nasal.

V. — Comme fait plus rare nous citerons la bronchite locale de la roséole syphilitique. Chez deux jeunes gens néo-syphilitiques, nous avons vu une roséole cutanée assez confluente s'accompagner d'une fluxion intense, pérituberculeuse, avec expectoration muco-purulente plus abondante, qui dura aussi longtemps que l'éruption de la peau. Ces deux malades étaient convaincus qu'il avaient un vrai rhume.

X. — Citons enfin comme curiosité le fait suivant. Un jeune homme porteur d'une cirrhose de Hanot depuis des années, devint tuberculeux il y a deux ans. Lésion de ramollissement bénin dans un sommet avec infiltration superficielle de presque tout le lobe supérieur correspondant. Il conserve, grâce à un régime alimentaire très sévère, une assez belle santé apparente, malgré la teinte picro-carmin plus ou moins accentuée de la peau. Expectoration médiocre et apyrexie en temps ordinaire. Or, chaque fois que, par un trouble hépatique quelconque, l'ictère va s'accentuer pour quelques jours, l'incident est dénoncé, avant tout autre changement dans la jaunisse habituelle, par la coloration fortement bilieuse des crachats purulents qui doublent et triplent en quantité tant que dure la crise biliaire. Et à l'auscultation on constate une fluxion pérituberculeuse, véritable bronchite locale qui englobe tout le domaine des lésions bacillaires du lobe supérieur.

Le grand fait qui domine l'histoire si variée dans

ses causes, et si semblable à elle-même dans ses symptômes, de ces fluxions, bronchites, catarrhes, rhumes, comme on voudra bien les appeler chez les tuberculeux, c'est que l'accident congestif du poumon est commandé dans sa distribution par la topographie même des lésions bacillaires. C'est une fluxion pleuro-pulmonaire locale, péritubercu-leuse. Et une longue expérience de ces manifes-tations cliniques nous a démontré ceci. Si chez certains malades les bronchites semblent diffuser hors des lésions tuberculeuses connues, ou encore frapper quelque point dans les régions moyennes et inférieures, c'est qu'il y a eu là antérieurement des *épines* tuberculeuses quelconques de la plèvre ou du poumon, qui, *muelles* ou à peu près *muelles* en temps ordinaire, ont servi de lieu d'appel à la fluxion. Il faut surtout ne pas oublier que la plu-part de ces foyers *aberrants* de bronchite sont situés sur le trajet des scissures interlobaires. Et celles-ci sont les points d'élection pour les pleu-rites sèches ambulantes.

LES RHUMES VRAIS DES TUBERCULEUX

Nous avons dit qu'au point de vue des causes et de l'allure clinique en général, le vrai rhume des phtisiques était le rhume de tout le monde. Et en fait, il n'en diffère que par sa localisation sur le poumon.

La cause est donc un refroidissement quelconque, dont la rapidité d'action peut être fort variable, mais il nous a semblé que chez eux l'éclosion du catarrhe était encore plus prompte que chez les gens non malades de la poitrine.

Tout d'abord, existe-t-il chez les tuberculeux des rhumes frappant d'emblée l'appareil pulmonaire sans frapper préalablement le nez, la gorge, le larynx, la trachée? Sans vouloir le nier absolument, nous croyons fort que le fait doit être très rare, car nous ne nous en rappelons pas un seul cas probant. Chez certains malades, l'éclosion du catarrhe pulmonaire est si rapide qu'à première vue on est tenté de croire à une répercussion directe du refroidissement sur le poumon, quelle que soit l'explication que l'on en donne. Mais lorsqu'on va plus au fond des choses, on découvre qu'en quelques heures le malade, aux premières sensations du frémissement interscapulaire si caractéristique du rhume, a déjà éprouvé soit quelque éternuement, soit quelque sécheresse de la gorge, soit quelque altération de la voix, si prompte qu'ait été la succession de ces phénomènes.

Et celle-ci peut s'expliquer si l'on songe que, contrairement aux gens en bonne santé chez qui les voies respiratoires supérieures sont saines le plus souvent, et résistent à la diffusion du catarrhe (?), les tuberculeux ont presque toujours un état anormal des muqueuses naso-pharyngienne, buccale, laryngée, trachéale et bronchique, et que sur tout ce trajet la diffusion inflammatoire se fait comme par une traînée de poudre.

Nous avons déjà parlé de cette descente ou de cette précipitation du rhume supérieur sur le poumon, dans un travail antérieur. D'ailleurs, que l'on admette le rhume pulmonaire d'emblée, si rare soit-il, ou que l'on admette seulement le rhume par propagation du catarrhe supérieur, il n'en est pas moins certain que certains rhumes éclatent avec une rapidité vertigineuse, et que d'autres ne touchent le poumon qu'après avoir manifesté pendant un, deux, trois jours sur le nez, la gorge, le larynx, avec les symptômes habituels de ces localisations successives, variables comme intensité suivant les sujets et suivant l'état préalable de ces organes.

La manifestation broncho-pulmonaire du vrai rhume chez les tuberculeux ne ressemble que de très loin à celle des bronchites par refroidissement chez les gens bien portants. Qu'on ne s'attende pas à trouver à l'auscultation des râles bronchitiques plus ou moins généralisés, du haut en bas, d'arrière en avant, sur les côtés de la poitrine, avec toux sèche, pénible, suivie bientôt d'une expectoration catarrhale, puis muco-purulente quand le rhume a eu le temps de *mûrir*. Il n'existe rien de semblable. C'est en effet un rhume local, juxta-tuberculeux, limité aux régions déjà touchées par la bacillose à un degré et à une époque quelconques. C'est un rhume des sommets si le malade est encore au début de sa phtisie ; c'est un rhume à plusieurs foyers, si quelques épines tuberculeuses se sont déjà disséminées çà et là ; c'est un rhume à grosse localisation variée, lorsqu'une pneumonie tuberculeuse secondaire évolue dans un lobe pulmonaire au voisinage des scissures ou du médiastin, pendant que le plus souvent les foyers primitifs du sommet se tiennent au grand calme.

a. — Par exemple, le malade n'ayant que des épines tuberculeuses des sommets, dès qu'il s'enrhume, présente à l'auscultation quelques râles musicaux très limités à leur niveau, quelquefois des petits craquements que l'on ne connaissait point, et en quelques heures il expectore de façon évidente alors qu'auparavant sa toux sèche du matin ou de la journée n'expulsait rien ou presque rien. Et, pour le dire en passant, un rhume passager est le meilleur élément de diagnostic de la tuberculose commençante chez les bacillaires méconnus, car ce rhume met en valeur immédiate le moindre agglomérat de granulations sous-pleurales. La réaction est aussi précise qu'après l'ingestion d'iodure de potassium.

b. — Le tuberculeux qui, après une attaque bénigne et bien guérie (?) des sommets, ne conserve plus, depuis des mois et des années, que cette petite lésion pleuro-alvéolaire que nous avons appelée la *plaque acromiale*, vient-il à s'enrhumer, on lui trouve à l'auscultation pendant un certain nombre de jours un ronflement plus ou moins musical dans la région de l'acromion, et c'est avec grand'peine que le matin il y aura expulsion par la toux d'une petite boulette muco-purulente grosse comme un grain de chènevis. La réaction du rhume sur ces plaques acromiales est aussi pure, aussi démonstrative de la tuberculose latente (?) que celle que produit sur ces mêmes lésions bénignes et souvent ignorées, la congestion menstruelle chez les femmes paraissant jouir d'une fort belle santé.

c. — Chez un malade portant une tuberculose bilatérale des lobes supérieurs, plus intense d'un côté que de l'autre, comme c'est la règle, un rhume amène l'humidité de toute l'étendue des lésions, avec râles plus ou moins musicaux et expectoration rapidement plus abondante; et, si du côté le plus atteint il y a un foyer de ramollissement déjà notable, tandis que de l'autre il n'existe qu'un certain degré d'infiltration peu sécrétante à l'ordinaire, on observera souvent ce que nous avons appelé la *congestion paradoxale*. La fluxion catarrhale du rhume paraîtra insignifiante autour du foyer ramolli, pendant qu'elle sera énorme du côté le moins atteint par la tuberculose. Nous avons ailleurs donné l'explication plausible de ce paradoxe.

d. — Si avec les lésions précédentes l'un des sommets porte des épaississements pleurétiques sous-claviculaires, par exemple, le rhume fait apparaître à ce niveau des bruits pseudo-liquidiens, par suite de l'infiltration de sérosité dans les membranes susdites.

e. — Chez les phtisiques qui ont une pneumonie nécrosante au voisinage des scissures, neuf fois sur dix accompagnée de pleurites membraneuses, un rhume amplifie immédiatement tous les symptômes habituels de ces sortes de lésions; les râles humides deviennent cavitaires, les souffles deviennent tubo-amphoriques, les pleurites deviennent chantantes, et l'expectoration s'accroît. Mais il est rare que l'on entende des râles humides ou musicaux en dehors du territoire connu des lésions pleuro-pulmonaires préexistantes. Et s'il y a des restes des foyers primitifs dans les sommets, on est tout étonné de voir qu'en général le rhume ne les touche guère.

f. — Quelques mots enfin sur les rhumes des anciens tuberculeux guéris de lésions sérieuses et qui ont naturellement conservé des altérations cicatricielles du tissu pleuro-pulmonaire dans la région de leurs foyers bacillaires d'autrefois. Que ce soient adhérences pleurales, que ce soient nodules de sclérose intra-pulmonaire, ces reliquats constituent pendant des années, sinon pour toute la vie, un lieu de moindre résistance, qui sert d'appel à toutes les fluxions catarrhales. Et un certain nombre de cas de ce genre nous ont démontré qu'ici encore les rhumes sont locaux, limités au domaine des anciennes lésions tuberculeuses.

Tout ce qui précède nous montre en somme que le vrai rhume des tuberculeux, de même que le faux, est local et commandé par la localisation des lésions pulmonaires préexistantes.

Mais qu'est ce rhume vrai en lui-même? Est-il une fluxion simple, catarrhale, congestive, de répercussion circulatoire dont la cause serait le refroidissement? Est-il le résultat de la mise en activité subite, sous l'influence du choc *a frigore* précédent, des microbes infectieux préexistant dans les lésions pulmonaires? Est-il le catarrhe infectieux pérituberculeux du poumon par propagation du catarrhe non moins infectieux des voies respiratoires supérieures?

1° On n'admet plus guère aujourd'hui les rhumes purement congestifs sans microbisme, et nous n'insisterons pas sur cette hypothèse.

2° Que les parasites hébergés dans les lésions pulmonaires, bacilles de Koch, pneumocoques, streptocoques, tétragènes et autres, soient capables de recevoir une activité nouvelle et subite par suite d'un choc *a frigore* portant sur la peau du corps, par l'intermédiaire d'une fluxion réflexe se portant de préférence sur ces points faibles de l'économie, cela peut se soutenir, mais la démonstration n'en paraît pas transparente.

3° On admet plutôt que la fluxion parasitaire de l'appareil broncho-pulmonaire a son origine dans le catarrhe parasitaire des voies supérieures, avec, si l'on veut, un phénomène inhibitoire encore peu expliqué mettant telle ou telle région du poumon en état de donner asile et culture aux parasites venant de plus haut. Et chez les tuberculeux, cette région de moindre résistance est naturellement la lésion préexistante.

Ce qu'il y a de certain c'est que, chez nombre de phtisiques dont les crachats contiennent habituellement le Koch pur ou à peu près, le rhume vrai fait apparaître dans les expectorations toute la flore exubérante des fosses nasales et du bucco-pharynx. Et nous avons pu signaler à diverses reprises que l'état de rhume constituait un moment peu favorable pour la recherche du bacille de Koch dans les crachats.

Tout cela concourt à faire supposer que le vrai rhume des tuberculeux n'est qu'une répercussion plus ou moins rapide du catarrhe infectieux que provoque dans les voies respiratoires supérieures le refroidissement cutané.

Au point de vue clinique il est intéressant de voir quelle influence peut avoir le vrai rhume sur les lésions tuberculeuses du poumon.

Contrairement à l'opinion des malades et de leur entourage qui, confondant les faux rhumes avec les vrais, ne manquent pas de mettre sur le compte de ces derniers la plupart des aggravations de la phtisie, il faut poser en principe que le rhume ordinaire est en général assez bénin, s'il est soigné de façon rationnelle.

Évidemment il est facile de comprendre qu'un rhume chez un tuberculeux est une complication :

que cet accident local peut, en congestionnant les lésions pulmonaires, donner un coup de fouet à l'activité de ces lésions, soit que le bacille de Koch en profite pour faire de nouveaux foyers dans le voisinage, soit que ce même bacille fasse ou simplement achève des processus de nécrose que le malade aura plus tard à éliminer par suppuration, soit que des actions de même genre soient produites par d'autres agents microbiens mis en vigueur par le catarrhe infectieux. Il est même probable qu'il en est ainsi assez fréquemment chez les phtisiques enrhumés qui vivent à l'ordinaire en dépit de toute règle hygiénique et qui par surcroît ne soignent point leur rhume. Et c'est vraiment alors qu'il est légitime de parler de rhume négligé venant aggraver la maladie de poitrine.

Mais chez les tuberculeux soumis à la cure hygiénique, qui d'ailleurs s'enrhument assez rarement à cause des pratiques d'endurcissement dont ils sont coutumiers, nous voyons en général les rhumes se passer de façon fort bénigne, en quelques jours, sans laisser de reliquats, sans aggraver les lésions préexistantes. Il est vrai de dire qu'en temps ordinaire ils ne malmènent point leur phtisie, et qu'une fois enrhumés il ne malmènent point leur rhume.

CHAPITRE VIII

LES RÉSULTATS DE LA CURE RATIONNELLE

I. — C'est un traitement long.

Le patient tuberculeux curable ou simplement améliorable qui accepte d'être soumis au traitement rationnel de la phtisie doit être averti qu'il s'agit là d'un traitement long.

Il n'est pas en effet question de se soigner pendant quelques semaines. Cela se compte par des mois et des années, suivant la constitution du sujet, suivant la nature de ses lésions pulmonaires, suivant les imprévus, c'est-à-dire les incidents qui peuvent se produire chez le tuberculeux en apparence le mieux fait pour guérir promptement.

La théorie nous a enseigné précédemment que, pour lutter contre ses lésions et les bacilles qui en sont la première cause, le malade devait refaire son organisme déchu. La pratique confirme absolument cette thèse en montrant que neuf fois sur dix, chez le tuberculeux à la cure, l'état général s'améliore d'abord, et l'état local ensuite. C'est pourquoi nous disons volontiers qu'il est inutile de s'occuper des poumons d'un tuberculeux qui engraisse régulièrement. Il ne faut pas s'attendre en effet à voir se modifier rapidement les lésions bacillaires. Cela vient lorsque la bascule accuse une augmentation de poids du corps, lorsque les forces renaissent.

Ce que l'on voit se produire en très peu de temps à la cure d'air et de repos, c'est le *nettoyage* des lésions pulmonaires.

De même que les tuberculeux en liberté ont souvent de la fièvre de surmenage qui encombre, pour ainsi dire, soit leur apyrexie, soit leur fièvre tuberculeuse vraie; de même leurs lésions tuberculeuses vraies sont souvent encombrées, sont souvent noyées dans une foule de lésions accessoires.

C'est pourquoi le médecin, lorsqu'il auscultera son malade après huit ou quinze jours de repos, pourra être tout étonné de ne plus trouver ce qu'il avait constaté la première fois.

Quelques semaines suffisent pour faire évanouir tous les signes de ces lésions accessoires d'origine vulgaire et pour ramener la lésion tuberculeuse à ses vraies limites. Et le repos et la cure d'air ont seuls produit ce résultat.

Ainsi donc, du seul fait qu'un tuberculeux menant une vie active est soumis à la cure d'air et de repos, il faut s'attendre à une première amélioration rapide des signes d'auscultation.

Mais il n'en faut pas conclure que la lésion tuberculeuse vraie s'est modifiée en si peu de temps. La lutte pour le patient ne commence vraiment que lorsqu'il est réduit à sa lésion purement bacillaire.

Il y a évidemment des cas étonnants comme rapidité de guérison locale. On voit, et nous avons vu des blocs pulmonaires donnant de la matité à la percussion, du souffle et de l'exagération du retentissement de la voix à l'auscultation, disparaître en trois mois. Nous avons vu des cavernules bien limitées, auxquelles tous les signes apparents donnaient le volume d'une noisette, se cicatriser totalement dans le même temps. Nous pourrions citer plusieurs observations de ce genre tout à fait démonstratives, car le temps a passé sur ces guérisons et les sujets sont encore en parfaite santé.

Mais, en général, il faut plus lontemps que cela pour se guérir de la tuberculose.

Cette constatation n'est pas très satisfaisante au premier abord, mais il faut considérer que si le traitement est si long, c'est parce que les malades s'y soumettent trop tard.

Nous ne cessons de le répéter. Avec l'éducation actuelle des gens du monde de notre pays, les tuberculeux qui peuvent se soigner sont le plus souvent soumis à la cure alors qu'ils présentent des lésions plus ou moins avancées.

Mais le jour où les formes curables de la maladie

seront dépistées par les médecins dès le début, le jour, où, grâce à ces derniers, malades et familles seront édifiés sans arrière-pensée sur la nécessité de soigner immédiatement les affections de poitrine, ce jour-là les tuberculeux se guériront comme les anémiques, les chlorotiques, les simples affaiblis, c'est-à-dire la plupart du temps par une cure de quelques mois. Et, comme nous l'avons déjà dit, on s'apercevra que la tuberculose est une des maladies chroniques les plus curables, à une condition, c'est qu'on s'y prenne de bonne heure.

On pourrait dire d'une façon un peu paradoxale que, pour se guérir de la phtisie, il n'est jamais trop tôt et qu'il est toujours trop tard.

Et cela est si vrai que lorsque, dans un sanatorium où le traitement rationnel est méthodiquement appliqué, il arrive une série de ces tuberculeux au début, le médecin peut, pour ainsi dire, inscrire d'avance un nombre correspondant de guérisons qui, dans quelques mois, ne lui feront pas défaut.

2. — Rôle du malade dans sa guérison.

En même temps que le médecin avertit son client que la cure est longue, il doit le prévenir d'une chose bien essentielle également. C'est que la cure rationnelle, la direction médicale sont d'excellents éléments de sa guérison mais que tout cela ne suffit pas. Il faut de plus que le malade veuille se guérir. S'il ne seconde pas son médecin, il n'obtiendra point de résultat sérieux.

Le tuberculeux doit se soumettre absolument à la direction médicale, mais il ne doit pas être entre les mains du médecin un sujet, une chose inerte. Le *perinde ac cadaver* n'a rien à voir dans ce genre de soumission. Le malade qui se laissera aller par découragement, ou par inertie acquise, ne fera rien de bon. Il doit, au contraire, être l'auxiliaire le plus actif du médecin; il lui doit obéir aveuglément, mais avec intelligence ; il doit faire converger toute son énergie, toute sa volonté vers ce but, sa guérison.

Le traitement est long, par conséquent le tuberculeux ne se trouve pas mal d'un peu de *philosophie* qu'il puise bientôt dans la confiance que lui inspire la direction médicale.

Nous l'avons dit, pour la guérison de la phtisie, les malades énergiques sont les premiers élus ; et, y ayant passé nous-même, nous pouvons confirmer cette notion que, pour se guérir, il faut une volonté énorme, dès qu'on a été touché un peu sérieusement.

Nous avons déjà parlé des malades qui, parfaitement curables et prévenus de la gravité de leur état comme de ce qu'il leur fallait faire pour se guérir, préféraient mettre en pratique la théorie de la *vie courte et bonne*.

Il y a aussi ceux qui, par une tournure d'esprit assez bizarre qui n'est pas cependant du scepti-

cisme vrai, ne s'abandonnent pas complètement à
la main du médecin. Si ce n'est pas le scepticisme
qui les dirige ainsi, c'est dans quelques cas un
certain état de bravade. Ce sont les tuberculeux
qui courent le monde en chantant qu'ils voient
bien le médecin, ou des médecins, mais qu'ils ne
font rien de ce qu'on leur conseille. Il est bien
rare que les tuberculeux de cette catégorie arrivent
à quelque bon résultat. Mais il est à remarquer
que ce sont les premiers à trembler et à perdre la
tête dès qu'il leur arrive le moindre accident. Il
n'est pas rare de les voir devenir raisonnables
lorsqu'ils ont essuyé quelque complication, telle
qu'une hémoptysie.

3. — Les effets de la cure suivant les différents cas.

Le malade curable ou susceptible d'amélioration sérieuse, que l'on met à la cure rationnelle,
si réfractaire qu'il ait été à l'idée de s'y soumettre,
éprouve bientôt une satisfaction morale, un bien-
être physique qui font évanouir ses dernières
hésitations.

S'il est tout à fait au début de sa tuberculose,
il se sent revivre en quelques jours, il ne tousse
plus que juste ce qu'il faut pour expectorer, il
dort ses nuits complètes, sans compter les supplé-
ments de sommeil qu'il s'octroie à la cure pendant
le jour; il mange bien, sent ses forces renaître et
engraisse volontiers de 1 ou 2 kilogrammes les

quinze premiers jours. Chez celui-là, tout est fait d'un seul coup : il reprend son équilibre organique et n'a plus qu'à se laisser vivre comme tout le monde, tout en obéissant aux ordres du médecin.

Les tuberculeux qui, avec des lésions minimes ou souvent assez graves, sont déjà fébriles le soir, se comportent de deux façons.

Celui qui n'est fébrile que parce qu'il use son corps à des exercices intempestifs, qui n'a par conséquent que la fièvre de surmenage, voit en quelques jours son thermomètre redescendre à la normale. Il commence à manger le soir, ce qu'il ne faisait plus; il n'est plus incommodé par ses sueurs la nuit, et en peu de temps il se met au rang du malade de la catégorie précédente.

Celui qui, au contraire, a non seulement de la fièvre de surmenage, mais déjà de la fièvre tuberculeuse, met plus longtemps à récupérer son équilibre, mais il y arrive la plupart du temps.

Mis au repos, il commence à avoir moins de température le soir, parce que d'emblée il supprime la cause de sa fièvre de surmenage. Il avait 38° ou 39°, il n'atteint déjà plus après quelques jours que 37°,5 ou 38°. Peu à peu il se nourrit deux fois plus qu'auparavant, puisqu'il arrive à pouvoir dîner, ce qu'il ne faisait plus, et, les forces revenant, il peut lutter contre la seconde cause de sa fièvre, c'est-à-dire sa lésion pulmonaire active.

C'est dans cette catégorie que se rangent les

malades importants, ceux dont la maladie procède par attaques fébriles, ceux dont les lésions plus ou moins graves ne permettent pas toujours au médecin de se prononcer sur l'issue probable de la maladie, ceux qui vont être pour lui l'occasion d'une lutte sans trêve, de tout instant, dont le but est de tuer cette fièvre tuberculeuse. Et, comme nous l'avons dit, ce ne sont pas les médicaments qui la feront disparaître, il n'y a pas à compter sur eux pour cela. Elle ne disparaîtra que si le patient arrive à tenir en respect ses bacilles, à enrayer l'activité de sa lésion.

Aussi ne peut-on parler du temps nécessaire pour obtenir ce résultat. Rien n'est plus variable suivant la gravité des lésions, suivant la constitution des malades.

Il y a des tuberculeux qui tuent leur fièvre en quelques semaines, il y en a qui y emploient des mois.

C'est aux malades de la seconde classe que peuvent s'appliquer les récits enthousiastes qu'ont faits certains médecins de leur propre guérison. Ce sont de véritables actions de grâces que ne craint pas de formuler le tuberculeux revenu à la vie. A ces auto-observations fort intéressantes, nous pourrions joindre la nôtre, ayant eu la chance de nous guérir de la tuberculose après des mois d'accidents fébriles graves.

Qu'on sache bien seulement dans le monde que les médecins guéris de cette maladie sont légion à l'heure actuelle. Nombre d'entre eux d'ailleurs se sont donné cette tâche, à la fois douce et ardue, de guérir les autres après s'être guéris eux-mêmes.

A côté des tuberculeux que la cure guérit, il y a ceux qu'elle ne peut qu'améliorer.

Décrire l'avenir de toutes ces catégories de malades sortirait absolument du programme de cet ouvrage.

De même, nous n'insisterons pas sur les particularités que présente la cure des tuberculeux arthritiques, lymphatico-strumeux, diabétiques ; sur la façon dont se comportent les phtisiques chlorotiques et nerveux qui tiennent si longtemps leurs bacilles en respect, souvent sans s'améliorer et sans s'aggraver; sur les tuberculeux et surtout les tuberculeuses, grands névropathes, hystériques, qui guérissent leurs lésions, les rouvrent à volonté et finalement ne guérissent pas toujours, mais enterrent parfaitement leur médecin ; sur les phtisiques nerveux qui guérissent sans engraisser; sur ceux dont la maladie est compliquée d'affection du cœur ; sur les syphilitiques, etc. Et puis il y a tous ceux qui restent invalides de la tuberculose, les caverneux, les poussifs par adhérences pulmonaires étendues, et les arthritiques jeunes chez qui la bacillose a fait éclater avant l'âge des manifestations pulmonaires qu'ils n'auraient eues qu'à quarante ou quarante-cinq ans.

Il faudrait un volume spécial pour traiter de toutes ces variétés de la maladie.

4. — Hygiène de la guérison.

Parlons d'abord des malades que nous avons appelés les invalides de la tuberculose. Qu'ils conservent indéfiniment des bacilles, ou bien que. débarrassés de ces parasites, ils conservent des lésions incurables d'ordre vulgaire, ils sont, cela va de soi, condamnés à vivre dans des conditions d'hygiène plus ou moins rigoureuses.

Les malades de ce genre, dont l'éducation médicale devient forcément remarquable, savent par expérience qu'ils doivent, tout en se livrant parfois à des travaux sérieux, vivre le plus possible au grand air, s'abstenir des réunions où ils ne trouveraient que fatigue et air vicié, avoir une existence absolument régulière, se nourrir plutôt fortement, et se priver de tous les exercices fatigants par leur violence ou leur durée. Chacun d'eux doit et sait se faire son petit genre de vie particulier.

S'ils sont robustes ils peuvent passer l'hiver n'importe où; plus délicats, ils feront mieux d'aller passer en climat plus doux les plus mauvais mois de l'année. Mais partout ils doivent se souvenir qu'ils sont des invalides et non pas des gens bien portants.

Les malades guéris se rangent en deux catégories qui seront bien délimitées en général par ce qui va suivre.

Il y a les tuberculeux qui, soumis au traitement dès le début de leur affection, voient disparaître en quelques mois tous les symptômes objectifs et subjectifs de la maladie.

A ce moment-là, ils n'ont plus ni toux, ni expectoration, ni essoufflement, ni fréquence du pouls, ni trouble d'aucune sorte, pas même trace de réaction sous l'influence de l'exercice. Ils ont un embonpoint très suffisant, souvent exubérant, et pour tout le monde respirent la belle santé.

Ici un premier problème se pose. Quand doit-on les considérer comme guéris ? A cette question, voici notre réponse très catégorique.

Le médecin qui, chez un malade dans les conditions précédentes, ne trouve plus, à plusieurs auscultations espacées et faites avec tout le soin désirable, aucun signe de lésion pulmonaire, aucune anomalie dans la respiration des sommets, doit admettre à ce moment-là que ce tuberculeux est en *guérison apparente*. Et, quelque florissante que soit la santé de son client, il doit l'avertir qu'il n'est guéri *qu'en apparence* ; que, pour affirmer sa *guérison vraie*, il doit pendant une année encore se soumettre au traitement rationnel, à la cure, atténuée il est vrai dans sa rigueur, mais sous la surveillance médicale ; et qu'il ne pourra se croire guéri qu'après cette *année d'épreuve* passée sans incident capable de faire songer à une reprise de l'affection locale.

Cette année d'épreuve est évidemment la pierre

d'achoppement pour le médecin qui veut l'imposer et pour le patient qui doit la subir. C'est une des plus grosses difficultés qu'il y ait à vaincre, il ne faut pas se faire d'illusions à ce sujet.

Il y a à lutter contre le malade, contre sa famille, contre toutes les questions d'intérêt. Et en réalité, si le médecin est fermement convaincu de l'urgence de cette année d'épreuve, il faut bien avouer que cette conviction n'est pas facilement partagée par le public.

Lorsque après plusieurs mois, souvent une année entière, un tuberculeux jeune encore, qu'on a amené à grand'peine à se soumettre à la cure parce qu'il ne se sentait pas malade ou à peu près, se voit revenir à la vie commune, se trouve superbe de santé ; lorsque le médecin lui dit qu'il ne présente plus de signes à l'auscultation, n'est-ce pas naturel que cet *ex-malade* proteste énergiquement contre la vie d'inertie qu'on veut lui imposer encore ? n'est-ce pas naturel qu'il veuille de suite reprendre sa vie active au point où il l'a quittée il y a six mois ou un an ? n'est-ce pas naturel qu'*il en ait assez*, comme ils disent presque tous, de ne rien faire, de ne plus s'amuser s'il est riche, de ne plus travailler si la cure a été un gros sacrifice pour lui ?

Et puis la famille vient le voir, ou bien le médecin, ne pouvant faire autrement, l'autorise à aller passer chez lui quelques semaines ; ses parents, ses amis, dans leur sainte ignorance, le voient superbe, en si belle santé, que chacun de lui corner aux oreilles les discours les plus néfastes. « Mon cher, vous n'avez jamais été si bien portant, vous n'avez jamais été malade ; vous ne nous ferez jamais croire que vous avez été tuberculeux ; ce n'est pas permis de rester à rien faire quand on est robuste comme vous voilà, etc., etc. » Que de malades, déjà trop enclins par eux-mêmes à vouloir effacer l'histoire ancienne, se laissent prendre à ces discours ! Que de malades finissent par ressentir une sorte de honte d'être traités comme des paresseux ! Ils finissent par croire eux aussi, qu'ils n'ont jamais été tuberculeux.

Le résultat, c'est malheureusement trop souvent, que le médecin ne les revoit plus. Ou bien, s'il les revoit, c'est six mois plus tard, quand ils lui reviennent en pleine rechute.

Dans les sanatoriums, on ne le sait que trop. Les malades qui consentent à passer un an ou dix-huit mois sans quitter l'établissement sont rares. Dès qu'ils ont leur guérison apparente et même avant, ils éprouvent le besoin d'aller prendre l'air. Ils s'en vont passer l'été à la campagne, où, disent-ils, ils sauront très bien se diriger tout seuls. Livrés à eux-mêmes, ils se soignent pendant quinze jours, puis peu à peu subissent l'entraînement du mouvement ambiant, et, quelques mois plus tard, reviennent trouver le médecin, toussant et crachant de nouveau. De sorte que la guérison parfaite qu'ils auraient eue un an ou dix-huit mois après, ils mettront maintenant deux ou trois ans à l'obtenir. Sans compter ceux qui ne la retrouveront jamais !

Nous le répétons donc. Le malade qui, après six mois ou un an, est en apparence guéri, doit subir, pour mettre sa guérison hors de doute, son année d'épreuve.

La question se pose plus difficile encore pour le tuberculeux qui, avec des lésions plus sérieuses, arrive à ne plus tousser ni expectorer, à se sentir en somme comme tout le monde, à part qu'il conserve encore un peu de dyspnée soit habituelle, soit par l'exercice.

A quel moment le médecin est-il en droit de le déclarer guéri ?

Il est bien rare que les tuberculeux de cette catégorie, quand ils n'ont plus ni toux ni crachats, quand ils sont devenus robustes et de belle santé apparente, ne conservent pas à l'auscultation quelque reliquat de leur affection locale. Ici, c'est une submatité persistante d'un sommet ou des deux sommets avec rudesse respiratoire ; là, c'est une respiration plus ou moins soufflante ; ailleurs, c'est du frottement, du craquement pleural ; souvent c'est la diminution de l'ampleur respiratoire avec état grenu, entrecoupé du bruit vésiculaire. Ces signes répondent à des cicatrices, à des adhérences de la plèvre.

Nous pensons qu'on peut parler de guérison apparente chez ces malades lorsque depuis un certain temps, trois mois par exemple, si l'on veut une limite, on n'observe chez eux ni toux ordinaire, ni expectoration pulmonaire, et partant plus de bacilles, ni aucune réaction de l'organisme soumis à un certain exercice.

Il faut en effet éliminer la petite toux sèche et sans valeur qui peut exister chez un malade guéri lorsque, par hasard, il court, marche vite, rit violemment, etc. Il faut distinguer de l'expectoration pulmonaire les crachats du matin ou même de la journée provenant du raclement pharyngé, si fréquent chez les tuberculeux.

Dans ces conditions le malade peut être considéré comme en guérison apparente. Quant à la guérison vraie, il faut, pour pouvoir l'affirmer, beaucoup plus longtemps que pour les tuberculeux de la première catégorie. Ce n'est plus une année d'épreuve, mais plusieurs années d'épreuve, dont il s'agit.

Il faut considérer, en effet, que ces malades n'ont guéri que grâce à des cicatrices plus ou moins importantes, soit pulmonaires seulement, soit pleuro-pulmonaires; que dans ces cicatrices il y a très vraisemblablement des bacilles enkystés, et qui malheureusement ont la vie dure; que ces cicatrices, ces adhérences, pour être solides, pour résister à toute épreuve, demandent un temps considérable et que l'on ne saurait préciser dans l'état actuel de nos connaissances.

Aussi la seule conclusion qu'on puisse tirer de tout cela est, selon nous, la suivante.

Le malade guéri en apparence qui garde des signes d'auscultation évidents doit se considérer comme pouvant, à une époque ultérieure, être pris de rechute de sa maladie. Par conséquent, après sa guérison apparente constatée par le médecin, il doit non seulement subir son année d'épreuve à la cure, mais encore pendant plusieurs années se regarder comme un convalescent.

Il est évident qu'il s'agit là d'une loi générale applicable à la moyenne des cas; que beaucoup de tuberculeux gardant quelques signes d'auscultation insignifiants se rapprocheront, au point de vue du pronostic, des malades guéris de la première catégorie; que plus il y aura de temps écoulé depuis la guérison apparente, plus il y aura de chances pour que la guérison définitive soit obtenue.

Mais les exemples sont là qui démontrent brutalement la nécessité de prolonger la cure dans tous les cas. Nous citerons entre autres le fait suivant :

Un jeune homme porteur d'une cavernule isolée, d'un simple trou sous la clavicule, avait en six mois cicatrisé absolument cette lésion. Sept mois après cette guérison apparente, la santé était parfaite, il n'était plus jamais question de toux ni d'expectoration, et à l'auscultation on ne constatait qu'un peu de rudesse du murmure sous-claviculaire. Aucune argumentation ne put décider ce jeune homme à subir au moins son année d'épreuve à la cure. Il reprit sa vie ordinaire et, huit mois plus tard, il mourait de phtisie.

Ces exemples-là fourmillent dans l'histoire des guérisons de la tuberculose.

C'est en s'appuyant sur des observations de ce genre que nombre de gens un peu superficiels, tuberculeux ou non d'ailleurs, disent que l'on ne guérit jamais de la phtisie ! La vérité est que, lorsqu'on a eu la chance de s'en guérir une fois, c'est généralement par sa propre faute que l'on en meurt.

De ce qui précède, il faut conclure que pendant les premières années qui suivent sa guérison apparente le tuberculeux qui conserve des vestiges d'une lésion grave doit s'étudier constamment, pour éviter tout ce qui peut amener une rechute. Sans parler de ce qui est de rigueur comme hygiène générale plus haut mentionnnée, ce convalescent dont la convalescence doit durer plusieurs années s'abstiendra des exercices violents, surtout des bras, lesquels sont susceptibles d'amener la rupture des adhérences pleurales. Nous savons parfaitement que ces sages recommandations sont trop souvent négligées, mais il ne faut pas se lasser de les faire, car c'est ainsi que l'on voit survenir, sans qu'on s'y attende, et des hémoptysies et des réveils de la tuberculose.

Quoi qu'il en soit, ils sont légion les tuberculeux guéris avec ou sans vestiges de leurs lésions à l'auscultation, qui courent le monde, vivent de la vie commune, se livrent à toutes sortes d'occupations, et ne se souviennent même plus d'avoir été malades. Bon nombre d'entre eux habitent les grandes villes, sont mariés, parents de superbes enfants chez lesquels on n'aura pas à supputer ou l'on supputera à tort la question de l'hérédité tuberculeuse, car ils n'ont pas plus de raisons que les autres d'être attaqués par les bacilles. En effet, ces enfants doivent leur existence à des individus parfaitement en bonne santé.

Ici vient naturellement la question du mariage pour les tuberculeux guéris.

Dans un autre chapitre, nous parlerons du mariage contracté par les tuberculeux malades. Posons seulement en principe que tout tuberculeux en activité ne doit pas se marier.

Quand il tient sa guérison, il peut au contraire contracter mariage, mais sous les réserves suivantes.

La guérison doit être réelle et non pas apparente. Ainsi le tuberculeux guéri qui ne conserve aucun vestige local de sa lésion, qui a retrouvé un état général excellent, qui présente tout l'ensemble extérieur de la belle santé, peut fort bien se marier une année après son année d'épreuve, soit au moins deux ans après sa guérison apparente.

Mais le tuberculeux guéri qui conserve des vestiges locaux d'une lésion grave, quelque parfait que soit son état général, doit laisser passer sur sa guérison apparente plusieurs années avant de contracter mariage.

Et encore ces ex-tuberculeux doivent-ils se faire, pendant les premiers temps de leur union, les plus dangereux naturellement, une hygiène conjugale un peu particulière. Inutile, croyons-nous, d'insister davantage.

Dans ces conditions, jouissant de tous les éléments qui constituent une belle santé, ils peuvent procréer sans crainte, au moins pour ce qui regarde l'influence de leur ancienne maladie sur leur progéniture.

En revanche, les tuberculeux guéris qui, avec la plus belle réparation pulmonaire, conservent un état général tout à fait inférieur, le plus souvent parce que d'origine ils étaient de malingres individus (il y en a toujours quelques-uns qui guérissent), doivent s'abstenir du mariage ou faire un mariage purement... platonique, pour ne pas employer le mot stérile ; car, sans être devenus tuberculeux, ils eussent eu déjà une triste progéniture, et leur maladie, si guérie qu'elle soit, ne peut pas être regardée comme une chance de plus d'avoir de beaux enfants.

Ce sont, en somme, les mêmes lois pour la tuberculose que pour la syphilis.

On permet généralement, quand il veut bien demander votre avis, au syphilitique robuste de se marier lorsqu'il a suivi un traitement rigoureux prolongé, et que depuis plusieurs années il n'a présenté aucun accident. Et encore lui prescrit-on, comme hygiène prématrimoniale, de faire une

belle cure iodo-hydrargyrique, en vue de la pro-
création probable, et, comme régime post-matri-
monial, de faire toute sa vie à peu près une ou
deux petites cures d'iodure chaque année. Dans
ces conditions, on sait que presque toujours les
enfants sont indemnes de la tare spécifique.
Mais il y a des syphilitiques auxquels on interdit
le mariage. Ce sont ceux qui, quoi qu'on fasse,
restent sans cesse soumis à des floraisons pour
ainsi dire ; ce sont ceux encore qui, bien que guéris
en apparence, grâce à une médication ininter-
rompue, ont un état général assez déplorable pour
faire craindre de toute façon l'hérédité spécifique
chez les descendants. Pour ceux-là ce qu'il y a de
mieux, c'est le célibat ou le mariage improductif.

CHAPITRE IX

LES SANATORIUMS

Nous avons déjà dit que cette méthode de traitement si simple à première vue, qui consiste à se reposer, à respirer toujours un air pur et à bien se nourrir, n'était pas en réalité aussi facile à mettre en pratique qu'elle en a l'air. Demander à l'hygiène seule ou à peu près de refaire des organismes affaiblis, mieux que cela, de leur faire atteindre un surcroît de vitalité, est une entreprise de longue durée. De plus, cette cure est forcément un peu fastidieuse au début, vu son uniformité. Il faut une volonté déjà peu ordinaire pour s'y soumettre et s'y maintenir, quand on est seul. Il n'est pas si commode que cela de savoir bien ne rien faire et pendant longtemps.

Aussi la cure isolée est-elle à la portée d'une infime minorité de malades. Beaucoup l'ont entreprise, et bien peu sont allés jusqu'au bout.

Pour le tuberculeux déjà sérieusement malade, qui veut faire sa cure seul, il est une série de circonstances qui viennent se mettre en travers de ses bonnes résolutions.

D'abord l'ennui d'être seul, et livré toute la journée à ses réflexions plus ou moins tristes.

Puis les soins et les discours, toujours les mêmes, de son entourage familial, peu enclin à mettre des bornes à ses assiduités près du malade, assiduités partant d'un bon sentiment, mais qui trop souvent l'agacent, l'irritent et vont à l'encontre du but à atteindre. Nous l'avons dit, les tuberculeux ne doivent pas être trop gâtés. Pour qu'ils aient toute confiance en la cure qui doit les sauver, il faut que cette cure soit dirigée par une main ferme. Et cela ne se trouve guère souvent dans les familles. Le médecin à peu près seul a l'autorité morale pour imposer toutes les pratiques de cette cure.

Or, combien de malades peuvent se payer le luxe d'avoir constamment près d'eux le médecin autorisé en qui ils aient une confiance absolue?

En général, ils voient le docteur de temps en temps, tous les jours, si l'on veut, quelques instants, juste pendant le temps de prendre de bonnes résolutions qui s'évanouissent une heure après.

Et puis, si le tuberculeux n'est pas assez gravement atteint pour que de lui-même il désire le repos; si c'est un tuberculeux ambulant, comme nous les appelons, il n'a jamais le courage de résister aux sollicitations de son milieu ambiant. Toutes les occasions sont bonnes pour sortir de sa chaise longue, il se laisse aller à tous les entraînements les uns après les autres. Et comment ne le ferait-il pas, lui qui ignore ce que c'est que la cure, alors que nous voyons tous les jours ne pas y résister des tuberculeux habitués de cette cure dans un établissement spécial, et qui ont la prétention de continuer à se soigner chez eux.

C'est pour remédier à tous ces inconvénients qu'il s'est créé des établissements spéciaux pour le traitement des phtisiques, établissements où cette cure se fait en compagnie, où les tuberculeux vivent ensemble, se soignent ensemble sous la direction constante d'un médecin expérimenté qui leur impose par son autorité incontestée, qui leur apprend ce qu'il faut faire et au moins autant ce qu'il faut ne pas faire. Ce sont les sanatoriums pour les maladies de poitrine, comme on les appelle en général.

C'est là que le tuberculeux se soigne vraiment; qu'il est sûr de trouver ce dont il a besoin, comme vie matérielle et surveillance médicale; c'est là que les malades, par un contact ininterrompu avec les autres, par une sorte d'émulation inconsciente, arrivent à cette discipline totale du corps et de l'esprit qui est le point fondamental de la cure; c'est là qu'ils voient guérir les autres et qu'ils apprennent à se guérir eux-mêmes.

Dans un sanatorium, rien n'est laissé au hasard du caprice des malades. Isolés en général de leurs parents, ils n'ont aucune raison de ne pas se soumettre franchement à toutes les pratiques de la cure, d'autant plus qu'ils en voient d'abord les bons effets sur leurs voisins.

Il faut ajouter que les mesures y sont prises d'office pour l'hygiène individuelle et sociale des tuberculeux. Toutes les précautions relatives à la destruction des crachats, à la désinfection de tout ce qui sert aux patients, sont rigoureusement appliquées. De telle sorte que l'on peut dire que la contagion est bien moins à craindre au sanatorium, où il y a seulement des tuberculeux, que partout ailleurs où les tuberculeux en liberté ne portent pas l'étiquette officielle de leur maladie. La contagion n'existe pas dans les sanatoriums. C'est la plus belle démonstration du danger des expectorations, puisqu'il suffit de les détruire pour empêcher la diffusion de la phtisie dans un établissement où le personnel assez considérable ne soigne que des phtisiques.

S'il en est ainsi pour l'intérieur de ces établissements fermés, à plus forte raison est-ce la même chose pour leur voisinage. Aussi, n'y a-t-il pas à disserter sur le plus ou moins de danger que peut présenter l'installation d'un sanatorium au voisinage d'une agglomération quelconque d'habitants.

Ce qui est dangereux pour un pays, c'est une station libre, comme il y en a tant un peu partout. Là, les tuberculeux vivant en liberté, agissant à leur caprice, dirigés ou non d'une façon intermittente par le médecin qui n'en peut mais, répandent bénévolement, sans aucun scrupule, leurs expectorations sur le sol, partout où il se trouvent, et dotent la contrée de myriades de bacilles qui ne sont pas toujours perdus.

Nous ne referons pas encore une fois l'historique des sanatoriums. Qu'on sache seulement qu'à l'heure actuelle il y a des sanatoriums un peu partout à l'étranger, à toutes les altitudes habitables depuis 150 jusqu'à 1800 mètres.

Qu'ils soient situés n'importe où, on y obtient partout des résultats analogues. Les tuberculeux guérissent aussi bien dans les climats tempérés que dans les climats froids. L'altitude ne joue dans la cure qu'un rôle secondaire. Le meilleure preuve, c'est que les plus beaux résultats étaient peut-être obtenus à Falkenstein, station peu élevée (450 à 500 mètres), et plutôt un peu brumeuse.

On l'a dit souvent, et il est bon de le répéter encore, il n'existe pas de climats qui guérissent la phtisie. Mais il y a une méthode curative qui s'applique d'une manière plus favorable peut-être dans un climat que dans un autre; une méthode plus ou moins efficace suivant que tel ou tel médecin l'applique avec plus ou moins de science et d'expérience. Et l'on peut dire qu'en fait de sanatorium, tant vaut le médecin, tant vaut la maison.

Et il est si vrai qu'il n'y a pas de climats spécifiques que, suivant les tempéraments, suivant les formes de la phtisie, tel malade se guérira dans la plaine ou à peu près, qui n'eût fait que péricliter dans les stations d'altitude, et réciproquement.

Ce qu'on cherche dans les stations élevées, c'est la pureté de l'air, c'est une certaine raréfaction de l'atmosphère, c'est l'excitation de tout l'organisme par l'air plus vif, c'est aussi l'intensité du rayonnement solaire, toutes conditions qui réveillent les fonctions organiques, qui activent les combustions intérieures.

Mais si l'on pensait qu'il suffit d'habiter les altitudes purement et simplement, et d'y mener sa vie ordinaire pour se guérir, on s'exposerait à de fâcheux mécomptes. L'expérience journalière de beaucoup de malades laissés en liberté dans les stations de montagne est là pour le démontrer. Il faut s'y soumettre, là comme ailleurs, à l'hygiène individuelle que nous avons indiquée. Que ce soit la montagne, la plaine, ou le littoral de la Méditerranée, il faut se soigner partout. Que de gens s'imaginent qu'en allant l'hiver à Cannes ou à Menton, et l'été en Suisse, en villégiature plus ou moins dorée, ils se guériront? Que de malheureux ces principes ont conduits à la mort !

Les résultats superbes obtenus dans les sanatoriums d'altitude moyenne, et le succès de ces sanatoriums, tiennent simplement à ceci : qu'ils répondent aux indications de la majorité des cas qui se présentent dans la pratique des maladies de poitrine. De plus, leur situation dans des climats intermédiaires, ni trop chauds en été ni trop froids en hiver, leur permet de demeurer ouverts toute l'année. C'est la condition essentielle d'un vrai sanatorium, si l'on y joint une bonne direction médicale.

CHAPITRE X

DE L'UTILITÉ DU SANATORIUM

§ 1

De divers côtés on publie des statistiques de guérison, d'amélioration et de mort en rapport avec des méthodes de traitement variées. D'une façon générale on admet que, par la cure d'air bien entendue, on guérit 20 à 25 p. 100 des tuberculeux. C'est bien peu si l'on regarde l'immensité du fléau ; c'est déjà beaucoup si l'on se reporte à l'ancienne notion de son incurabilité.

Mais, au fond, toutes ces statistiques n'ont qu'une bien médiocre valeur, parce que la tuberculose chronique n'est pas à l'heure actuelle une maladie justiciable des statistiques de guérison. Il ne s'agit pas là d'une affection à évolution rapide pour laquelle on réclame des soins médicaux dès le début, et dans laquelle tous les cas, bénins, graves, très graves même, sont comparables en face d'une méthode thérapeutique, par exemple la fièvre typhoïde, la diphtérie, la variole, la pneumonie, etc. Ici l'on peut dire que, sur 100 pneumoniques, telle méthode de traitement a donné au Dr X... tant de guérisons et que telle autre en a donné tant au Dr Z... ; que dans tel service d'hôpital il meurt 6 typhiques sur 100, pendant que dans tel autre il en meurt 18. Il n'y a rien de semblable à cela dans la phtisie chronique, parce que, dans les conditions où se présentent les malades au médecin, ce n'est pas précisément la tuberculose qu'il a à soigner, la tuberculose maladie, mais ce sont des individus déjà plus ou moins détériorés par la tuberculose.

Que vous soyez en clientèle particulière, que vous soyez directeur d'un sanatorium, car la clientèle d'hôpital n'a rien à voir dans la question d'une façon générale, vous avez à traiter tous les phtisiques possibles, depuis celui qui débute dans sa maladie jusqu'à celui qui n'est plus qu'un moribond à échéance plus ou moins rapprochée. Entre ces deux extrêmes, il y a la masse des tuberculeux qui sont sur la limite séparant les franchement curables des franchement incurables. Le médecin, si expérimenté soit-il, n'est pas toujours capable de dire si tel ou tel de ces malades penchera vers la droite ou vers la gauche. Il y a des surprises des deux côtés, agréables quand on voit prospérer un patient qui paraissait devoir péricliter, et désagréables quand le contraire arrive. En général il y a cependant des signes qui, par leur réunion, constituent une masse de probabilités sérieuses et qui permettent au médecin de formuler à première vue le pronostic de tel ou tel cas.

D'où il résulte que les tuberculeux se classent en deux groupes, ceux qui doivent guérir et ceux qui ne doivent pas guérir, étant données les probabilités sur lesquelles on peut fonder son diagnostic, étant admis aussi un certain aléa concernant quelques cas trop douteux.

Partant de là, il paraît naturel de prendre pour base d'opérations statistiques les seuls malades qui ont des chances de guérir, au moins en ce qui concerne une méthode de traitement qui n'a aucune prétention à la spécificité, ce qui est le cas de la cure rationnelle. Car il ne faut pas perdre de vue que cette méthode thérapeutique soigne un malade et non pas une maladie, et qu'en présence d'un individu absolument désorganisé ou porteur de lésions trop vastes, elle se déclare modestement impuissante. Sa tâche est déjà assez belle avec les malades qui ont des chances de guérir.

Ce n'est pas tout. Pour qu'une méthode de traitement soit rendue responsable des succès et des insuccès pour une catégorie de malades, il est indispensable que ces malades restent soumis à cette méthode jusqu'à leur mort ou leur guérison. Or la phtisie est l'affection qui prête le moins jusqu'à présent à la fidélité aux méthodes thérapeutiques. Dans la clientèle, les malades voient tous les médecins, sans compter ceux qui ne le sont pas ; dans les sanatoriums mêmes, que de tuberculeux, trouvant que cela ne va pas assez vite, ou bien trouvant ceci et cela, s'en vont chercher ailleurs une guérison plus rapide !

En fin de compte, le nombre est toujours assez restreint des malades qui se soumettent sans interruption à un traitement uniforme.

Et en bonne logique, nous le répétons, c'est à ce nombre relativement restreint de tuberculeux que peut s'appliquer une statistique dont on rendra responsable la cure rationnelle de la phtisie.

Dans certaines statistiques, on voit répartir les malades d'après la classique division de la phtisie en trois périodes, sans compter la période qu'on a appelée depuis prémonitoire ou de germination. Au point de vue anatomo-pathologique, cette ancienne nomenclature des degrés de la phtisie a sa valeur pour la description des lésions. On comprend parfaitement l'évolution de l'infiltration tuberculeuse, du ramollissement des tubercules et de l'excavation caverneuse, que l'on traduit respectivement en disant que la phtisie est au premier, au deuxième, au troisième degré.

Mais, au point de vue clinique, tout cela n'a plus qu'une valeur très relative, car ce qui importe en général, ce qui donne au patient le degré de sa maladie, c'est non pas l'intensité de la lésion tuberculeuse en un point donné, mais bien l'étendue des lésions, à quelque phase d'évolution qu'elles soient. Il y a des phtisiques au premier degré qui sont des moribonds, et il y a des phtisiques au troisième degré qui sont fort peu malades, qui présentent même toutes les apparences de la belle santé.

En clinique, par conséquent, le pronostic à porter sur tel ou tel tuberculeux ne peut avoir pour base constante le degré anatomique des lésions pulmonaires. Et dire dans une statistique que l'on a guéri tant de phtisiques au premier, deuxième, troisième degré ne signifie pas grand'chose.

Voilà pour les bases de ladite statistique. Il n'y a plus qu'à s'entendre maintenant sur ce qu'on doit compter comme guérisons.

D'une façon générale, on n'admet comme guéris que les tuberculeux qui ne rechutent jamais, ceux qui survivent pendant des années et des années, en bonne santé, après l'époque où ils ont été déclarés guéris par le médecin. C'est là une manière tout à fait erronée d'envisager les choses.

En général, nous pouvons suivre au loin les tuberculeux que nous avons renvoyés guéris. Mais combien y en a-t-il que nous perdons de vue ! combien y en a-t-il qui meurent de n'importe quoi, que nous ignorerons toujours. Cela serait peu grave encore, car sur ces guérisons suivies de loin, le temps a passé et elles peuvent être regardées comme acquises.

Mais il y a surtout les malades en grand nombre qui, une fois guéris et avant que cette guérison soit confirmée par le temps, résistent à toutes les prières du médecin pour les retenir encore, et

s'en vont reprendre le cours de leur vie prémor-
bide, sont de nouveau ressaisis par la maladie et
meurent phtisiques.

Est-ce qu'on les comptera dans le chapitre des
insuccès ? Est-ce la faute de la méthode thérapeutique si tel individu, une fois guéri, s'arrange
de façon à démolir sa guérison ? Est-elle responsable de ces sortes de suicides ? Non, sans aucun
doute. Nous l'avons déjà dit. Quand on a été
guéri de la tuberculose, c'est, neuf fois sur dix,
par sa faute qu'on en meurt ensuite. Et cela
n'empêche pas qu'à telle époque antérieure on a
bel et bien été guéri.

Donc, il ne faut pas inscrire dans la colonne
des insuccès les phtisiques qui, après une première guérison, redeviennent phtisiques. Ils ont
été placés dans la colonne des guéris par la méthode thérapeutique, et ils doivent y rester.

Il y a plus, selon nous. Si un tuberculeux guéri
il y a un an, deux ans ou plus encore, retombe
malade parce qu'il n'a pas fait ce qu'il fallait faire
pour garder sa guérison ; si ce tuberculeux, traité
de nouveau par la même cure, guérit encore une
fois, il doit être compté comme un nouveau cas
de guérison de la tuberculose. Pour le médecin,
ce n'est pas le même malade que la première fois.

Tout cela revient à chercher un critérium de
guérison.

D'après ce que nous avons vu dans un chapitre
précédent, ce critérium devrait être ce que nous

avons appelé la *guérison confirmée* par l'année ou les années d'épreuve. C'est encore là malheureusement une base d'opérations qu'il est impossible d'établir. Car le médecin n'a pas toujours le bonheur de pouvoir imposer à ses patients cette année ou ces années d'épreuve.

Il n'y a plus qu'à se résigner à la guérison que nous avons appelée *apparente*.

Partant de ce fait d'observation que la *guérison apparente*, quand elle est affirmée par le médecin dans les conditions désirables, équivaut neuf fois sur dix, pour ne pas dire toujours, à la guérison confirmée, si le malade *veut* bien suivre l'hygiène du tuberculeux guéri, et que c'est presque constamment de sa faute s'il retombe, ce dont le médecin ne saurait être rendu responsable, on est parfaitement autorisé à prendre comme critérium de guérison cette guérison apparente.

Mais nous tenons à bien préciser encore une fois que l'on n'est en droit d'affirmer cette guérison apparente que dans les circonstances suivantes :

Le malade, depuis un certain temps, trois mois si l'on veut, n'a plus ni expectoration ni toux pulmonaire; il a repris tous les dehors de la belle santé ; il ne présente aucune trace de réaction à la suite d'un exercice ordinaire, à la suite de toutes les causes banales qui réveillent cette action organique chez les tuberculeux en activité de lésions.

En se basant sur ces deux données, d'une part

la *qualité* des malades qu'on peut justement comprendre dans une statistique, d'autre part la guérison apparente prise comme critérium de guérison, on pourra légitimement publier les succès et les insuccès de la cure rationnelle dans le traitement de la tuberculose chronique, comme on le fait pour telle ou telle méthode en face de telle autre maladie.

C'est en partant de ces principes que nous n'avons pas craint d'affirmer précédemment que l'on devrait guérir 80 p. 100 des tuberculeux se montrant susceptibles de guérison, la première fois que le médecin les voit ; les 20 p. 100 qui restent comprenant, d'une part, les malades qui ont été classés à tort parmi les curables (*errare humanum !*) et, d'autre part, les malades dont la marche régulière vers la guérison est arrêtée par un accident quelconque.

Il nous paraît maintenant inutile de nous appesantir sur les statistiques où l'on trouve une colonne supplémentaire pour les améliorations.

Dans un compte rendu des résultats obtenus par une certaine méthode dans le traitement de la phtisie, la rubrique *amélioration* veut dire simplement que l'on n'a pas gardé les malades sous sa direction le temps nécessaire pour qu'ils meurent ou pour qu'ils guérissent. A la cure d'air, tous les tuberculeux s'améliorent. Pour les uns, c'est le premier pas vers la guérison ; pour les autres, c'est un simple temps d'arrêt, c'est un regain de vitalité avant l'issue fatale.

Nous ne faisons pas, en effet, rentrer dans ce groupe des améliorés les malades que nous avons appelés les invalides de la tuberculose. Car voici, encore une fois, ce que nous entendons par là.

L'invalide de la tuberculose est le malade qui, neuf fois sur dix, n'a plus de bacilles, mais qui conserve des lésions d'origine vulgaire grâce auxquelles il est resté un invalide par ses poumons ; et une fois sur dix c'est encore un tuberculeux, mais qui a acquis une telle amélioration de son état général et local qu'il peut être considéré comme relativement guéri ; et de fait, ce malade n'a pas beaucoup plus de raisons pour mourir des quelques bacilles qui lui restent que de n'importe quelle autre cause.

§ 2

Depuis vingt-deux ans que nous soignons des malades en sanatorium, nous avons, en nous basant sur les principes ci-dessus, publié à trois reprises les résultats obtenus.

Notre première statistique fournissait les chiffres suivants :

Sur 250 tuberculeux pris en bloc, sans exception aucune, peu malades ou moribonds, 150 paraissaient curables et 100 incurables.

Les curables donnaient 60 p. 100 de guérisons ; les incurables, 2 p. 100.

Si, partant d'une autre base, on considérait tous les malades en bloc, il y avait 38 p. 100 de guérisons.

Notre seconde statistique comprenait 515 malades pris en bloc, qu'un examen précoce faisait classer en 257 curables et 258 incurables, soit par moitié.

Les curables donnaient 71 p. 100 de guérisons.

Notre troisième statistique a porté sur 850 tuberculeux pris en bloc, à tous les degrés, tels qu'on peut les prendre dans la rue ou sur leur lit de mort.

Au premier examen, les 850 malades se sont répartis en 424 curables et 426 incurables. Les curables ont donné 296 guérisons, soit 70 p. 100. Les incurables ont fourni 32 guérisons, soit 7,5 p. 100.

Si l'on envisage le bloc des 850 malades, les guérisons étaient au nombre de 328, soit 39 p. 100 à peu près.

Enfin, de tous ces tuberculeux, 197 étaient encore bien vivants, les uns invalides plus ou moins de la phtisie, les autres vivant en bon accord avec leurs lésions et leurs bacilles, d'autres en traitement depuis des années ou de longs mois.

En comparant ces trois statistiques, il est facile d'établir deux faits importants :

1° Il y a une quinzaine d'années, les malades qu'on envoyait au sanatorium se classaient en 150 curables pour 100 incurables. Peu à peu les incurables ont égalé comme nombre les curables. Et il ne faut pas se lasser d'ajouter que, malgré soi, le médecin habitué à voir les résurrections produites par la cure rationnelle inscrit au premier examen dans la classe des curables nombre de malades qui ne devraient point y figurer.

2° Le pourcentage des guérisons a atteint 70 p. 100 au lieu de 60 p. 100 parmi les malades réputés curables ; et il a sauté de presque zéro à 7,5 p. 100 pour les réputés incurables,

En revanche, la proportion des guérisons dans le bloc total des malades à tout degré reste toujours à 39 p. 100.

Notre quatrième statistique porte sur 1200 malades de toutes catégories, qu'à leur arrivée on a pu classer en 598 curables et 602 incurables, autant qu'il est permis de le faire à première vue. Mais nous devons faire remarquer une fois de plus, que plus nous allons, plus les tuberculeux envoyés à la cure se rangent dans les incurables supposés. Malgré cela les pourcentages sont les mêmes que pour les statistiques précédentes, c'est-à-dire 39 p. 100 de guérisons si l'on considère le bloc des 1200 malades, et 70 p. 100 de guérisons si l'on envisage seulement la catégorie de ceux que l'on peut espérer guérir.

On dit toujours que les statistiques et les chiffres ne disent que ce qu'on veut bien leur faire dire. Cependant, quand les chiffres s'étalent dépouillés de tout artifice, il faut bien s'incliner devant eux.

Nous avons pris comme base du pourcentage de guérison ce que nous avons appelé la guérison apparente.

Somme toute, il faut bien considérer que malgré l'état plus grave des malades, puisque le nombre des incurables s'est toujours accru, la proportion générale des guérisons est toujours restée à 39 p. 100. Il est fort probable que, si l'ancienne proportion des curables et incurables s'était maintenue, ce chiffre de 39 p. 100 aurait été largement dépassé. Et au surplus le nombre des guérisons s'est considérablement accru chez les réputés incurables.

Cela veut dire, si nous ne nous trompons, que la méthode de traitement s'est de plus en plus perfectionnée.

Ces résultats de la cure rationnelle sont fort remarquables, et ils viennent absolument à l'appui de l'affirmation que nous avons émise il y a plus de quinze ans et que nous rappelons ici.

Si l'on soignait à temps et comme il faut les tuberculeux du poumon, on en guérirait 80 p. 100, le reliquat de 20 p. 100 représentant la catégorie des malades qui, de par leur constitution, sont des proies fatales de la tuberculose chronique ou plus ou moins aiguë.

Et l'on pourrait ajouter que, si l'on soignait toujours à temps les tuberculeux, les phtisies aiguës n'existeraient guère très vraisemblablement.

En attendant l'apparition d'un sérum ou d'un vaccin, c'est toujours là une pensée consolante.

§ 3

Les premiers sanatoriums se sont créés à l'usage des malades riches ou jouissant d'une certaine aisance. C'était logique. Les résultats de la cure étant remarquables, personne, pendant de nombreuses années, ne songea à discuter l'utilité de ces établissements pour ceux qui pouvaient s'y soigner le temps nécessaire à leur guérison.

Plus tard, sous l'impulsion du réveil des idées sociales, on a entrepris de soigner au sanatorium les tuberculeux indigents. De toutes parts, dans tous les pays, une belle campagne philanthropique prit naissance en faveur des sanatoriums populaires, et toutes les grandes villes voulurent avoir le leur.

Malheureusement, le problème n'était plus le même.

Le tuberculeux riche ou aisé pouvait se soigner des mois et des années. Le tuberculeux *ouvrier* ne le pouvait pas. On estima d'abord qu'en trois ou quatre mois de cure rationnelle on remettrait cet ouvrier en état de reprendre son travail, et que de cette façon la société retrouverait dans le travail de chaque *unité* ainsi rétablie la compensation des sacrifices qu'elle faisait.

Or, malgré toutes les combinaisons financières qu'on a trouvées, on s'est vite aperçu que le sanatorium pour ouvriers, avec la cure restreinte à un maximum de quelques mois, n'était à peu près qu'un leurre. Et naturellement les bons esprits ont crié à la faillite du sanatorium. Et le bon public a englobé dans la prétendue faillite les sanatoriums pour malades fortunés.

Conclusion bizarre, mais bien humaine.

De ce fait que les établissements pour ouvriers n'ont pas donné et n'ont pu donner les résultats promis, à moins d'y garder les malades beaucoup plus longtemps pour les guérir ou à peu près, on a conclu que le sanatorium en général ne servait à rien. Autant dire qu'il n'y a d'utile sur cette terre que ce que tout le monde est en mesure de se payer.

En réalité, et l'observation ultérieure l'a démontré amplement, le sanatorium populaire, ou pour indigents, donne les mêmes résultats que le sanatorium dit *payant*, mais à la condition qu'on puisse y soigner les tuberculeux pendant assez longtemps. Le problème avait été mal posé, tout simplement.

L'utilité des maisons médicales pour la cure de la phtisie n'est pas discutable.

C'est là que les malades décidés à se soigner guérissent en plus grand nombre et dans le moins de temps possible.

C'est là que les malades peu fortunés peuvent en peu de mois apprendre à se soigner, pour être capables ensuite d'achever leur cure en liberté, ce qu'il est bien difficile de faire lorsqu'on n'a pour se guider que les conseils du médecin, même le plus avisé.

TROISIÈME PARTIE

L'HYGIÈNE SOCIALE DES TUBERCULEUX

L'HYGIÈNE SOCIALE DES TUBERCULEUX

Nous entendons par là les précautions que le tuberculeux doit prendre pour que, malade contagieux, il ne soit pas, ou soit le moins possible, un foyer permanent et ambulant d'infection bacillaire pour ses semblables.

Dans ce chapitre d'ensemble, on trouvera forcément une foule de notions déjà exposées çà et là dans les chapitres précédents.

Comme il n'existe aucune mesure administrative prise contre les phtisiques en général, cette obligation de préserver ses semblables est pour le tuberculeux purement morale.

Mais puisque la société, sachant parfaitement le danger, laisse vivre en liberté les poitrinaires, ce droit a pour corrélatif ce devoir.

Jadis on bannissait et on incarcérait les lépreux ; aujourd'hui on impose des mesures rigoureuses pour étouffer les premiers cas apparents, et déclarés par le médecin, des maladies contagieuses. Et pourtant que sont la lèpre, le choléra, à côté de la tuberculose ? Il y a cinquante ans encore, quand le choléra se montrait à Paris, tout ce qui pouvait fuir fuyait. Et tout le monde vit tranquillement côte à côte avec cette peste permanente bien plus terrible, la tuberculose, qui enlève à un pays tous les ans son plus beau fleuron de jeunesse. Combien faut-il de guerres pour supprimer autant de vies humaines que la phtisie le fait en une ou deux années ?

Mais il se passera longtemps encore avant que des notions de ce genre pénètrent dans le public. Il faudrait que chacun sût ce que c'est que la tuberculose.

Il y a cinquante ans que la contagion de cette maladie a été démontrée sans conteste ; il y a trente ans qu'on connaît sa cause immédiate, le bacille de Koch. Mais tout cela est trop resté dans le domaine scientifique. Les médecins le savent ; les sociétés savantes ont averti les pouvoirs publics ; mais l'éducation médicale des populations est restée la même, au moins chez nous.

Dans certaines familles on sait tout cela, parce qu'on y a eu un des siens atteint de la phtisie, et qu'un médecin avisé l'a dirigé vers un sanatorium ; et la vie du sanatorium est une rude et salutaire école qui ouvre les yeux non seulement au malade, mais à tous ses proches et amis auxquels on a osé avouer sa maladie.

Mais les sanatoriums sont si rares, surtout en France ! Et encore ne s'adressent-ils guère qu'à la clientèle riche. De sorte que les choses que tout le monde devrait savoir restent lettre morte pour l'immense majorité des Français. Et il en résulte que l'on continue à mourir de la phtisie, insouciants et dociles, soumis à une sorte de fatalité qui n'a d'égale que celle des Orientaux ; il en résulte qu'avant de mourir on donne sa maladie, dont ils mourront aussi, au plus grand nombre possible de ses parents et amis, sans compter les autres.

Et cette peste continue à faire des milliers de victimes devant l'indifférence et l'inertie générales !

Les causes de cette situation épouvantable, nullement spéciales à notre pays d'ailleurs, sont faciles à trouver et remontent à loin.

La première en date est la fatalité qui de tout temps s'est attachée à la notion de cette affection. La maladie de poitrine, la phtisie, c'était la maladie fatale, irrémédiable. Rien à faire que de laisser mourir les poitrinaires en adoucissant le mieux possible leurs derniers jours. C'était et c'est encore la maladie héréditaire qui frappait tous les enfants d'une même famille, les uns après les autres. La tuberculose est si commune qu'il était toujours facile de trouver, pour l'expliquer, quelque ascendant qui en était mort. C'était la maladie intéressante, chantée par les poètes et les romanciers. La phtisie ayant ce privilège charmant pour l'individu, mais terrible au point de vue social, de tuer très souvent sans souffrances, et, qui plus est, au milieu des plus douces illusions, c'était la maladie poétique enviable, même rêvée par les jeunes filles et les jeunes femmes qui avaient perdu le goût de l'existence. Et les parents trouvaient cela tout naturel, et les jeunes poitrinaires s'en allaient enveloppés d'une sorte d'auréole. Après la sœur, c'était le frère, puis les autres, et des familles entières y passaient pendant qu'on pleurait sur l'hérédité fatale.

Aujourd'hui, on sait mieux à quoi s'en tenir à ce sujet. Si l'hérédité vraie de la phtisie existe, elle est si rare qu'il y a à peine à en tenir compte. Ce qu'on hérite de ses parents tuberculeux, c'est une organisation débile, un terrain propre à faire éclore la phtisie si, un beau jour, on se trouve soumis à la contagion. Et, en réalité, ce qu'on hérite surtout, ce sont les bacilles que les tuberculeux nous donnent pendant leur vie et nous laissent après leur mort.

On s'aperçoit bien vite, en y regardant de près, que les observations d'hérédité vraie dans les familles sont la plupart du temps des faits de contagion successive.

Ici c'est un foyer où l'on voit disparaître le père ou la mère, puis deux, puis trois enfants; là l'épidémie débute par les enfants et atteint plus tard les parents.

Ou bien, chose plus terrible et trop d'observation courante, c'est le père, phtisique réfractaire à la mort depuis quinze ou vingt ans, qui tue par contagion ses enfants les uns après les autres, si aucune circonstance ne les force à quitter la maison, et qui survit indéfiniment à ces désastres successifs, soigné comme un catarrheux, un asthmatique, etc.

Cherchez les antécédents, et vous ne trouverez rien.

La cause c'est la maison, c'est l'appartement, c'est la chambre que le premier malade a habités, où il a fait sa maladie, où il est mort, où tout est infecté de bacilles. Dans l'insouciance de leur ignorance à tous, aucune précaution n'a été prise, les produits de l'expectoration se sont desséchés sur les mouchoirs, les draps, les couvertures, les vêtements, sur tout ce qui servait au malade. Tout cela s'est résolu en poussières qui se sont fixées sur tout ce que contenait son logement et chacun a respiré ces poussières du matin au soir et du soir au matin. Les parents qui ont assisté le malade prennent la tuberculose, les uns pendant qu'il vit encore, les autres après sa mort. Car, jusqu'à désinfection complète, cette chambre est devenue une chambre néfaste, cette maison est devenue une maison maudite, tout comme il y avait autrefois des champs maudits où prenaient le charbon les animaux qui y paissaient, parce que l'on y avait enterré une bête charbonneuse.

Là c'est un bureau d'administration dont l'un des employés est tuberculeux Il tousse et personne ne s'en émeut; il crache partout, dans son mouchoir dont il secoue les poussières desséchées au visage de ses collègues, par terre où les mêmes

poussières sont balayées le lendemain par le gar-
çon et distribuées sur tout ce qui meuble le bureau.
Alors un, puis deux autres employés se mettent à
tousser. il n'y a aucune raison pour que l'épidémie
s'arrête.

Ailleurs c'est un atelier quelconque, et la même
histoire se reproduit, toujours la même.

Ces foyers épidémiques, qui ne frappent pas
l'imagination parce qu'il s'agit d'épidémies *chroniques*, ont une évolution favorisée par l'hygiène
déplorable dont on entoure les trois quarts des
tuberculeux. On a décrit, il y a longtemps, l'écurie
plus ou moins luxueuse ou sordide, suivant la
fortune, dans laquelle on calfeutre les poitrinaires.
L'air bienfaisant, curatif, le sauveur, on le
chasse de partout et on s'ingénie à l'empêcher de
rentrer nulle part.

Dans ces conditions, on se demande comment
tous les individus en contact avec les malades ne
sont pas contagionnés. Nous avons plus haut
indiqué pourquoi il n'en est pas ainsi.

Lorsqu'on ne trouve pas l'origine d'un premier
cas dans une de ces séries épidémiques, il y a encore
plus de causes qu'il n'en faut pour l'expliquer. La
tuberculose existe partout autour de nous, dans
les maisons, dans la rue, dans les voitures publiques et les wagons des chemins de fer. Partout
est passé un phtisique qui a infecté un territoire
quelconque avec ses crachats desséchés. En pleine
santé, nous y passons indemnes ; en déchéance

organique, nous sommes la proie guettée par les bacilles.

Quand on songe aux myriades de foyers de contagion qui nous entourent, à quoi bon chercher l'hérédité directe de la tuberculose pour expliquer un cas donné ?

Avant que l'on connût cette contagion épouvantable, il était bien naturel qu'on attachât un caractère de fatalité à la phtisie, qu'on s'endormît dans l'insouciance près du poitrinaire qui vous était cher, puisqu'il n'y avait rien à faire qu'à lui cacher sa maladie et à le laisser mourir tranquillement.

Mais aujourd'hui qu'il est bien démontré que, d'une part, les tuberculeux guérissent, et que, d'autre part, ce sont des malades dangereux pour la société, il faut agir autrement.

Le médecin doit, dès qu'il a reconnu la tuberculose chez un malade, le déclarer au malade lui-même, s'il est curable, car c'est le moyen de le faire se soigner. Mais, qu'il soit curable ou non, la famille doit être avertie, parce que c'est le seul moyen d'empêcher ce patient d'être nuisible à la société.

Étant admis que, pour l'instant, les sanatoriums sont rares et que la vie y est coûteuse, la question est fort simple si le malade est quelque peu fortuné.

Il faut de suite, s'il est curable ou améliorable, le diriger sur un sanatorium. C'est là qu'il trouvera l'hygiène individuelle et sociale qui lui convient.

Il faut de suite, s'il est voué à une mort fatale, lui créer chez lui cette hygiène personnelle et familiale. Il faut, pour lui-même, employer tout ce que peuvent la science et le dévouement pour adoucir ses derniers jours.

Pour la famille, il faut créer autour de lui un milieu hygiénique dans lequel les causes de contagion soient supprimées ou au moins réduites au minimum :

Chambre ensoleillée, facilement aérable, meublée du strict nécessaire, avec le moins de tentures et d'étoffes possible ; on recueillera tous les produits de l'expectoration dans un crachoir de table, facile à manier et à nettoyer, en insistant près du malade pour qu'il apprenne à cracher proprement, sans éclabousser ses vêtements et ses couvertures : on l'empêchera à tout prix d'expectorer dans un mouchoir ; matin et soir, le contenu du crachoir, toujours facile à vider si l'on a soin d'y laisser constamment une couche d'eau, sera jeté simplement aux cabinets s'il y a fosse fixe ; dans le cas contraire, on le détruira par un des nombreux procédés chimiques connus, ou bien on le brûlera avec soin dans un foyer incandescent.

Étant admis que dans la phtisie pulmonaire simple les produits de l'expectoration sont le seul véhicule à peu près des bacilles, le tuberculeux alité ou gardant la chambre peut, dans ces conditions, être soigné, veillé presque en toute sécurité par les siens. Et encore sera-t-il prudent d'exclure de son voisinage les personnes de constitution chétive ou débilitées par une maladie récente.

Les questions de sentiment rendent souvent la tâche du médecin fort pénible, mais, si ses conseils restent parfois sans effet, il doit au moins dégager sa responsabilité en signalant de façon ferme les conséquences désastreuses que pourrait avoir l'insouciance des parents près de leur malade.

Cette hygiène familiale du tuberculeux doit se continuer après sa mort.

La chambre qu'il a occupée, surtout avant la mise en pratique des mesures hygiéniques prescrites par le médecin, est un foyer d'infection. Tout y doit être désinfecté, nettoyé à fond, refait, gratté, lavé, encaustiqué, reverni, retapissé, etc. Tout ce qui est étoffe et tenture doit être envoyé à l'étuve à désinfection ; les vêtements désinfectés peuvent très bien servir de nouveau, mais il est en général plus simple de les détruire. En tout cas, on ne saurait trop condamner cette pratique inconsciemment coupable qui consiste à en faire cadeau à des malheureux, tels que le mort les a laissés. Pour le linge, les lessives bien faites sont amplement suffisantes, car leur liquide bout à une température plus élevée que l'eau ordinaire dont l'ébullition suffit déjà à tuer les bacilles.

Et quand tout cela a été fait, il est encore indispensable de laisser pendant des semaines les appartements largement ouverts, jour et nuit si possible, d'y faire entrer du soleil à pleines baies, avant de les habiter de nouveau.

C'est ainsi qu'on mettra fin aux épidémies de logement, et qu'on ne verra plus disparaître des familles entières par la tuberculose, comme cela se voit encore trop souvent, alors qu'un médecin avisé appelé à temps près du premier malade de la série aurait pu le guérir d'abord bien souvent, et tout au moins l'empêcher de distribuer la mort autour de lui.

Tout ce qui précède s'applique aux familles assez fortunées. Ici le médecin peut tout, s'il a la chance d'être écouté et obéi.

Mais que dire en ce qui concerne la maison du pauvre? Là, le médecin isolé, abandonné à ses propres forces, ne peut en général que constater son impuissance. La maison du pauvre! Les agglomérations de taudis qui encombrent encore les grandes villes! Pour en chasser la tuberculose il faudrait y faire pénétrer de l'air, de la lumière, sinon du soleil. Il faudrait que la nourriture saine et abondante remplaçât l'alcool pour leurs habitants, et toute la prophylaxie de la phtisie est là.

Neuf fois sur dix, l'ouvrier tuberculeux se tue sans le savoir et, le sachant parfois, pour continuer à gagner le pain de sa famille, jusqu'au jour où il va mourir à l'hôpital, à moins que des préjugés trop communs ne l'empêchent de demander ce suprême secours. Chez lui nulle hygiène, cela coûte trop cher. Il n'a même pas l'indispensable ! Il infecte son logement, son mobilier, ses hardes, il contagionne trop souvent sa femme et ses enfants, et, s'il meurt avant cette contagion effectuée, celle-ci se fait après sa mort. Puis sa femme, qui l'a veillé au milieu des privations, s'en va, elle aussi, mourir à l'hôpital, et les enfants sont voués au pavé. Quand la série commence par la femme, c'est tout un.

Ils disparaissent, c'est bien. Mais, le logement qu'ils habitaient? Il est loué séance tenante à une autre famille pauvre. Si la misère physiologique s'y met, et les causes en sont trop multiples et permanentes, le bacille est là qui guette ses nouvelles proies, et la série recommence !

En présence de ces désastres, que peut le médecin ? Rien, absolument rien.

Il décide le malheureux tuberculeux à aller à l'hôpital. Là, mis au repos, à une nourriture au moins saine et abondante, le pauvre diable se remonte; on le garde un mois, deux mois, puis son lit fait besoin pour des fébriles, on lui signe son exeat. Il rentre à la maison, après avoir, moins aujourd'hui qu'il y a dix ans heureusement, infecté l'hôpital. Il use en quelques semaines les forces vitales qu'il y avait récupérées, et y retourne bientôt plus malade que la première fois. Il a infecté de nouveau son logement, sa femme et ses enfants. Après une série d'entrées et de sorties de ce genre, il finit par y rester, à l'hôpital, n'ayant plus la force ni le courage d'aller mourir chez lui.

A qui la faute? A ce misérable qui vient de mourir? Au médecin qui l'a soigné chez lui ou à l'hôpital? Non, car ils sont désarmés.

Il faut remonter plus haut. Comme nous l'avons dit, la société, avertie sans cesse par les hommes de science, n'a jamais rien fait pour enrayer la marche du fléau. La coupable, c'est elle et elle seule.

La charité privée ou semi-officielle est ici non moins impuissante que le médecin isolé. Des mesures administratives seules peuvent mettre un frein à l'envahissement de la phtisie.

On a décrété des mesures souvent tant soit peu vexatoires contre des maladies quelquefois assez innocentes, dont un médecin bien entendu parvient généralement à enrayer l'extension par des moyens simples, bien compris, et qui font leur besogne efficace sans tambour ni trompette.

On fait des sacrifices immenses pour rendre la vie douce à des individus que la société a rejetés de son sein.

Mais on n'a encore rien trouvé pour guérir des milliers de pauvres diables que le travail amène à la tuberculose, car ils sont milliers ceux qui, tous les ans, devraient être guéris.

Mais on n'a encore rien fait pour empêcher que ces malheureux, pendant leur maladie et après leur mort, n'en contagionnent des milliers d'autres.

On serait mal venu évidemment de demander l'ostracisme ou l'incarcération des tuberculeux, comme le moyen âge l'a fait pour les lépreux ! Mais il y a des moyens plus doux.

La phtisie étant la grande plaie de l'humanité, toutes les forces de l'économie sociale devraient converger vers ce but, son extinction.

Pour l'individu malade, il faudrait des sanatoriums, où l'on guérirait celui qui est curable.

Pour l'individu qui doit mourir chez lui, n'étant pas curable, il faudrait, après sa mort, rendre obligatoire et gratuite la désinfection des locaux, contenant et contenu.

Resterait au médecin appelé à donner ses soins jusqu'à la mort à employer les moyens connus d'arrêter la contagion. Il n'est pas de malade qui n'écoutera son docteur, quand celui-ci lui dira que, pour ne pas donner sa maladie à sa femme et à ses enfants, il lui suffit de recueillir tous les produits de son expectoration. Là le médecin peut obtenir beaucoup.

Et pourquoi la société ne fournirait-elle pas gratuitement ou à prix infime ces instruments de préservation sociale, les crachoirs de table et de poche? Ce serait là de la charité bien entendue et qui remplacerait avantageusement le litre de vin de quinquina classique qui ne sert à rien.

La campagne du crachoir de poche, qui aura le courage de la mener au grand jour, avec toutes les forces de la publicité actuelle?

Quand il s'agit du tuberculeux hors de chez lui, au collège, à l'atelier, etc., les difficultés ne sont pas moins grandes.

Pour l'école, la seule mesure pratique nous paraît être l'exclusion de l'élève tuberculeux. Car s'il est curable et de situation aisée, sa famille doit l'envoyer ailleurs pour se guérir; s'il est curable et pauvre, c'est la société qui doit s'en charger dans le même but de le guérir. Si, enfin, il est condamné à mort, il est parfaitement inutile qu'il continue ses études, et qu'avant de mourir il soit pour quelque temps un foyer de contagion dans l'établissement.

Il faut donc le rendre à sa famille. Au surplus la surveillance médicale devrait être telle, dans les établissements d'éducation, que cette question des tuberculeux curables ou incurables ne devrait jamais se poser. La mesure énergique devrait être prise à l'apparition du premier symptôme faisant soupçonner l'éclosion de la tuberculose chez un élève.

Pour l'atelier, c'est autre chose, car ici chacun gagne sa vie et celle des siens. L'exclusion de l'ouvrier malade se fait d'elle-même quand le malheureux est devenu incapable de travailler. Mais jusqu'à ce que la société soit en mesure de le prendre au début de sa maladie et de le guérir à ses frais, on aurait difficilement le droit d'appliquer dans ce cas l'ostracisme précoce.

Mais alors pourquoi, puisque l'ouvrier, par

ignorance, ou négligence. ou pénurie, ne consulte pas le médecin, et se laisse arriver à la maladie confirmée et visible pour tous; pourquoi tout atelier n'est-il pas soumis à une discipline de surveillance médicale? Pourquoi, dès qu'un ouvrier tousse, n'est-il pas, de façon obligatoire, signalé à un médecin par le maître de l'atelier?

Pourquoi, dès que le médecin aurait posé le diagnostic de tuberculose. n'instituerait-on pas d'office les mesures hygiéniques individuelles qui permettraient à ce malade de séjourner à l'atelier sans danger pour ses camarades? Pense-t-on qu'il soit plus ragoûtant de voir exhiber en public des furoncles en suppuration, des écrouelles, des eczémas, des maux d'yeux, etc.. que de voir quelqu'un recueillir soigneusement ses crachats dans un flacon propre et élégant? Tout est là pour l'entourage du malade.

Et si la société n'est pas en mesure de prendre cet ouvrier quand il est curable et de le guérir malgré lui; si le médecin livré à lui-même n'arrive pas, dans les mauvaises conditions hygiéniques qui l'entourent, à le guérir non plus; si cet ouvrier meurt, au moins il n'aura pas distribué les germes de sa maladie à ceux de ses camarades en état de réceptivité. Et dans les ateliers, combien y en a-t-il de ces candidats à la tuberculose!

On demande le moyen de faire l'éducation du peuple sur le danger de la phtisie. Elle se ferait ainsi d'elle-même. Peu à peu les tousseurs et les cracheurs seraient moralement forcés de ne plus cracher sur les planchers et dans leur mouchoir. Il est bien évident qu'au début ces mesures donneraient lieu, comme tout ce qu'on fait chez nous, à quelques chansons, mais les chansons passeraient et l'éducation du peuple, vis-à-vis des tousseurs, ne s'accomplirait pas moins.

Les mêmes choses sont à dire, les mêmes mesures sont à prendre pour ce qui concerne les bureaux des administrations. Mais ici combien plus facile est la tâche ! L'instruction plus élevée des intéressés rend aisée l'application des mesures hygiéniques. Il est bien clair que si chaque employé malade était averti et convaincu du danger que sa présence au bureau fait courir à ses collègues, il se soumettrait de lui-même à l'application de ces mesures. Sans compter que, soit au moyen de leurs ressources personnelles, soit avec le secours de leurs administrations, fort libérales et généreuses à l'ordinaire, bon nombre d'employés de bureau trouveraient le moyen d'aller se soigner sérieusement ailleurs.

Partout où il y a agglomération d'individus, il devrait y avoir une surveillance médicale constante pour dépister la tuberculose pulmonaire dans chacun de ses foyers d'apparition.

Que l'on prenne connaissance des derniers rapports de la mortalité actuelle par tuberculose dans les armées de certains pays, comparée à ce qu'elle était il y a quelques années, et l'on verra ce que peuvent les mesures hygiéniques rigoureusement appliquées.

Pour ne pas être accusé de demander l'impossible, nous ne parlerons pas de la contagion sur la voie publique. La rue est à tout le monde, dira-t-on. C'est très vrai, et encore faut-il ne pas oublier ce précepte que le droit de Pierre s'arrête où commence celui de Paul. N'empêche que si l'éducation médicale du peuple existait un peu en ce qui concerne la phtisie, et si chaque tousseur qui expectore sur le trottoir s'entendait jeter à l'oreille par le premier venu une bien sonnante épithète, il y regarderait souvent à deux fois avant d'étaler ses bacilles au soleil sous les pieds des passants.

Et d'ailleurs n'est-il pas prescrit, par ordonnance spéciale, de ne point cracher sur le plancher des voitures publiques? Il est bien plus propre en apparence de cracher dans son mouchoir. Mais le malheur est que ce dernier, desséché, sera secoué impitoyablement à la figure de tous les voyageurs.

Il ne faut pas se faire d'illusions sur les divers *desiderata* que comporte l'hygiène privée et sociale des tuberculeux.

Ce n'est pas d'un seul coup qu'on jugule un pareil fléau. Mais de ce que la tâche est immense, irréalisable à première vue, faut-il donc rester inactifs? Parce que l'on ne peut faire tout en une fois, faut-il ne rien essayer?

Il y a un commencement à tous les progrès. Il faudrait d'abord ne pas craindre de faire connaître à tout le monde ce que c'est que la tuberculose et son péril pour la société. La presse quotidienne, capable de tant de bonnes choses, ferait beaucoup dans ce sens pour l'éducation du peuple. Une fois engagée dans la bonne voie par des gens convaincus, n'est-elle pas aussi capable de faire cette œuvre grandiose et si simple, qui consisterait à mettre tout le monde en garde contre la contagion tuberculeuse? Que de choses, en apparence monstrueuses et vexatoires, on ferait accepter au public en le préparant un peu tous les jours!

On lui apprendrait ainsi que non seulement on devrait presque toujours se guérir de la tuberculose ordinaire, mais que la contagion aussi est facile à restreindre. A mesure que les guérisons se feraient plus nombreuses, à mesure que chaque malade deviendrait moins dangereux pour ses semblables, le nombre des cas de phtisie se restreindrait naturellement. C'est une évolution lente, mais ce serait une atténuation sûre du fléau.

Il est regrettable de le constater, mais l'œuvre de la presse quotidienne n'a point en général l'objectif précité.

Trop souvent, en parlant de phtisie, elle jette l'effroi dans les familles qui finissent par regarder comme un pestiféré celui qui a le malheur de devenir tuberculeux; trop souvent, au lieu de montrer aux gens du peuple que leur salaire quotidien devrait être employé à se bien nourrir et non pas à habiter du soir au matin les cabarets et autres lieux malsains, elle les invite, par des annonces alléchantes, à dépenser leur argent en achats de panacées pharmaceutiques ou industrielles qu'ils épuisent successivement sans en retirer en général d'autre bénéfice que la satisfaction morale d'avoir usé de la médication à la mode.

On nous objectera certainement que peut-être nous sommes à la veille de voir découvrir le sérum antituberculeux. Soit. Nous souhaitons de tout cœur que ce beau jour arrive bientôt. Mais est-ce une raison pour s'endormir en attendant ce Messie?

Au surplus, s'imagine-t-on que la sérumthérapie du bacille de Koch, si elle est trouvée demain, va annihiler d'emblée la tuberculose? Est-ce que le vaccin jennérien n'existe pas depuis un siècle? Et pourtant on légifère partout encore contre la variole! Est-ce que les épidémies de petite vérole n'existent plus?

Il faut aussi raisonner un peu sur ce qu'on peut supposer devoir être ce sérum antibacillaire tant souhaité. En principe, il empêchera les bacilles de se développer. Par conséquent, on peut imaginer qu'il sera surtout utile dans les tuberculoses aiguës, celles où l'activité du parasite est tout. Ce serait déjà très beau, car jusqu'à présent ces formes-là déjouent à peu près toute la science médicale.

Mais croit-on qu'un tuberculeux chronique, à

lésions plus ou moins profondes, sera guéri du coup parce qu'on tuera ses bacilles au moyen d'un sérum? C'est invraisemblable, parce que, débarrassé une fois du parasite de Koch, il lui restera encore ses lésions pulmonaires et des légions d'autres parasites, complices de celui-là.

Évidemment, ce sera un grand point d'obtenu, mais ce ne sera pas tout. Et puis, enfin, jusqu'à ce qu'on ait détruit leurs. bacilles, les phtisiques n'en continueront pas moins à cracher partout et à empoisonner leurs concitoyens, si l'on ne fait rien pour les amener à ne pas le faire.

Si donc il existait en vigueur des mesures hygiéniques contre la tuberculose et les tuberculeux, il y aurait encore de beaux jours pour elles, même en admettant que le vaccin préservateur et curatif soit trouvé demain. Malheureusement, ces mesures n'existent pas.

Nous ne saurions terminer ce chapitre d'hygiène sociale sans dire un mot de la question des tuberculeux devant le mariage.

Nous avons déjà dit les conditions dans lesquelles le tuberculeux guéri pouvait se marier, et nous avons posé ce principe que le tuberculeux non guéri n'avait pas le droit de se marier.

Le droit moral s'entend, et il vaudrait mieux dire qu'il a le devoir de ne pas songer au mariage. Mais que de fois, comme pour les syphilitiques, le médecin, lié par le secret médical, voit avec terreur son client se marier, malgré ses conseils!

Donc le tuberculeux ne doit pas contracter mariage, et voici une fois de plus pourquoi :

1º En restant célibataire, il a beaucoup plus de facilités pour se soigner et surtout plus de chances de se guérir. Cela est pour lui-même. Voici pour les autres :

2º En se mariant, il s'expose à donner sa maladie à sa femme ;

3º En se mariant, il s'expose à avoir des enfants qui seront la proie de la phtisie.

Il faut aussi qu'il sache que s'il contagionnait sa femme et que celle-ci devînt grosse, ce serait presque à coup sûr la mort qu'il lui aurait donnée, comme nous l'expliquerons à l'instant.

En effet, pour la jeune fille tuberculeuse, il existe des raisons en plus de l'abstention du mariage. Elle peut évidemment contagionner son mari, mais c'est là le moindre inconvénient de la situation. Si, en puissance de tuberculose, elle devient grosse, elle mourra presque sûrement. C'est un fait bien démontré, c'est une loi presque sans exception, que pendant la grossesse la phtisie se cache souvent sous des apparences fort bénignes, mais aussitôt la délivrance, prend une terrible revanche. Rien n'est plus commun que de voir alors les tuberculoses les plus anodines jusque-là se transformer en phtisies aiguës. Et si l'accouchement faisait grâce de cette complication terrible, l'allaitement arrive en seconde main pour la faire éclater.

De là cette formule émise par un de nos maîtres :

Dans le monde des tuberculeux, il faut : 1° aux filles pas de mariage ; 2° aux femmes pas d'enfants ; 3° aux mères pas d'allaitement.

Nous sommes des premiers à convenir que cette loi un peu draconienne supporte heureusement quelques exceptions. Tout arrive et nous connaissons, comme tout le monde, des femmes qui ont eu la chance de franchir deux ou trois accouchements malgré leur tuberculose. Mais nous croyons fort qu'en dépit de leur belle résistance elles y laissent chaque fois un peu ou beaucoup de leur santé.

Un mot encore d'hygiène conjugale pour les ménages où l'un des époux devient tuberculeux.

Le phtisique marié doit coucher seul, seul dans son lit, et seul dans sa chambre.

Non pas que son contact, son haleine, ses sueurs soient très dangereux, comme on le croit dans le monde.

Ce qui est dangereux pour l'autre époux, c'est la poussière des crachats que la moindre éclaboussure a pu projeter sur les draps et les couvertures du lit.

Mais surtout le malade doit coucher seul dans sa chambre, parce que ladite chambre n'est jamais trop grande pour lui, qu'il est inutile qu'une autre personne use la moitié de l'air pur qu'elle contient, et que c'est assez de lui seul pour empoisonner cet air avec les produits de son exhalation pulmonaire.

Nous devons dire toutefois que si la chambre est vaste, si la fenêtre est bien ouverte toute la nuit, dans les conditions indiquées de la cure d'air nocturne, nous considérons qu'il doit y avoir bien peu d'inconvénients à laisser coucher deux époux en lits séparés dans la même chambre. C'est une expérience que nous avons été à même de faire assez souvent dans les conditions d'hygiène bien réglementée où nous exerçons.

Mais ce à quoi le médecin doit s'opposer en général, c'est à laisser coucher des enfants dans la chambre des malades.

Et puisque nous sommes dans l'hygiène matrimoniale des phtisiques, donnons un dernier conseil aux parents en puissance de bacilles. Qu'ils mettent, si pénible que leur soit cette contrainte, un frein aux manifestations extérieures de leur tendresse pour leurs enfants. Qu'ils les embrassent le moins possible.

TABLE DES MATIÈRES

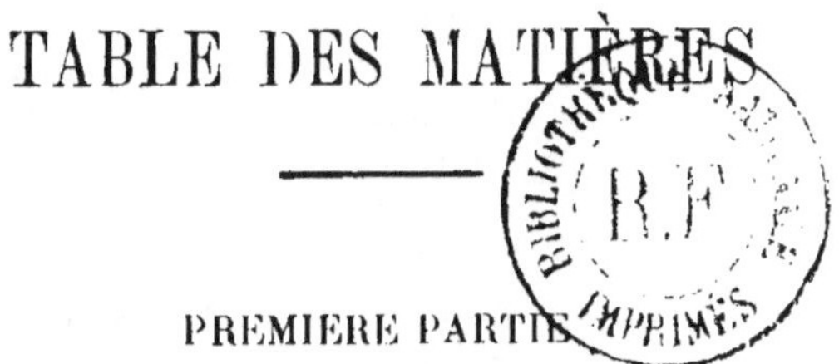

PREMIÈRE PARTIE

CURABILITÉ DE LA PHTISIE

DEUXIÈME PARTIE

LE TRAITEMENT RATIONNEL DE LA PHTISIE

TROISIÈME PARTIE

L'HYGIÈNE SOCIALE DES TUBERCULEUX.   339

1497-12. — Corbeil. Imprimerie Crété.

MASSON ET Cie, ÉDITEURS
LIBRAIRES DE L'ACADÉMIE DE MÉDECINE
120, BOULEVARD SAINT-GERMAIN, PARIS — VI° ARR.

N° 693.   Janvier 1912.

RÉCENTES PUBLICATIONS MÉDICALES

OUVRAGE COMPLET   *Vient de paraître :*

La Nouvelle Pratique
Médico-Chirurgicale
Illustrée

DIRECTEURS :
E. BRISSAUD, A. PINARD, P. RECLUS
Professeurs à la Faculté de Médecine de Paris
Secrétaire général : HENRY MEIGE

CHIRURGIE — MÉDECINE — OBSTÉTRIQUE — THÉRAPEUTIQUE — DERMATOLOGIE
PSYCHIATRIE — OCULISTIQUE — OTO-RHINO-LARYNGOLOGIE — ODONTOLOGIE
MÉDECINE MILITAIRE — MÉDECINE LÉGALE — ACCIDENTS DU TRAVAIL — BACTÉRIOLOGIE CLINIQUE — HYGIÈNE — PUÉRICULTURE — MÉDICATIONS — RÉGIMES
AGENTS PHYSIQUES — FORMULAIRE

La NOUVELLE P. M. C. ILLUSTRÉE forme :
8 VOLUMES grand in-8°, **reliés maroquin rouge, tête dorée, dos plat, fers spéciaux**, comprenant un ensemble de 8.000 *pages*, 2.200 *figures* et 75 *planches hors texte.*

TOME I.	TOME V.
Abasie. Blennorragie. . . . 44 fr.	Labyrinthe. Omoplate . . . 44 fr.
TOME II.	TOME VI.
Blépharites. Diabète . . . . 44 fr.	Ongles. Peste . . . . 44 fr.
TOME III.	TOME VII.
Diaphragme. Genou . . . . 44 fr.	Pétéchies. Séborrhée. . . . . 44 fr.
TOME IV.	TOME VIII.
Gérodermie. Kystes . . . . 44 fr.	Sein. Zymothérapie. . . . . 44 fr.

Prix de l'ouvrage complet : 176 fr.

COMPLÉMENTS PÉRIODIQUES : La *Nouvelle P. M. C.* est, en médecine, le livre le plus complet et le plus pratique. Pour le rester, il doit être tenu au courant de toutes les découvertes d'application constante : Aussi, les Directeurs ont-ils décidé de publier, tous les deux ans, un volume de même format et conçu dans le même esprit.

À l'aide de ces volumes complémentaires, le praticien aura sous la main un ouvrage toujours au point des dernières nouveautés et synthétisant toute la médecine.

THÉRAPEUTIQUE CLINIQUE

BIBLIOTHÈQUE DE THÉRAPEUTIQUE CLINIQUE
à l'usage des Médecins praticiens *(suite)*

LES
MÉDICAMENTS USUELS

Par le D' Alfred MARTINET

QUATRIÈME ÉDITION, REVUE ET AUGMENTÉE *(Sous presse)*

LES ALIMENTS USUELS
Composition — Préparation
Par le D' Alfred MARTINET

DEUXIÈME ÉDITION ENTIÈREMENT REVUE

1 *volume in-8° de* VIII-352 *pages avec figures.* . . . . **4** *fr.*

Les
Agents physiques
usuels

**(Climatothérapie — Hydrothérapie
Crénothérapie — Thermothérapie
Méthode de Bier — Kinésithérapie
Électrothérapie — Radiumthérapie)**

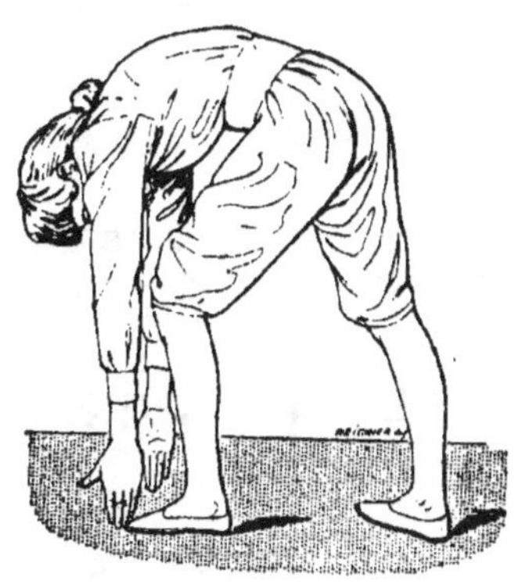

Par les D" A. MARTINET, A. MOUGEOT,
P. DESFOSSES, L. DUREY, Ch. DUCROC-
QUET, L. DELHERM, H. DOMINICI.

1 *vol. in-8° de* XVI-633 *pages, avec* 170 *fig. et 3 planches hors texte.* **8** *fr.*

Clinique Hydrologique

Par les D" F. BARADUC (de Châtel-Guyon), Félix BERNARD (de Plombières),
M. E. BINET (de Vichy), J. COTTET (d'Evian), L. FURET (de Brides),
A. PIATOT (de Bourbon-Lancy), G. SERSIRON (de La Bourboule),
A. SIMON (d'Uriage). E. TARDIF (du Mont-Dore).

1 *volume in-8° de* X-636 *pages* . . . . **7** *fr.*

LA MÉNINGITE CÉRÉBRO-SPINALE

PAR

Arnold NETTER

Professeur agrégé à la Faculté de Médecine de Paris, Médecin de l'hôpital Trousseau, membre de l'Académie de Médecine,

ET

Robert DEBRÉ

ancien interne-lauréat des hôpitaux.

1 *vol. in-8°, de* 3oo *pages, avec* 54 *figures dans le texte* . . . . **8** fr.

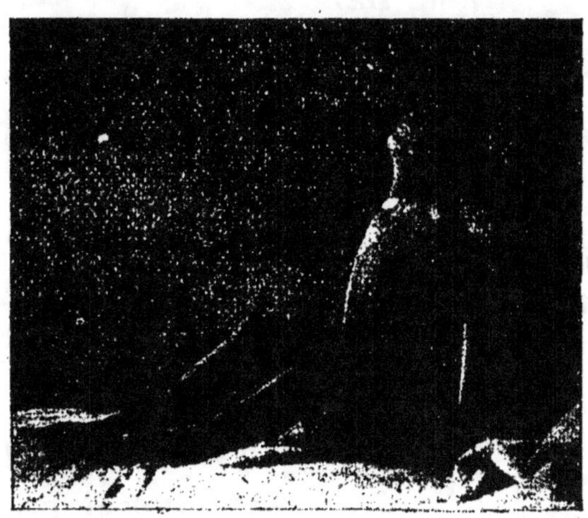

La Méningite cérébro-spinale s'impose aujourd'hui à l'attention des médecins ; la clinique, la bactériologie, l'épidémiologie, la thérapeutique ont enregistré des progrès récents et nombreux auxquels les auteurs de ce livre ont particulièrement contribué. Le moment était propice pour les exposer de façon aussi impartiale et aussi objective que possible.

Cet ouvrage a été rédigé avant tout pour les médecins. Sa préoccupation dominante est d'aider au diagnostic précoce de la méningite cérébro-spinale et de montrer la façon de conduire correctement le traitement de cette affection. Les praticiens sont donc sûrs de trouver dans ce volume tous les renseignements qui leur seront utiles pour soigner les méningitiques.

La pratique de l'Opothérapie

Principes — Indications — Posologie

Par L. HALLION

Directeur adjoint du laboratoire de Physiologie pathologique des Hautes-Études, Professeur remplaçant au Collège de France

1 *vol. in-12, de* 148 *pages* . . . . **2** *fr.*

Vient de paraître :

LA PRATIQUE ✽ ✽ ✽ ✽ ✽ ✽ ✽
✽ ✽ ✽ ✽ ✽ ✽ ✽ NEUROLOGIQUE

PUBLIÉE SOUS LA DIRECTION DE

PIERRE MARIE

Professeur à la Faculté de Médecine de Paris, Médecin de la Salpétrière.

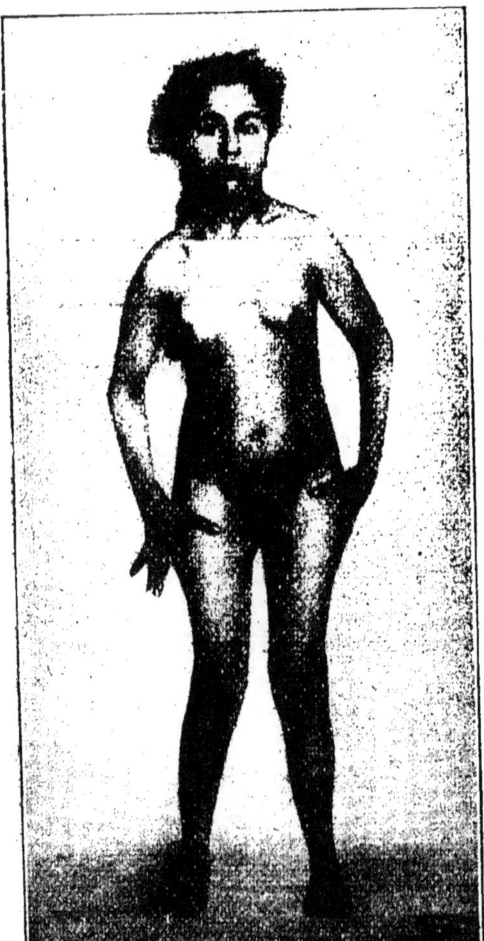

PAR MM.

O. CROUZON, G. DELAMARE, E. DESNOS, Georges GUILLAIN, E. HUET, LANNOIS, A. LÉRI, François MOUTIER, POULARD, ROUSSY.

SECRÉTAIRE DE LA RÉDACTION :

O. CROUZON.

1 vol. gr. in-8°, de XVIII-1408 p., 303 fig. dans le texte.

Relié . . . . **30 fr.**

L'idée première qui a dirigé les auteurs a été de faire dans le sens le plus plein du mot un *traité de séméiotique*, faire en sorte qu'un médecin, nullement spécialisé en quelque sens que ce soit, puisse se trouver en état de pratiquer un examen complet de tous les appareils au point de vue de la pathologie nerveuse et de tirer de cet examen toutes les conséquences qui en découlent.

Ils ont voulu d'ailleurs mettre le praticien en mesure non seulement de poser le diagnostic clinique d'une maladie nerveuse, mais encore pour en poser le diagnostic anatomique et anatomo-pathologique.

Enfin, le présent volume contient un exposé des notions psychiatriques indispensables pour la clinique journalière, et aussi tous les renseignements nécessaires pour l'internement des aliénés.

Une *Partie Thérapeutique* complète les conseils autorisés donnés par les auteurs sur l'ensemble de la séméiologie nerveuse. La **Pratique Neurologique** a été très illustrée. Plus de 300 photographies, dessins, figures schématiques, éclairent le texte et en rendent la lecture plus démonstrative.

Traité
d'Hygiène Militaire

par G.-H. LEMOINE

Médecin principal de première classe
Professeur d'Hygiène à l'École d'application du Service de Santé
militaire du Val-de-Grâce
Membre du Conseil supérieur d'Hygiène de France

1 vol. gr. in-8° de XXIV-758 pages, avec 89 figures, broché . . **12 fr.**

Traité de
l'Inspection des Viandes

de boucherie, des volailles et gibiers, des poissons, crustacés et mollusques

par J. RENNES

Ex-Inspecteur du Service sanitaire de la Seine,
Vétérinaire départemental de Seine-et-Oise

1 vol. grand in-8° de VIII-368 pages avec 45 planches . . . . . **15 fr.**

BIBLIOTHÈQUE
d'Hygiène thérapeutique

FONDÉE PAR

le professeur PROUST

Chaque ouvrage, cartonné toile : **4 francs.**

Vient de paraître :

L'Hygiène des Albuminuriques (2ᵉ *édition entièrement revue*), par le Dʳ Maurice SPRINGER, ancien chef de laboratoire de la Faculté de Médecine à la clinique médicale de l'hôpital de la Charité.

L'Hygiène du Goutteux (2ᵉ *édition*), par le Dʳ A. MATHIEU.
L'Hygiène de l'Obèse (2ᵉ *édition*), par le Dʳ A. MATHIEU.
L'Hygiène des Asthmatiques, par le Pʳ E. BRISSAUD.
Hygiène et Thérapeutique thermales, par G. DELFAU.
Les Cures thermales, par G. DELFAU.
L'Hygiène du Neurasthénique (3ᵉ *édition*), par le Pʳ G. BALLET.
L'Hygiène du Tuberculeux (2ᵉ *édition*), par le Dʳ CHUQUET.
Hygiène et Thérapeutique des Maladies de la bouche (2ᵉ *édition*), par le Dʳ CRUET.
L'Hygiène des Maladies du cœur, par le Dʳ VAQUEZ.
L'Hygiène du Dyspeptique (2ᵉ *édition*), par le Dʳ LINOSSIER.
Hygiène thérapeutique des Maladies des fosses nasales, par les Dʳˢ LUBET-BARBON et R. SARREMONE.
Hygiène des Maladies de la Femme, par le Dʳ A. SIREDEY.
Hygiène du Syphilitique (2ᵉ *édition*), par le Dʳ H. BOURGES.

OUVRAGE COMPLET

Abrégé d'Anatomie

PAR

P. POIRIER
Professeur d'Anatomie
à la Faculté de Médecine de Paris.

A. CHARPY
Professeur d'Anatomie
à la Faculté de Médecine de Toulouse.

B. CUNÉO
Professeur agrégé à la Faculté de Médecine de Paris.

Tome I. — **EMBRYOLOGIE — OSTÉOLOGIE — ARTHROLOGIE — MYOLOGIE.**

Tome II. — **CŒUR — ARTÈRES — VEINES — LYMPHATIQUES — CENTRES NERVEUX — NERFS CRANIENS — NERFS RACHIDIENS.**

Tome III. — **ORGANES DES SENS — APPAREIL DIGESTIF ET ANNEXES — APPAREIL RESPIRATOIRE — CAPSULES SURRÉNALES — APPAREIL URINAIRE — APPAREIL GÉNITAL DE L'HOMME — APPAREIL GÉNITAL DE LA FEMME — PÉRINÉE — MAMELLES — PÉRITOINE.**

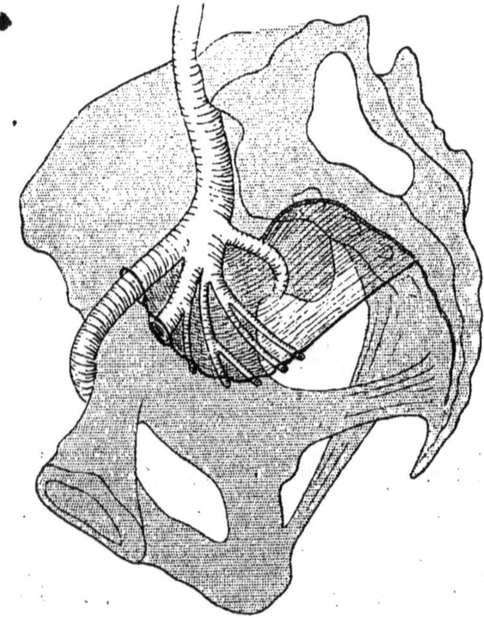

Fig. 953. — Schéma de la gaine hypogastrique
(d'après Marcille).

3 volumes in-8°, formant ensemble 1620 pages avec 976 figures en noir et en couleurs dans le texte, richement reliés toile. . . . . 50 fr.

<hr>

ANATOMIE

P. POIRIER — A. CHARPY

Traité
d'Anatomie Humaine

Nouvelle édition entièrement refondue par

A. CHARPY   ET   **A. NICOLAS**

Professeur d'anatomie à la Faculté   Professeur d'anatomie à la Faculté
de Médecine de Toulouse.   de Médecine de Paris.

AVEC LA COLLABORATION DE

O. Amoëdo — Argaud — A. Branca — R. Collin — B. Cunéo
G. Delamare — Paul Delbet — Dieulafé — A. Druault — P. Fredet
Glantenay — A. Gosset — M. Guibé — P. Jacques
Th. Jonnesco — E. Laguesse — L. Manouvrier — P. Nobécourt
O. Pasteau — M. Picou — A. Prenant — H. Rieffel — Rouvière
Ch. Simon — A. Soulié — B. de Vriese — Weber.

5 *volumes grand in-8°, avec figures en noir et en couleurs* . . . . » »

TOME I (3° *édition refondue*) : **Introduction. Notions d'embryologie.**
Ostéologie. Arthrologie, *avec* 825 *figures* . . . . **20** fr.

Vient de paraître :

TOME II. — 1er Fasc. : **Myologie. — Embryologie. Histologie. Peauciers et**
aponévroses. *Nouvelle édition entièrement refondue.*
1 *vol. gr. in-8°, de* 625 *pages, avec* 351 *figures* (3° *édition*) . . . . . . **14** fr.

2° Fasc. (2° *édit.*). **Angéiologie** (Cœur et Artères). Histologie, avec
150 *figures* . . . . **8** fr.
3° Fasc. (2° *édition*) : **Angéiologie** (Capillaires. Veines), *avec* 83 *fig.* **6** fr.
4° Fasc. : **Les Lymphatiques** (2° *édition*) *avec* 126 *figures* . . . . . **8** fr.

TOME III. — 1er Fasc. (2° *édition*) : **Système nerveux** Méninges. Moelle.
Encéphale). Embryologie. Histologie, *avec* 265 *figures* . . . . . . **10** fr.
2° Fasc. (2° *édition*) : **Système nerveux** (Encéphale), *avec* 131 *fig.* **10** fr.
3° Fasc. (2° *édition*). **Système nerveux** (Les Nerfs. Nerfs craniens. Nerfs
rachidiens), *avec* 228 *figures* . . . . **12** fr.

TOME IV. — 1er Fasc. (2° *édition*) : **Tube digestif**, *avec* 201 *figures* . **12** fr.
2° Fasc. (2° *édit.*) : **Appareil respiratoire**, *avec* 121 *figures* . . . . **6** fr.
3° Fasc. (2° *édit.*) : **Annexes du tube digestif. Péritoine.** 1 *volume avec*
448 *figures* . . . . **16** fr.

TOME V. — 1er Fasc. : **Organes génito-urinaires** (2° *édition*, *avec*
431 *figures*) . . . . **20** fr.

Vient de paraître :

TOME V. — 2° Fasc. : **Les organes des sens. Le tégument externe et ses**
dérivés. Appareil de la vision. Muscles et capsule de Tenon. Sour-
cils, paupières, conjonctive, appareil lacrymal. Oreille externe,
moyenne et interne. Embryologie du nez. Fosses nasales, Organes
chromaffines. *Nouvelle édition refondue.*
1 *volume gr. in-8°, de* 1.003 *pages, avec* 671 *figures* (2° *édition*) . . . . **25** fr.

Précis d'Anatomie et de Dissection

Par H. ROUVIÈRE
Professeur agrégé à la Faculté de Médecine de Paris.
Préface de A. Nicolas, Professeur agrégé à la Faculté de Médecine de Paris.

TOME I. — TÊTE, COU, MEMBRE SUPÉRIEUR

1 vol. in-8°, de 431 pages, 197 figures dans le texte, la plupart en couleurs. **12** fr.

(Tome II et dernier : pour paraître en Novembre 1912)

Ce volume est avant tout un livre d'enseignement : « Il a paru qu'il y avait place pour un ouvrage qui tiendrait compte des nécessités du travail pratique et ainsi serait à la fois descriptif et technique. Étant bien entendu que la dissection doit être poursuivie par la méthode topographique, c'est-à-dire doit ménager successivement tous les éléments d'un segment de l'organisme, M. Rouvière a pensé qu'il ne fallait pas se contenter d'indiquer à l'étudiant, par une énumération forcément aride, ce qu'il va rencontrer, mais qu'il était nécessaire de l'avertir au préalable des principaux détails d'ordre systématique concernant le segment considéré, et de les lui montrer clairement par de bonnes figures. De cette manière, et par l'aide d'un livre unique, l'élève prendra d'abord une connaissance générale, sommaire mais provisoirement suffisante, de la région, puis, ainsi documenté, pourra entreprendre la dissection en suivant les indications du paragraphe de technique, sans être arrêté par l'obligation de rechercher ailleurs la signification de ce que son scalpel lui révèle.

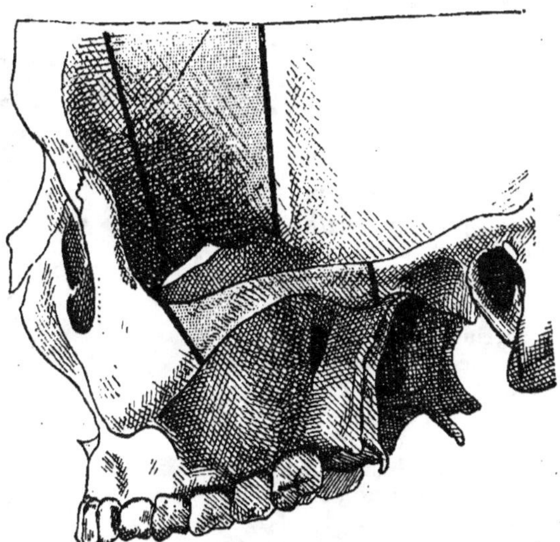

Fig. 112. — Section de la paroi externe de l'orbite.
Section de l'apophyse zygomatique.

..... M. Rouvière s'est efforcé de faire avant tout un livre clair, réduit à l'essentiel et, pour tout dire, portatif, un *vade-mecum* d'amphithéâtre. »

(A. Nicolas).

CHIRURGIE

Petite Chirurgie ❦ ❦ ❦ ❦

❦ ❦ ❦ ❦ ❦ ❦ ❦ ❦ ❦ ❦ **Pratique**

PAR

Th. TUFFIER	**P. DESFOSSES**
Professeur agrégé à la Faculté de Médecine de Paris, Chirurgien de l'Hôpital Beaujon.	Ancien interne des hôpitaux de Paris, Chirurgien du Dispensaire de la Cité du Midi.

TROISIÈME ÉDITION, ENTIÈREMENT REFONDUE

I vol. petit in-8° de XI-570 pages, avec 325 fig., cart. à l'angl.   **10 fr.**

Des principales Affections Chirurgicales dans l'Armée

Par le Dr A. MIGNON

Professeur au Val-de-Grâce

I vol. gr. in-8° de IV-541 pages, avec 183 figures dans le texte. **10 fr.**

La Période ❦ ❦ ❦ ❦ ❦ ❦ ❦ ❦

❦ ❦ ❦ ❦ ❦ **Post=Opératoire**

Soins, Suites et Accidents

Par Salva MERCADÉ

Ancien interne, Lauréat (médaille d'or) des hôpitaux de Paris.

I vol. gr. in-8° de VI-550 pages avec 82 figures dans le texte. . **12 fr.**

Traité de Chirurgie d'urgence

Par Félix LEJARS

Professeur agrégé à la Faculté de Médecine de Paris,
Chirurgien de l'hôpital Saint-Antoine, Membre de la Société de chirurgie.

SEPTIÈME ÉDITION ENTIÈREMENT REMANIÉE

(en préparation)

Encyclopédie Scientifique ❧ ❧
❧ ❧ des Aide=Mémoire

Publiée sous la direction de H. LÉAUTÉ, Membre de l'Institut

Chaque ouvrage forme un volume petit in-8°, vendu : Broché, **2** fr. **50**
Cartonné toile, **3** fr.

DERNIERS VOLUMES PUBLIÉS

Hygiène coloniale, par le Dr A. KERMORGANT, *membre de l'Académie de Médecine.*

Hygiène de l'habitation, sol, emplacement, matériaux, par M. BOUSQUET.

Méthodes de mesure employées en radioactivité, par Albert LABORDE.

Maladies des voies urinaires, urètre, vessie, par le Dr BAZY. chirurgien des hôpitaux, membre de la Société de chirurgie, 4 vol.
I. *Moyens d'exploration et traitement.* 2e édition. II. *Séméiologie.* III. *Thérapeutique générale. Médecine opératoire.* IV. *Thérapeutique spéciale.*

Biologie générale des bactéries, par le Dr E. BODIN, professeur de Bactériologie à l'Université de Rennes.

Les bactéries de l'air, de l'eau et du sol, par E. BODIN.

Les conditions de l'infection microbienne et l'immunité, par E. BODIN.

Technique radiothérapique, par le Dr H. BORDIER, professeur agrégé à la Faculté de Médecine de Lyon.

Précis élémentaire de dermatologie par MM. BROCQ et JACQUET, médecins des hôpitaux de Paris, 2e édition, entièrement revue. 5 vol.
I. *Pathologie générale cutanée.* II. *Difformités cutanées, éruptions artificielles, dermatoses parasitaires.* III. *Dermatoses microbiennes et néoplasies.* IV. *Dermatoses inflammatoires.* V. *Dermatoses d'origine nerveuse. Formulaire.*

Examen et séméiotique du cœur, par les Drs Pierre MERKLEN, médecin de l'hôpital Laënnec et Jean HEITZ, 2 vol.
I. *Inspection, palpation, percussion, auscultation (4e édition).*
II. *Le rythme du cœur et ses modifications (4e édition).*

Les amétropies et leur correction par les lunettes, par H. SPINDLER, médecin major de l'armée.

Maladies des organes respiratoires. *Méthode d'exploration : signes physiques,* par le Dr Léon FAISANS, Médecin de l'Hôpital de la Pitié (4e *édition*).

La Matière vivante, par F. LE DANTEC, chargé de cours à la Sorbonne (2e *édition*).

================ PÉRIODIQUES MÉDICAUX ================

Extrait de la liste des 50 Périodiques scientifiques

Publiés par la Librairie MASSON et Cie

Le plus important des journaux français de médecine

LA

PRESSE MÉDICALE

Journal bi-hebdomadaire, paraissant le Mercredi et le Samedi

— DIRECTION SCIENTIFIQUE —

L. LANDOUZY
Professeur de clinique médicale
Doyen de la Faculté
de Médecine de Paris
Membre de l'Académie de médecine.

F. DE LAPERSONNE
Professeur de clinique ophtalmologique
à l'Hôtel-Dieu.

H. ROGER
Professeur de Pathologie expérimentale
à la Faculté de Paris.
Médecin de l'Hotel-Dieu

E. BONNAIRE
Professeur agrégé
Accoucheur et Professeur en chef
de la Maternité.

M. LETULLE
Professeur à la Faculté de Paris.
Médecin de l'hôpital Boucicaut.
Membre de l'Académie de Médecine.

M. LERMOYEZ
Médecin
de l'hôpital Saint-Antoine.
Membre de l'Académie de Médecine.

J.-L. FAURE
Professeur agrégé
Chirurgien de l'hôpital Cochin.

F. JAYLE
Ex-chef de clinique gynécologique
à l'hôpital Broca
Secrétaire de la Direction.

RÉDACTION :

P. DESFOSSES et J. DUMONT, *Secrétaires de la Rédaction.*

ABONNEMENT ANNUEL : *Paris et Départements,* **10** *fr.* — *Union postale,* **15** *fr.*
Le Numéro : Paris, **10** cent. — Départements et Etranger, **15** cent.

Archives de Médecine Expérimentale
et d'Anatomie pathologique

Fondées par J.-M. CHARCOT

Publiées tous les 2 mois par MM.
LÉPINE, PIERRE MARIE, ROGER
CH. ACHARD, F. WIDAL, R. WURTZ

Les **Archives de Médecine expérimentale** *sont un recueil de mémoires originaux consacrés à la médecine scientifique. Éclairer la clinique par les recherches de laboratoire, tel est leur but.*

ABONNEMENT ANNUEL : Paris, Seine et Seine-et-Oise, **30** fr.
Départements, **32** fr. — Union postale, **34** fr.

9 782329 590325